堀江重郎❖対談集

いのち

人はいかに生きるか

かまくら春秋社

堀江重郎 ❖ 対談集

いのち

——人はいかに生きるか

はじめに

医は聴くことからはじまる。集中して耳を傾けることが「聴」という漢字の成り立ちとされている。病む人から診断の頼りになる情報を得るには、予断なく「聴く」ことが医のスタートになる。長い間医師をしているうちに知らず知らず「聴くこと」のトレーニングを重ねてきたからかもしれない、伊藤玄二郎さんの導きで、さまざまな分野の識者の方々のお話を「聴く」機会をいただいた。客人の旅の話を囲炉裏端でじっくりうかがうような、そんなわくわくする時間を頂戴した。岩に弾けた清流の水が太陽の光にキラキラ輝くような、エスプリ。そして山奥のこだまのように反響していくパッション。人生の歩み（いのち）の価値を、この対談から教えていただいた。

十年の月日がたち、一冊の書物に纏めていただいた。大変な作業をしていただいたかまくら春秋社の皆様に感謝するとともに、登場いただいた方のなかには、すでに鬼籍に入られた方もおられて、大変申し訳なく思っている。

最後に、この「聴く」人生の歩みに付き添ってくれている妻と二人の息子に感謝したい。

二〇一八年十月十二日

堀江　重郎

目次

カバー書／金澤翔子
装　丁／中村　聡

宗教哲学の視点から人の生死を考える

山折　哲雄
（宗教哲学者・評論家）

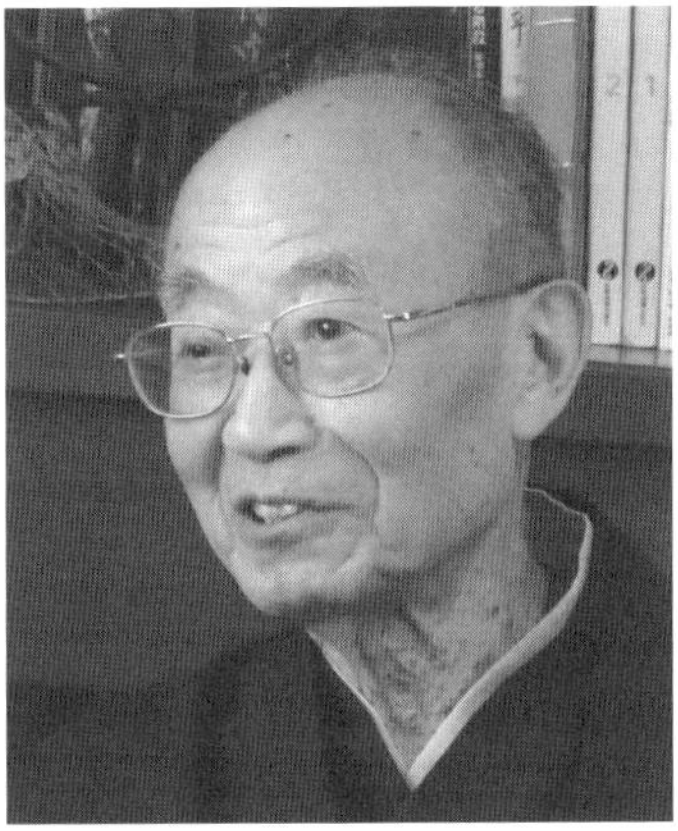

やまおり・てつお
宗教哲学者、評論家。1931（昭和6）年、アメリカ・サンフランシスコ生まれ。東北大学文学部印度哲学科卒。国際日本文化研究センター所長、国立歴史民俗博物館名誉教授、総合研究大学院大学名誉教授を歴任。2002年、『愛欲の精神史』で和辻哲郎文化賞受賞。著書に『近代日本人の宗教意識』『死者と先祖の話』ほか多数。

臨死体験と脳内現象

堀江　山折先生は去年、手術をされたそうですね。

山折　カテーテル・アブレーション手術をやりました。私は内科胃腸系の病気は大体やっているんですが、循環器系の病気は今回が初めてでした。

堀江　そうでしたか。

山折　内科系の病気というのは、鈍痛、激痛との闘いで、命の重さみたいなものを感じていました。生きたい、という欲望が重く感じられるというか。それに対して循環器系の病気は、呼吸が細くなるからか、自分の身体が全体的に軽くなるように感じたのです。命の軽さだな、と。仏教でいうニルヴァーナというか、ろうそくの炎がすーっと消えて、最後この世を去る感じと言いますか。

堀江　なるほど。

山折　己の命の軽さを感じながら、このままこのリズムに乗っかって逝くならいいかな、という感覚ですね。

堀江　臨死体験については、医者の間では半分タブーとされている部分があるのですが、非常に興味深く感じています。と言いますのも、実際に私が関わった前置胎盤のお産で、大出血して何回か心臓が止まっている患者さんが、助けている間に起こったことや、我々医師のことばなどを、実に鮮明に覚えていたんですね。麻酔も切れて心臓が止まっている間に起こったことです。臨死体験と言いますと、交通事故に遭って、自分が少し離れたところから事故現場を見ていたとか、よく聞きますよね。そういう感覚と同じなのかと。

カテーテル・アブレーション手術
薬物抵抗性不整脈に対し、薬ではなく、カテーテル（やわらかな筒状の医療器具）を用いて、不整脈回路を焼灼《しょうしゃく》する手術。

ニルヴァーナ
梵語で、「吹き消すこと」「消滅」の意。「涅槃」と同意語で、仏教における煩悩や苦を消滅した理想の境地。煩悩をなくして絶対的な静寂に達した状態のこと。

山折　遭難や、墜落した時に臨死体験している、という情報が、一時期続出しましたね。

堀江　ありましたね。

山折　いろいろな専門家が言うには、結局は脳内現象だと思われるのですが、どうしてもそうとは言い切れない事例が出てくる。それで、何とか臨死体験について解き明かそうとされていたのが、評論家の立花隆さんです。

堀江　『臨死体験』という本を書かれていますね。

山折　私は若い頃、十二指腸潰瘍が再発して吐血し、一瞬、意識を失いました。失う瞬間に、五色のテープを吹き流したような、非常にカラフルなイメージがフーッと浮かんだんです。それで、意識がパタッと飛んだ。私は、これがあるいはその脳内現象にあたるものかと思ったことがありました。

堀江　化学反応だと。

山折　しかし、私がその体験について書いたのを立花隆さんがお読みになって、「それは臨死体験ですよ」とおっしゃったんです。

堀江　光明というのでしょうか、いろいろな光を見るようなことは、ありましたか。

山折　その五色のテープは、ベースには光のイメージがあったと思います。宗教的な文献の中には必ず出てきますね。しかしそれは、戦後の民主主義少年の時代に身に付けた知識で、ただの幻覚、幻聴だという、理解の仕方だったのでしょうね。

立花隆（一九四〇〜）
長崎県出身のジャーナリスト、ノンフィクション作家、評論家。文藝春秋を退社後、執筆活動を開始。徹底した取材と卓抜な分析力による文筆活動で知られ、比類なき知的欲求を幅広い分野で発揮し活躍、「知の巨人」と称される。『日本共産党の研究』、『脳死』など著書多数。

死を迎える意識と文化的差異

堀江　先生はご著書のなかで、キューブラー・ロスについて書かれていますね。

山折　ご承知のように、キューブラー・ロスは、「看取りの五段階説」を発表しています。人は自らの死が近いことを知ると、まずはその事実を拒否し、怒り、また何とか回避できないかと模索し、そして避けられないと悟ると抑うつ状態になり、そして第五段階で、だんだん死を受容するようになっていくと言っていますね。

その受容の最後の段階で、デカセクシス、つまり完全に生と切り離された死の世界に入っていく、とも。しかし私は、このデカセクシスというのは、西洋人の人格論にはあるかもしれないけれど、日本人には合わないと感じています。でも、日本の看護学校の教科書には、このキューブラー・ロスの五段階説が出てくるんです。私は、この考え方に基づいて看護しても日本人の多くはおそらく受け入れることはできないから、適切な看護の仕方ではないのではないかと、ずっと前から日本の医学界に対して疑問を呈しているんです。

堀江　日本人も死に関わる病気になると、やはり多くの方はまず病気であることを拒絶します。そして、何が原因でこうなったのかを探ろうとする傾向があるように思います。過去の何らかの出来事に原因があるのではないか、と。また、後になって単に受容するというよりも、死に向かう過程で感謝するとか、食などに気を遣い、良い生活を送ることで、自らを整えていくという発想があるようにも感じます。欧米型の考えは、必ず死というものに対決や取引をしたり、つまり言語化しますが、日本人の場合ほとんど言語化しないですよね。まさに、文化の違いというのは大きいですね。

エリザベス・キューブラー＝ロス
（一九二六〜二〇〇四）
スイス生まれ、アメリカ合衆国の精神科医。死の受容のプロセスの提唱者として知られる。

デカセクシス
エリザベス・キューブラー＝ロスが著書『死ぬ瞬間』（一九六九年刊）で、死に臨んだ人物が最終的に死ぬ運命を受け入れ、執着心を捨てた安らかな境地に至ることをこのように呼んだ。仏教の「涅槃」や「無我の境地」にもつながると言われている。

山折　キューブラー・ロスは代表作『死ぬ瞬間』を出した後、おもにアメリカのがんにかかった子どもたちを臨床看護した体験を綴っています。彼女は子どもたちの命が尽きるという時に、彼らと来世のことを語り合ったというのですが、それを読んで驚いたのは、非常に多くの子どもたちが、自分は死んだ後は蝶になって、別の世界へ行くと信じているのです。暗い死の世界ではなく、おばあさん、おじいさんのところ、お母さんのところへ、蝶の姿になって行くのだと。これには驚きました。アメリカでそういう教育をしているわけではないようですし、どれくらいの割合の子どもが語っているのかは分かりません。ギリシャ神話では奇しくも、蝶は魂を表します。ギリシャ以来の人類のＤＮＡ、文化というのは、欧米の子どもたちにも流れていて、それで蝶の話が出てきたのかもしれないですね。

堀江　ＤＮＡにそういうものが入っている可能性はありますね。

山折　日本では死後、白鳥になって……という神話が沢山ありますが、それと似ているように感じますね。

堀江　生まれ変わりというのも、よく言われますね。以前ダライ・ラマとお話しする機会があったのですが、当時、母が白血病を患っていて、余命は長くないと言われていたんです。ところが、ダライ・ラマと会って握手をしたと母に言ったら、そこからめっきり元気になりまして、八ヶ月くらい元気に過ごしたんです。それまでは、医者としてあまりそういう効果は考えていなかったのですが、この時初めて、そういうのも有り得るのかなと、興味を持ちました。

山折　触れあいで何かが伝わる、というのはあるかもしれませんね。ダライ・ラマと握手をしたその手を握って、というね。各世代のダライ・ラマの魂を受け継いだ方ですから、魂の伝承ということは身体の中に染み込んでいますよね。

ダライ・ラマ
チベット仏教ゲルク派の法王の尊称であり、「ダライ」はモンゴル語で大海を、「ラマ」はチベット語で師を意味する。代々転生者が相続し、現在のダライ・ラマ十四世は一九五九年以来インドに亡命中である。現在のチベット亡命政府では「チベットとチベット人の守護者にして象徴」という精神的指導者として位置づけられ、世界各地で積極的に発言を行っている。

堀江　そういう考え方はやっぱり伝わるでしょうね。

山折　それから、同時性というのもありますね。親しい人が亡くなるような時、その気配を鳥の鳴き声や何かの音で、感じ取るとか。

堀江　胸騒ぎがしたり。シンクロニシティですね。

山折　そうそう。ああいう感覚というのは、我々の世界ではよく語られています。

堀江　虫の知らせというか。あれは、何で虫の知らせと言うのですかね。

山折　こうしたことは、医学的に言って、非科学的ではないですか。

堀江　カール・ポパーという哲学者は、反証可能でなければ科学ではないと言っています。ですから、やはりこういうことは確かめにくいので、科学という範疇に入れるのはむずかしいですね。しかしキューブラー・ロスの本の中には、「病人も死期が分かっていて、周りが悲しんでいると、私はもう逝きますよと意思表示をする」とも書いてあるんです。今日はもうみんな帰りなさいと言って、家族が帰った後に亡くなった、というのは、よくあることだそうなんです。母の時もまさにそうでしたので、キューブラー・ロスのいろいろな人の体験談というのは、やはり非常に興味深いですね。

アンチ・エイジングと成熟

山折　堀江先生はアンチ・エイジング学会のトップにおられる方ですが、実はアンチ・エイジングということばが私はあんまり好きではなくて。人間の命を科学、医学の力で人工的に引き延ばすことが、果たしていいことなのかどうか。むしろ、成熟や寿命ということばが好ましい。

シンクロニシティ
スイスの精神科医であり、心理学者のカール・グスタフ・ユングが提唱した概念で「意味のある偶然の一致」を指し、共時性、同時性とも訳される。因果関係のない二つの事象が類似していたり、近接していたりする、虫の知らせのようなもの。

カール・ポパー
（一九〇二～九四）
オーストリア出身の哲学者。第二次大戦後渡英し、ロンドン・スクール・オブ・エコノミクス教授を歴任。社会哲学や政治哲学にも言及した。科学的言説の必要条件として当時提唱されていた「検証できる事実のみが科学である」という論理実証主義に異議を唱え、「反証され得ない理論は科学的ではない」とする反証可能性を基軸とした科学的方法を提唱した。

堀江　そうですね。

山折　先生もご著書にお書きになっていますが、日本人は「枯れていく」ということをプラスの価値として捉える面がありますよね。長命は一つの目標であり、健康だけでは、生き抜くことはできないだろうと思います。生命力がだんだん衰えていく状況でこの世を去るというのは、自然な生き方であって、それは決して、アンチ・エイジングの生き方とか考え方では達成することはできない。筋肉を鍛え、食を整え、できるかぎり心身の中庸を求めて日常生活をコントロールできた時、死がゆっくり訪れ、自然なかたちで息絶えることができる。こうした考え方と、堀江先生のアンチ・エイジングのお考えとが統合され得るなら、アンチ・エイジングにも賛成です。

堀江　アンチ・エイジングには二つのファクターがあると思います。一つは、オリンピックの「より速くより高く」ではないですが、科学の到達するものに対する興味ですね。若くして発病したり亡くなることを、医学の進歩で防げないか、といったことです。もう一つは、「抗加齢」です。加齢が生物の自然の摂理であれば、遺伝子であるＤＮＡに書かれているはずです。医学で扱うのは、生まれつきの病気を除いて、オリジナルのＤＮＡにプログラムされていない、身体の変化を「病気」として扱っています。加齢というのは今のところはオリジナルのＤＮＡにプログラムされてはいないと理解されています。ですので、抗がん剤とか抗ウイルス薬といったかたちで、「抗加齢」という考えが出てきます。ただし個別の病気を扱う医学と違って、抗加齢医学だけは「健康」が相手なんです。病気は治しても、健康は治す対象ではないですね。ですから割と臨死体験とか、ポジティブサイコロジーとか、気持ちの持ちようで病気が良くなる、といった少し科学から逸脱しているような考えも受け入れやすい。抗加齢医学には、マンネリ化

ポジティブサイコロジー
ポジティブ（明るく前向きに捉えること）とサイコロジー（心理学）を組み合わせた語で、心の中のプラス部分に目を向けることを研究する学問。アメリカ合衆国の心理学者マーティン・セリグマン博士が提唱して二〇〇七年に国際ポジティブサイコロジー協会が設立され、現在は、心理学だけでなく、医学や化学などさまざまな面から研究されている。

した医学の錆を落とすような部分がちょっとあるんですね。もっとも、実は加齢というのは申し訳程度で、どちらかというと抗医学的なところもあるのです。

山折　抗医学的というのは、抵抗の抗ですか。

堀江　そうです。従来の科学的な検証一点張りの医学に対するアンチテーゼ的な部分もありますね。アンチ・エイジングというのは、実は人間の摂理とされる加齢、そしてその先の死への道に、ただ従順に組み込まれるのでなく、一寸の虫にも五分の魂といった意志を持って、あくまでも自分らしく生きてみよう、そうすることでまさに先生のおっしゃるように死を迎えるということじゃないかな、と私は勝手に理解しています。

ＡＩと神

山折　医学という科学には、哲学の問題が入ってきますよね。

堀江　そうですね。

山折　メタサイエンス、あるいは哲学と諸科学を総合したような新しい科学を、世間もメディアも誤解している。医者やその言うことを、ｉＰＳ細胞の発見者と同じような意味の科学者だとみるところがありますよね。

堀江　医者も科学者の端くれだと思われるようになっているんです。これは非常に困る部分があって、これは科学だからこうしろ、と言う。しかもその内容が、どちらかというと厭世的なんですよ。

山折　科学とは一体何ぞやという観点を軸として、そこから医学という問題を考えていくと、

ＡＩ
人工知能。人間が知能を用いて行う知的なふるまいの一部をソフトウェアを用いて人工的に機械が行うよう再現したもの。

メタサイエンス
メタとはギリシャ語で「間に」「後に」「超える」という意味を持ち、哲学や諸科学を総合した新しい視点からの科学のこと。

堀江先生も使われている「ダ・ヴィンチ」という手術支援ロボットは、医学の世界でどう位置づけられるのでしょうか。

堀江　簡単に言うと、手術というものは人間の手で行いますが、「ダ・ヴィンチ」はその手技をさらに精密にして、人間のできないことができるようになっていく、ということはあります。ただ、判断をしているのは人間の目と頭で、機械はまだ判断はできないのです。ですから「ダ・ヴィンチ」を使っても、手術が下手な医者は、やはり下手です。

山折　今の段階ではね。

堀江　はい、今の段階では。

山折　ところがその「ダ・ヴィンチ」に、ディープ・ラーニングでいろいろな情報を教え込んでいくと、「ダ・ヴィンチ」が自ら考え始める。それを目指しているわけではありませんか。

堀江　おっしゃる通りです。

山折　その場合、ＡＩの世界がどう進化するかということとも関わりますが、まず、人間の喜怒哀楽の感情レベルのことは全て入力できますよね。次に、人間の欲望を、入力することができるのかということ。これは、専門家が危惧していることの一つです。技術的にはできると言われていますが、人間の欲望は多種多様で、知的な欲望もあれば、世間的な欲望もあります。それらを次から次へと入力していきますと、「ダ・ヴィンチ」がその人間の病巣を治すために、最終的にどのようなことをしたらいいかということについて、プラス価値からマイナス価値の、広範囲の中から選ぶということになってきますよね。

堀江　そうなってきますね。

山折　その選択がどのように行われ、人間の場合はコントロールできるのか、それとも自分自

ダ・ヴィンチ
一九九〇年代にアメリカ合衆国で開発された手術支援用ロボット。名称は万能の天才レオナルド・ダ・ヴィンチに因んで名づけられた。術者は小さな創より内視鏡カメラとロボットアームを挿入し、３Ｄモニター画面を見ながらアームを操作して、精緻な手術を行うことができる。ダ・ヴィンチでの手術は、医師の技術を補い、患者の身体への負担が少ない（術中の出血が少なく、術後の痛みも軽いなど）と言われているが、複雑な装置であるため、トラブルも多く発生している。

身が機械をいじったらやってくれるのかということですよね。

堀江　そうですね、ある程度はコントロールできると思いますが、機械のほうが優勢になっていくでしょうね。

山折　しかも治療する効果からいったら、圧倒的に高いわけですからね。全世界の症例を全て学んで、そこから最善の方法を尽くすわけですから。

堀江　ただ、人間が介在する手術の場合、実は、外科医の根性という要素が大事なのではないかと思っています。非常に非科学的なことばではあるのですが。たとえば、この人のがんを絶対治すぞ、という時は、気合を入れて一ミリでも余計に切除します。この一ミリの差が、非常に重要なんですね。そういう「気」とか「祈り」みたいなものが、患者さんにも伝わると思うのです。ただ機械のように、「気」はいらない、そんなものは余計だ、という考えも当然あります。ボタンを押すだけで近視が治る、レーザーの手術があるように。こうしたいわば外気功のように、医療者が単に技術だけでなく、「気」を送る（治そうと気合いを込める）ことの価値は、自動化手術ではなくなりますね。

山折　これからの機械は、人間の指よりもはるかに正確な、誤りのない操作ができるようになります。人間を超えるわけですね。人間を超える能力が多元化していきますと、一種の神ですよね。

堀江　そうですね。

山折　神探しを始めたような感じですね。大げさな話になりますが、私のイメージでは、サルが森林から出て直立歩行の生活に入り、しばらくして類人猿は何を発見したかというと、神だったと思うんです。そして近代になり、我々は神殺しをした。

堀江　神は死んだ。

山折　神探しをして、宗教、神を発見し、殺した。そうして今、この段階に来て、再び神を探しているように、私には見えるのです。そうすると、神探しを始めたロボットと連携する人間は、次に何をするか。一番ほしいのは、権力と権威だと思うのです。それを入力する。恐るべきことが出てくる。そうすると、いずれ人類は、ＡＩを殺す。ＡＩ殺しにかかると思いますよ。

堀江　なるほど、そうですね。

山折　同じことの繰り返しです。今度の神殺しまでに、どれだけ時間がかかるのかの予測はまだできないわけですよ。二十万年先なのか、或いはもう間もなく殺さなければならない時が来るのか。

堀江　そうですね。非常におもしろいですね。

山折　シンギュラリティの二〇四五年問題もありますね。

堀江　ええ、レイ・カーツワイルが予言した。

山折　その頃に、ＡＩ殺しという問題が人類的なレベルで浮上してくる気がします。

堀江　今、「ペッパー君」というロボットが、介護の現場にも出てきていますね。たとえば、普通の人間は認知症の方と対話すると疲れてしまうのですが、「ペッパー君」は永久に会話ができるわけです。そこで、感情が表せる、表せないの話も出てきています。

山折　喜怒哀楽はできても、最もベースになる「命」をＡＩは自分のものにすることができるのかどうか、ですね。私は、これは不可能ではないかと思っています。

堀江　自己増殖していくと、大変ですね。

山折　科学者の最前線においては、この点は楽観的というか明るいですよね。

シンギュラリティ
人工知能（ＡＩ）の権威であるアメリカ合衆国のレイ・カーツワイル博士が提唱した概念。ＡＩの発達により、二〇四五年までには人間とＡＩの能力が逆転するとされ、その到達ポイントが技術特異点（シンギュラリティ）と言われている。

堀江　近未来で起こり得ることとして、ハッカーによるコンピュータシステムの破壊が自己増殖的に出てくると、大変なことになりますね。世界中が分断されてしまいます。

山折　コントロールできなくなってしまいますね。

堀江　その可能性はありますね。

山折　つまり、殺さなければならない至上命題のようなものが、もっと早く来るかもしれない。

堀江　意思を持っていないけれど、結果として意思になってしまっているんですね。山折先生がよくお書きになっている日本人の神は、違いますよね。

山折　命に限りなく近いですからね。一神教とかギリシャ・ローマ的な意味での多神教の世界観とは違いますよね。それはやはり、権力とか権威というものがかなり近づいたからだと思います。ここでも、文化の差というのがでてきましたが、科学はそういう壁を乗り越えることができると言われますよね。

堀江　いや、どうでしょうか。でも最近、ネアンデルタール人の遺伝子が一番多く残っているのは日本人だ、という話を読みまして。日本は極東ではなく、実は世界のはずれですので、いろいろなユニークなことが残っているのかなと。

山折　おもしろいですね。

堀江　日本人の考え方やいろんなものは、違いますよね。

山折　それは多分、攻撃的なチンパンジーと、穏やかなボノボチンパンジーとの違いですよね。ボノボ的類人猿というのは、日本人に近いのではないかという直感はありました。

狩猟民族と我が身を犠牲にする精神

堀江　山折先生は臓器移植についてどうお考えですか。

山折　贈り手と受け手のお互いが納得していれば、結構ではないかと思います。ただ、脳死臓器移植の問題には、ずっと反対していました。

堀江　仏教としては、人に臓器を与えることはむしろ理にかなっていますね。

山折　利他的行為の点から言うといいことですし、ジャータカという仏教説話物語の中には、自分の命を捧げる話が多いですね。臓器移植に反対する理由はないのですが、日本の仏教になると、どうもうまくいかないところがありましてね。

堀江　釈迦が飢えた虎に自らの身体を差し出して食べられたという、捨身飼虎の絵は、日本にはないのですか。

山折　法隆寺に残されているだけです。あの伝承が日本人に好まれたとは、とても思えません。やはりどこかで忌避されているところがありますね。それは、日本だけではないようです。私は、あの絵がインド、中央アジア、中国に伝播した後を追って各地の千仏洞などを調査したことがあるのですが、一番下の、虎に食われている部分を泥で塗りつぶしたケースが非常に多いのです。まともに見ることができなかったのではないか、と考えています。

堀江　それは、大乗仏教や小乗仏教とは別の問題でしょうか。

山折　あまり関係ありません。北方の狩猟民族の影響かもしれない、そう言う研究者もいますね。動物解体の技術を持っているから……。

堀江　食べたり食べられたりと。

ジャータカ
古代インドの仏教説話の一つ。釈尊が前世に菩薩であった時の善行を集めた挿話で、生きとし生けるものに説き、導いた。兎が修行のために燃えさかる火に身を投じて乞食（実はヒンドゥー教の神であるサッカ天が変身した姿）に自らの肉を施した話は有名。後にサッカ天は月に兎の形を描いたという。

山折　そうです。たとえば、宮沢賢治の作品には、自分の身体を犠牲にするという話が結構あるのですが、あの詩人には、狩猟民的な感覚が濃厚に残っていると私は思っているんですね。

堀江　『よだかの星』とか『グスコーブドリの伝記』もそうですよね。日蓮宗がそうした宗教なのですか。

山折　過激化した時にはそうですね。これは法華経に出てくるのですが、仏に対する供養の行為として、わが身を焼くという行為があるのです。肌を焼いて、痛みに耐えて、供養するという。これが過激化すると、焼身往生、つまり焼身自殺になってしまうのです。

堀江　よく熱いところを歩いたりするのも、修行の一環ですか。

山折　関係あるでしょうね。中世は、医者が修行者でもあった時代ですから。

堀江　親鸞は九十くらいまで生きたわけですよね。

山折　ちょうど九十ですね。

堀江　すごいことですよね、あの時代に。

山折　日本の宗教史では最高齢じゃないでしょうか。

堀江　やはり、人並み外れた生命力がおありだったのでしょう。

家族と墓

堀江　先生は、延命治療は受けられますか?

山折　延命治療にもいろいろありますが、経管治療や胃ろうはお断りですね。緩和治療には抵抗できないと思います。

宮沢賢治（一八九六～一九三三）詩人、童話作家。岩手県生まれ。若くして法華経に傾倒し、農学校教師、農村指導者として農民生活の向上に尽くすかたわら、東北地方の自然と生活を題材に、独特の宇宙的感覚や宗教的心情にみちた詩と童話を書いた。代表作に『風の又三郎』『銀河鉄道の夜』など。

親鸞（一一七三～一二六二）鎌倉初期の僧。浄土真宗の開祖。比叡山で天台宗を学び、二十九歳で法然に師事、他力教に帰した。念仏停止の法難に遭い、越後に流罪。この間に恵信尼を妻としたとされる。赦免の後、長く関東に住み布教と著述活動を行い、絶対他力による極楽往生を説き、悪人正機説を唱えた。法語集『歎異抄』など。

堀江　痛いものを痛くしなくするという緩和治療は、医学の最も重要なところですね。ただ、今の延命治療はほとんどが、患者さんの意識がなくなってからの話ですね。延命治療をするにはいくつかの理由がありますが、ご家族の中には、ことばはわるいですが、損をしたと思いたくないからか、受けられる権利のあるものは全部受けよう、医者には手を抜いてほしくないという理由で、希望される方も多いのです。医者のほうもそうした事例に対して、説得やケアする時間、人手が足りないこともあり、納得のいかないまま対応しているところもあるというのが現状です。

山折　家族が大きな問題になりますね。どう人間が死ぬかという問題自体、家族の存在が極めて大きいと思います。家族というのは、勝手気ままな存在ですよ。昨日は生かしておきたいと言っていても、今日は逝かしてくれと言ったり。医者だけでは対応しきれないと思います。

堀江　この間も、入院している患者さんは非常にいい人なのですが、そのご家族の中に二言目には、医療者を「訴える」と言う方がいました。まさにモンスター・ファミリーですが、そういうことでしか家族への愛や家族が亡くなることへの不安を表現できない人もいるんですね。むかしは家族の死が身近なものでしたが、今は、人が亡くなるところを見たことがない人が多いですよね。人間の死に対して未知だという点が大きいですね。

山折　詩人の田村隆一が「三代自宅で亡くなって初めて家になる」と言っていますが、ご先祖様がいて、自分を祀ってくれる家というのは、安心感がありますね。

堀江　先日、独身だった叔父ががんで亡くなったのですが、身の回りのものをいろいろと整理していたら、書付が出てきたのです。そこには、墓には入るが、一部これこれの山の登山道のここから分け入って山肌が見えるところに、骨を撒いて百合の根でも植えてくれと書いてあっ

田村隆一（一九二三〜九八）東京生まれ、詩人。第二次大戦後、鮎川信夫らと「荒地」を創刊。戦後詩の旗手として活躍した。推理小説の紹介・翻訳でも知られる。代表作に『言葉のない世界』『ハミングバード』など。

たんです。行くと確かにここだなと分かりまして、散骨して百合の根を植えてきました。それで、前に、小林秀雄が本居宣長について書いていたのを思い出したんです。本居宣長は自分の正式な墓とは別に、小さい古墳のような墓をつくることについて実に細かい指示をしているのです。桜の木を植えるように、とか。

山折　あれは、西行が前提にあったからかもしれませんね。

堀江　西行ですか。

山折　西行は、死ぬ時は桜の季節の満月の時に逝きたいと詠っていますね。それで、南河内の弘川寺の裏山に庵をつくって、そこで死んでいます。死後、自分の魂が満月の時に花を眺めることができる姿を望んだんですね。宣長も、死後は山ふところに抱かれ、山の桜に見守られたいと思っていたのかもしれません。それと、宣長のふるさとは両墓制地帯ですからね。両墓制というのは、死んだら遺体を埋める墓、もう一つが町の中にお詣りに行くための墓を持っているわけです。菩提寺の墓地ですね。だから日常的に墓参りをする習慣があるんですね。便利な町中にあるわけです。それに対して、遺体は山の奥、山に葬ります。

堀江　両墓制というのはいつ頃からあるのですか。

山折　はっきりしないのですが、制度化したのは近世になってからだと思います。共同体がある程度決まって、人々の居住地とその周辺部分ができてきて、両墓のシステムがつくられた。そこに、飛鳥時代というか古墳時代から残っている「死の穢れを排除する」という考え方が重なっているわけです。

堀江　土葬がなくなるのはいつ頃からですか。

山折　火葬が行われるようになったのが、仏教伝来後だと言われていますので、そうすると六、

小林秀雄（一九〇二〜八三）東京生まれ、評論家。東大仏文科在学中にランボーに傾倒し、中原中也らと交わる。自我の解析を軸とする近代批評を確立した。著作に『無常といふ事』『本居宣長』など。文化勲章受章。

本居宣長（一七三〇〜一八〇一）江戸中期の国学者。国学の四大人の一人。伊勢出身。京都で儒学や医学を学び、郷里で開業。一方で国学を研究し、「てにをは」や用言の活用などの語学説、上代の生活・精神を理想とする古道説など、多方面にわたり研究、著述に努めた。著作に『古事記伝』『鈴屋集』など。

西行（一一一八〜九〇）平安後期の歌人。武家に生まれ北面の武士として鳥羽上皇に仕えるが、二十三歳で出家。平清盛・時忠、崇徳院らと交わる。仏道修行、和歌に励み、生涯を通じ諸国を遍歴。仏教観を基として独自の抒情歌を確立した。『新古今和歌集』に九十四首採録。歌集に『山家集』など。

七世紀あたりですよね。それからずっと、土葬と火葬両立の時代が続きました。中世の考古学発掘の結果、両方行われていたケースが非常に多いということが分かっています。それは、地域的な差はあれ、近世まで続いたと思います。

堀江　それは身分的な差ですか、それとも宗教的な差ですか。

山折　火葬するには薪を買うお金が必要ですから、多少、身分も上の方の人だったと思います。それから土葬の前は風葬ですが、これは庶民のほうが多かった。

堀江　風葬は、日本でも行われていたのですか。

山折　万葉集にでてくる庶民は皆、風葬です。その風習が残っていたのは、沖縄琉球ですね。もちろん立派な墓もつくりますけれども、そこから風葬をして、骨になったら収骨して、町場や自分の屋敷の中に祀るんですね。一次葬、二次葬という言い方が出てきますが、これは、かなり後、近世になってからだと思います。それも明治以降はほとんど廃れて火葬一色になりますが、それでも根強く土葬を残した地域があるんです。今はほとんどなくなってきていますが、岐阜や四国、東北でも残っていると思います。

伝統的な文化と近代的価値の狭間で

堀江　日本人の死生観については、どう思われますか。

山折　私が中学生の頃のことです。山形の農家出身の友人がいたのですが、彼のお隣のおばあさんが自殺したのです。彼女は健康な働き者で、亡くなる前日まで野良に出て朝から晩まで働いていたそうです。ある日突然脳卒中で倒れて、その翌日、納屋で首を吊って死んでしまったのです。そういう庶民が、比較的多かった気がするんですね。

堀江　周囲に迷惑をかけないように、と。

山折　働けなくなったら、生きる価値はないと。だから、自殺に対する禁忌というか、抑圧の感情がそれほど強くない。世界のデータと比べて日本は自殺が多いとしばしば言われますが、そうかもしれません。どうも日本人には、自殺願望――私はそれを涅槃願望とも言っているのですが――があって、それは生きるという考え方の底に、死への諦念というか、そういう感情と表裏一体になって植え込まれていると感じています。

堀江　なるほど。

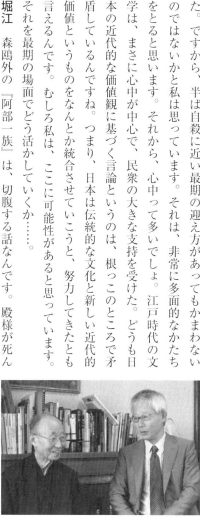

山折　もう一つ、自殺をタブー視するのは、明治以降急激に受け入れた、西洋の近代的価値観といいますか、プロテスタントの「自殺はいけない」という考え方ですね。これとの狭間にあった。ですから、半ば自殺に近い最期の迎え方があってもかまわないのではないかと私は思っています。それは、非常に多面的なかたちをとると思います。それから、心中って多いでしょ。江戸時代の文学は、まさに心中が中心で、民衆の大きな支持を受けた。どうも日本の近代的な価値観に基づく言論というのは、根っこのところで矛盾しているんですね。つまり、日本は伝統的な文化と新しい近代的価値というものをなんとか統合させていこうと、努力してきたとも言えるんです。むしろ私は、ここに可能性があると思っています。それを最期の場面でどう活かしていくか……。

堀江　森鴎外の『阿部一族』は、切腹する話なんです。殿様が死ん

涅槃
梵語で「吹き消すこと」「消滅」の意。ニルヴァーナと同意語で、仏教における煩悩や苦を消滅した理想の境地。煩悩をなくして絶対的な静寂に達した状態のこと。仏または聖者の死を指すこともある。

森鷗外（一八六二～一九二二）
小説家。島根県出身。本名、林太郎。陸軍軍医としてドイツに留学。軍医として昇進するかたわら、翻訳、評論、文芸誌刊行などの多彩な文学活動を行った。代表作に『舞姫』『山椒大夫』など。

で、殉死をするしないと言って、気に入られてない者は殉死なんてまかりならんという。その殉死する場面の記述が、普通にご飯を食べて、お寺に行って、あっさりと切腹をするというものなんです。それは、死が非常に身近であったり、人生がそもそも短いものだという認識があったからなのでしょうね。

（二〇一七年六月収録）

悲しい母から幸せな母へ

金澤　泰子（書家）

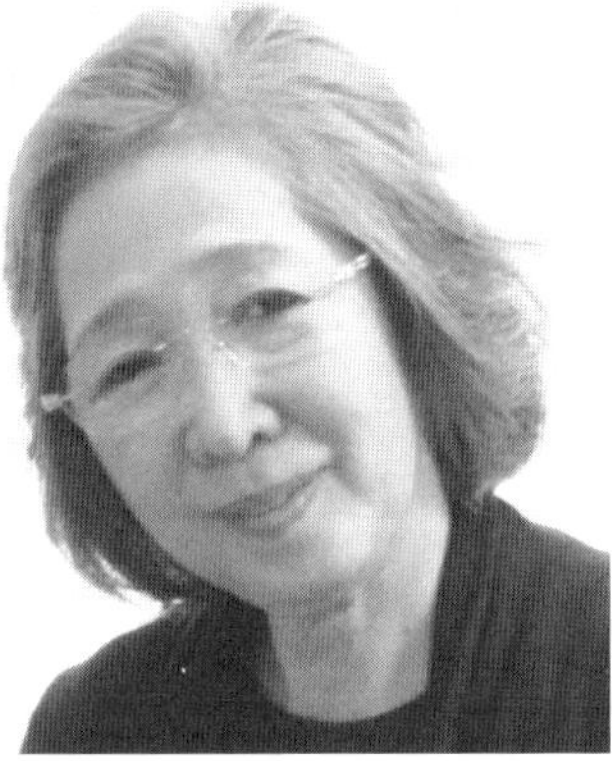

かなざわ・やすこ
書家。1943（昭和18）年、千葉県生まれ。東京藝術大学評議員、日本福祉大学客員教授。大学在学中に歌人馬場あき子に師事。1977年、書道「学書院」に入会、柳田泰雲に師事。1985（昭和60）年6月、長女・翔子誕生。5歳から母に書を学び、NHK大河ドラマ「平清盛」の題字を担当するなど、ダウン症の書家として活躍する翔子を支え、共に歩む。

個展開催は感謝の気持ち

堀江　ダウン症の書家として海外でも活躍されているお嬢さん翔子さんの個展が、もうじき東京・上野の森美術館で開催されるとうかがっています。今回の個展の特徴はどのような点にあるのですか。

金澤　個展は二度目ですが、今回はこれまでの翔子の作品を一堂に会しての作品展になります。京都の建仁寺さんは、俵屋宗達の国宝「風神雷神」を出してくださることになっています。レプリカではあっても、めったに門外へは出さないとうかがっておりますので、ありがたいことです。

堀江　建仁寺さんでは「風神雷神」と並べて翔子さんの書「風神雷神」を展示しているとのこと。歴史に名を刻む人物の手になる国宝と肩を並べるごとく遇されているという一事をとっても、翔子さんの作品がいかに素晴らしいものであるかが十分に証明されているように思います。

金澤　ありがとうございます。並べて置いていただくだけでも書家にとっては夢のようなお話なのに、翔子は宗達の「風神雷神」を目にしたことがないままに筆を執りながら、その構図が驚くほど宗達の作と一致していて、世俗の欲といったものを全く持ち合わせていない翔子だからこそ自然に書けたのではなかったかと想像しています。

堀江　二度目の個展を開催することにしたのは、なぜですか。

金澤　二〇〇五年に東京・銀座で初めての個展を開いて以降、多くの方々に支えられて生きてきました。ただただ感謝しかありません。でも、私は手紙一本書けない人間です。翔子へのファンレターがとてもたまっているのに、お返事もしていません。そこでどういうふうに皆様へ感

ダウン症（**ダウン症候群**）　染色体の突然変異によって起こり、通常、二十一番目の染色体が一本多くなることで発症する先天性疾患。

俵屋宗達「風神雷神図屏風」　風袋から風を吹き出し下界に風雨をもたらす風神と、太鼓を叩いて雷鳴と稲妻をおこす雷神の姿を描写した風神雷神図の中で、最も傑作とされるのが、江戸時代初期の画家、俵屋宗達（生没年不詳）の筆になる作品。京都市東山区にある、京都五山の第三位、臨済宗建仁寺派大本山の建仁寺収蔵。国宝。

謝の意をお伝えしたらいいのか、ずっと気にかかっておりました。幸いなことに、このたび上野の森美術館を全館借り切ることができましたので、個展開催というかたちで皆様への感謝の気持ちを表すことにいたしました。

堀江　これからの翔子さんの一層の飛躍につながる個展になるような気がします。

金澤　いろいろとお手伝いしてくださる若い人たちの中には、「これからも、頑張っていこう、翔子ちゃん」という声も確かにあって、展覧会に向けてそのような流れができあがったのですが、私としては、あくまでも「感謝の念」を皆様にお伝えしたいという心積もりで準備に取り組んでおります。

書のパワーに涙する来訪者

堀江　翔子さんとの歩みをお書きになったご本『天使の正体』（かまくら春秋社刊）を拝見し、ひと言で表現するなら「びっくり」しました。翔子さんが知的障害者であるという以前に、文字そのものに驚きました。

金澤　作品自体に驚いていただけたことはうれしいです。

堀江　そもそも翔子さんが筆を執られるようになったきっかけは、どのようなものだったのでしょうか。

金澤　ダウン症の翔子を授かってからのしばらくの間、私は引きこもってしまったわけです。我が子がダウン症なんて、これは悪夢、いつか覚める悪い夢……。そんな私には書道しかありませんでした。翔子を入れた揺りかごを傍らに置いて、書道に没頭していました。その揺りかこの中から、翔子は私が書く文字をじっと見ていたのだと思います。五歳の時に初めて筆を持たせたら、翔子はきちっと筆を持ったのです。その時、これは上手くなるなと思いました。可能性を秘めた、普通の人には持てない持ち方をしたからです。私が書いているのをじっと見ていたのでしょうね。

堀江　翔子さんは楷書からスタートしてだんだんダイナミックになっていったというイメージがあります。書いていくうちに、自然にそのようになっていったのですか。

金澤　楷書の基本が身に付いたのは、子どもの頃に「般若心経」を繰り返し書かせたからです。書かせることになった背景には、翔子にとって大きな転機になる出来事がありました。それは、小学校四年生になった翔子を「もう預かれない」と、通っていた普通学級の担任から告げられたことです。今なら当たり前かもしれませんが、「身障者学級のある学校に移ってくれ」と言われて悔しい思いをしました。翔子は普通学級でクラスのみんなととても上手くいっていたので喜んでいました。ですから、それでも障害者は普通学級に在籍できないのですかと学校側と交渉したところ、いろいろと条件をつけられたのです。それで、通学をやめてしまいました。新たに通うように勧められた学校もボイコットしました。ところが大変です、学校に通っていた時のように周りに友だちはいませんから、翔子は孤立状態に陥ってしまいました。あまりにやるせなかったので、「般若心経」を書かせてみようと思い立ちました。身障者学級のある学校に通学するようになるまでの間に十組以上、文字数にして三千字以上書きましたから、知らず知らずのうちに楷書の基本を身に付けていたのです。

堀江　書いたものを拝見すると、小学生ですからまだまだ子どもらしさの伝わる「般若心経」ですが、われわれ大人でも意味のよく分からない「般若心経」を、当時の翔子さんはよく途中

般若心経
大乗仏教の般若経の神髄を簡潔に説いた仏典で、正式名称を『般若波羅蜜多心経』という。般若波羅蜜多（最高の智慧）の神髄を説く経の意。

で投げ出さなかったものですね。

金澤　あの子は嫌だの、暑いだの、寒いだの、痛いだの、決してマイナーなことばを口にしない娘ですから。泣きながらでも一行書き終えると「ありがとうございました」と礼をするのです。その時の「般若心経」にはいまだに翔子の涙の跡が残っています。

堀江　辛かったかもしれませんが、翔子さんは子ども心にもお母さんの悲しみを察していたのかもしれません。

金澤　そうでしょうね。母親を悲しませたくないという一心で、一生懸命書いたのだろうし、それで持続力を養いました。翔子が書家になることができたのもそのお蔭です。

堀江　おふたりには常に書道があったわけですね。

金澤　苦しい時、いつも書道に救われてきたような気がします。

堀江　初めての翔子さんの個展は二十歳の時だったとうかがっています。どのような経緯から開催することになったのですか。

金澤　五十二歳で突然亡くなった主人（裕氏）が常日頃から、翔子が二十歳になったら個展を開いて翔子の作品を発表しよう、素敵な書を並べて沢山の方にご覧いただこう――と話していたことを思い出したのです。亡くなった時、翔子は十四歳でしたが、裕さんは私よりも早くから翔子の書の力を認めていましたから。

堀江　ご主人も書に関わりのあるお仕事をなさっていたのですか。

金澤　貿易会社を営んでいました。年中、海外に出かけて忙しくしておりましたが、ダウン症の翔子を、ひるむことなく、誇りを持って育ててくれました。とても子煩悩でした。

堀江　だからこそ翔子さんの書の才にもいち早く気づかれたのでしょう。それにしても、おふたりを残しての急逝はさぞ心残りだったことと思います。また、妻である泰子さんにとっては、翔子さんを抱えての日々は、つらいことも沢山あったこととお察しします。

金澤　経営していた会社のこと、相続のこともあって、大変でした。そのうえ、主人が亡くなってから半年ほどして頼りにしていた叔母まで病に倒れてしまって……。どうしてよいやら分からなくなっていた時期に、裕さんのことばがふと甦ったのです。そして、私にもしものことがあったら、翔子には身寄りもいないことだし、一生に一度のことだろうから、図録は良いものを作ってやろう、祝賀会も派手にやってあげよう、と決意して個展を開催することにしました。

堀江　それが大きな反響を呼び、世界的な活躍につながっていくのですね。会場の銀座書廊は、書廊が始まって以来の来場者数を記録するほどの賑わいだったとか。

金澤　賑わいぶりにも驚きましたが、会場では作品を前に感動のためか泣き出す方が沢山いて、なんだか会場に不思議な妖気のようなものが立ち上っていたように感じました。

堀江　それにしても、書を見て泣き出すというのは――。

金澤　なんで泣くのかを考えてきましたけれど、文字には筆を運ぶ者のいろいろな思いが表れますから、それが見る者に伝わって、ということなのだと思います。鎌倉・建長寺での展覧会の後には、僕は本当に死のうと思っていたけれど、携帯電話の待ち受け画面に映し出された翔子さんの文字を見て、もう一度、生きてみようと思った、と書かれた手紙を受け取りました。

堀江　翔子さんの書は、生へのパワーを感じさせますからね。初めての個展の成功は、亡くなられたご主人に見守られてのことだと思います。

金澤　予測を超えた特別な力が働いているような気がしました。もしかすると、裕さんもそこにいてくれたのかもしれません。ただ、席上揮毫などで翔子と全国各地へうかがうと、いささ

席上揮毫
大衆の前で揮毫を披露すること。

か不思議だなあと思うことが少なからず起こります。

雨や風の止む席上揮毫

堀江　たとえば、どのようなことですか。

金澤　東日本大震災の大津波に見舞われた宮城県名取市の閖上《ゆりあげ》地区を二〇一六年に訪れた際、被害の様子が一望できる高台で「不死鳥」の三文字を大書しました。書を撮影するために設えた櫓が倒れてしまうほどの風が吹き荒れていたのですが、瓦礫で紙を押さえて、いざ翔子が筆に墨をふくませて書こうとした瞬間、ピタリと風が止んだのです。映像にも残っていますが、翔子の髪の毛一本、動いていません。ところが、三つの文字を書き終えて、翔子の名を記そうとすると、また強い風が吹いてきて……。

堀江　津波で亡くなった多くの方々の御霊が、地域の復活を願ってそうしたのかもしれません。他には、どんな。

金澤　岩手県・平泉の中尊寺にお邪魔した時には、お寺に向かう車中、雨が降ってきて、「いやだね、今日は」とつい愚痴ったら、翔子が「私が行けば晴れるのよ」と驕ったような口ぶりで返事をしたので、「そういうことは絶対に言ってはいけないのよ。神様が怒ります」とたしなめたのですが、中尊寺に着く頃には雨は止んで青空になっているのです。到着後は屋外揮毫をすることになったのですが、その日は震えるほどの寒さ。ところが、いざ準備が整うと、温度がグッと上がりました。次の日、朝日新聞の方にも「あの時、急に温度が上がったことにお気づきになりましたか」と訊ねられました。他にも、たとえば、奈良の東大寺での揮毫では、雪の予報なので御堂での揮毫を勧められたのですが、結局、真っ黒な影が立つほどの陽射しになりましたので、大仏殿の回廊で「華厳」の二文字を書かせていただきました。翔子は、主人が亡くなってすぐの修学旅行で大仏様にお会いしまして、大仏様が少し裕さんに似ておいでだったので、〝お父さん〟のすぐそばで書かなくては意味がないと考えていたのです。

堀江　それはなによりでした。お話をうかがっていると、翔子さんは書の神様に本当に愛されているのだと思えます。それにしても、幾度となく屋外で席上揮毫をしながら、一度も雨にたたられたことがないとは、すごい。

金澤　合気道の宇城《うしろ》憲治先生にお会いする機会があって、翔子はこれまで何百回と屋外で揮毫してきたのに一度も雨は降らないし、降っていても止むのです、というお話をしたところ、それは「翔子さんが持っている『気』がとても強いからです」と説き明かしてくださいました。

堀江　医療でもよく「気」というものが語られますが、現代の医療では否定的に扱われています。しかし、元気・生気・精気そして病気といったことばに「気」という文字が使われているように、「気」には「宇宙と人間の根底にあるとされるエネルギー」「生命の活力」といった意味がありますから、ある意味では、命のベースともいえるように思います。ですから、翔子さんの「気」にすごいパワーがあるとすれば、そのようなこともあるのではないかと思えてきます。

金澤　「気」というのは、みんなを喜ばせたいとか、書を書きたいとか、無心のうちにそのように思えば目覚めるもので、雨など簡単に止められると宇城先生はおっしゃっていました。春日大社では、やはり雨の予想だったのですが、屋外揮毫を成功させたばかりではなく、リズムに乗って、恋焦がれるマイケル・ジャクソンのダンスまで皆様の前で披露してしまうのですから、翔子の「気」は、やはり大したものです。

宇城憲治（一九四九〜）
宮崎県出身の空手家。宮崎大学工学部卒。大学入学と同時に空手部に入部、最年少で全日本空手道選手権に出場するも、競技空手に疑問を感じ、卒業後は心道会座波仁吉に指導を受ける。エレクトロニクス分野の技術者、また経営者でもある。

マイケル・ジャクソン（一九五八〜二〇〇九）
アメリカ合衆国のシンガー。ポップ・オブ・キングと称され、ポップ・ミュージックの象徴的存在。世界各国でのナンバーワン・ヒットは二十五曲以上に上る。ダンサー、パフォーマー、作曲家、音楽プロデューサーなど多岐に渡る分野で活躍した。

堀江　マイケル・ジャクソンですか？　それはすごいですね。皆さん驚かれたでしょうね。

金澤　ですから翔子は不思議な子です。社会の外にいたので社会性は身に付いていないのです。お勉強も教えず、学校もあきらめ、試験も受けなかった。それが良かったのです。純粋なものが保たれていて、人を妬んだり、恨んだりせず、皆さんを喜ばせたいと思うとそれを実現できる場に恵まれ、どんどんどんどん力を発揮している一方で、彼女自身はその社会的価値も分からずに、ただただ沢山の人に喜んでもらえればそれでいいのです。翔子を見ていると、たとえば、「競争」というものは人間社会がつくってきた幻想なのだと思えてきます。

自ら選んだ自立への道

堀江　社会性といえば、一人暮らしをしている翔子さんの日々を綴った「共に生きる」（月刊「かまくら春秋」連載）を愛読しておりますが、お金の話をはじめ、ああ翔子さんはこういう世界に住んでいるのだと興味深く、おもしろく読ませていただいています。

金澤　ありがとうございます。翔子は一人暮らしを始めて賢くなりました。テレビなどを通じて俗世間のことを覚えつつあるのだと思います。お金のことでいえば、大きなお金の流れなど生涯、理解できないだろうと思っていたのに、突然、お父様の残してくださったお金を全部見せてくださいと言いだしたり、お給料が欲しいのと要求しはじめたり……。

堀江　「お給料闘争」のことが書かれていましたね。席上揮毫の舞台の上で、「今日は上手く書けたから七千円にして」「いや、ダメ、五千円」とか駆け引きをするのだとか（笑）。

金澤　揮毫を一回すれば五千円なんです。席上揮毫の出来が良くない時には、「三千円よ」と回答したりもします。そんな時、翔子は口を四角にし、泣きだしそうになるんですよ。お金がなくなるとすぐ家にやってくるのですが、そのお金で材料を買ってお料理をつくり、お菓子や化粧品を買って、見事に一人暮らしをしています。殊にお料理は、欠かすことなく自分でつくり一人で食べています。翔子にとって、それは一人暮らしの「定義」になっているようです。

堀江　一人暮らしをするようになった理由は？　それでなくても物騒な世の中ですから、さぞご心配だったことでしょう。

金澤　障害を持つ子の親というものは、「お子さんは障害者ですよ」と告げられた瞬間から、「私にもしものことがあったら、この子は大丈夫か。できるだけ周りに迷惑をかけないで生きていかれるように」と考えながら育てるものなのです。私もいつも翔子の自立を思いながら教育してきました。翔子はそんな私の気持ちを汲んで、「いずれお母様とお別れしなくてはいけない」と思っていたのでしょう。以前からあちらこちらで「三十歳になったら自立します」と宣言していました。ですから翔子は自ら家を飛びだし、自立の道を選んだのです。

堀江　いずれにしろ、一人暮らしをさせる決断をされたことは素晴らしいです。

金澤　でも、白状すると、本当は家に連れて帰りたいのです。ただ、年齢的にも、いずれ翔子一人を残して逝くことになるのですから……。これまで純粋培養されてきたような翔子の心がどのように俗世間と解け合いながら生きていくのか不安は残ります。

堀江　雑誌の連載を読むかぎりでは、一人暮らしをする翔子さんは地域の人たちと、とてもうまくやっているようです。翔子さんが生まれ育った土地なのですか。

金澤　あまり馴染みのなかった商店街に翔子は一人乗り込んだかっこうです。私も知らない人ばかりです。新しい船出の日、いよいよ家を出る時に「翔子ちゃん、行ってらっしゃい」と送り出そうとしたら、翔子に「お母様、行ってらっしゃいじゃなくて、さようならでしょ」と切り返されて、びっくりしました。

堀江　一人暮らしへの並々ならぬ決意を感じますが、そのことば通り、たまに実家に戻ってもすぐに自分の城へ帰ってしまうとか。

金澤　書の仕事で家に呼んでも、いつでも帰れるように玄関へ靴を並べ、荷物もそこに置いて居間へは持って入りません。

堀江　お母さんには、ちょっと寂しいことかもしれませんが、小さな子にケーキをあげたり、お金がなくなった時には不動産屋さんへ「お金を振り込んでください」とお願いして「それはできないのよ」とたしなめられたり……（笑）。失敗はあっても、新たに知り合った住民たちと、とてもうまくやっている様子がうかがえて、お母さんもひと安心では。

金澤　町の人たちは、翔子ちゃんには知的障害があるけれど、感受性が豊かで全てにハッピーな娘であり、悲しみを抱えた人にはやさしく寄り添ってくれる子だということを、分かったうえでそのまま受け入れてくださり、とてもありがたいです。上野の森美術館での書展のポスターも、沢山のお店が貼ってくださっています。翔子が地域と解け合って生きている証拠だと思います。

堀江　私は医学教育にも関わっています。学生を能率よく指導したり学生に努力を求めることは「善」なのだとは思いますが、教育の本来あるべき姿とはかけ離れてしまっているような気がする時があります。翔子さんが皆さんに受け入れられているように、医学教育の現場も学生たちの特性や可能性を素直に受け止めてやることが大事なのではないかと思うのです。

金澤　世間は、何ごとにも画一的なものを求めがちです。でも、なんだかそんな世の中には息苦しさを覚えます。いいじゃないですか、お医者様にしても、そこから外れたような方がいても。

〃にこにこ〃だけで生きられる

堀江　豊かな感受性に恵まれた翔子さんですが、たとえば、「怒り」のような、ともすると「マイナス」に捉えられる感情もおありなのでしょうか。

金澤　人びとのマイナーな気持ちをキャッチする能力に優れていますが、翔子から出てくる思いはいつも明るくて、人びとを幸せにします。およそ翔子はマイナーな感情といったものは持ち合わせていないのです。何かに腹を立てている翔子の姿なんて目にしたことがありません。いつも〃にこにこ〃で、翔子を見ていると、人間、〃にこにこ〃だけで生きていかれるのだと、なんだかうれしくなってしまいます。それに、ものごとを全て肯定的に捉えますし、他の方のために涙しても自分のことで泣いたことはありません。

堀江　まるで、「悟り」の境地に生きているようですね。普通なら宗教家が修行に修行を重ねて、やっと到達できるような——。

金澤　翔子は我が子ながら禅の世界の「悟り」に近い人だなと思う時があります。ヨガの本に書いてあったのですが、ヨガでは「三昧《さんまい》の境地に入る」というのだそうです。なんでもヨガでは、「大成功」とは、目標をたてて、きりきり努力して成功することではなくて、努力なしにやすやすと成し得ることをいうのだそうですが、その本を読んでいて、ああ翔子はこれなのだと、とても納得してしまいました。意識的に努力しているのではなく、皆さんが喜んでくれるから、それが楽しくて楽しくて、書いたり、踊ったりしているのですから、私から見ると、ま

三昧
梵語「サマーディ」の音写で、何かに心を集中することによって、安定した状態に入ること。仏教やヒンドゥー教における瞑想のこと。

さに「大成功」ですよ。

堀江　いろいろな方に物を差し上げたり、他の方の悲しみに寄り添ったり……たとえば、仏教には財施・法施・無畏施の「三施」の教えがありますが、翔子さんの日々の行いそのものが、教えに沿ったものになっているようです。

金澤　小さな頃から、自分の好きなもの、美味しいものを他の子にあげてしまうような娘でした。美味しいものを自分で食べるよりも、周りの人たちがそれを食べて喜ぶほうが好きなのです。全部あげてしまいますから、しょうがない子だなあ、損な子だなあとずっと思っていました。でも、今はそんなことはありません。あげて、あげて、全部あげてしまったところに、とても大きなご褒美みたいなものが、自然にやってくることが分かっているからです。翔子と暮らし、私が一番理解できたことは、もしかすると「自らの欲望にとらわれなければ、素晴らしいご褒美がもたらされる」ということかもしれません。

堀江　残念ですが、僕も含めて並みの人間には容易にできることではありません。

金澤　私たちはこの世の中で生きていくために、ありとあらゆる決まりごとに従い、縛られ、自己を抑制しています。でも、翔子にはそれがありません。私には、私たちには見えなくなっている本当の宇宙と翔子はつながっているような気がします。親ばかかもしれませんが、私はその姿に、愛を感じ、平和の天使をイメージするのです。

堀江　翔子さんの存在を、そのように捉えられるようになるまでは、紆余曲折を経て長い歳月が必要だったのではありませんか。

金澤　既にお話ししたように、誕生当時は、なんで障害を持った子が自分のところにやってきたんだろうと悲嘆に暮れ、マイナスなことばかり考えていました。最初の頃は、気が違ってしまったように神さまに祈りましたよ。どうか、この子を奇跡によって治してください、と。でも、奇跡は起きませんでした。その後も、この子が五歳まで生きられますように、五歳になると十歳まで生かしてください……と。そのうちに、翔子と生きていく覚悟ができ、祈りにも変化があらわれて、今では「ありがとうございます」と感謝のことばを口にするだけです。

堀江　先ほど、「もう普通学級では預かれない」と告げられた小学校時代の辛い体験のお話もございましたが、成長したらしたで新たな苦難もあったでしょうね。

金澤　この間、翔子と一緒に小学校へ通っていた当時の通学路を歩いていて、ふたりして桜の花を見上げながら悲しい思いを抱えて通学していたことを思い出しました。中学校に入ってからも、まだ悲しかったですねえ。ふたりで道端にあった自動販売機でコーンスープを買って飲んだことを思い出します。その頃にはもちろん翔子という娘はとてもとてもいい子だということも分かっていましたから、そういう意味では障害を持った子の母親としての苦しさは和らぎつつありました。

堀江　身近に障害のある方がいれば、翔子さんへの対応のしかたも違ったものになっていたかもしれませんね。

金澤　実は私が小学生の頃、「トウキチ」という知的障害の子が町にいました。その子は一人暮らしではありませんでしたが、ふらふらふらふら、よその家に立ち寄ってはごはんをごちそうになったりする子でした。子どもたちはトウキチがやってくると、みんな「あ、逃げろ!」などと騒いだものです。でも、トウキチ自身は決して不幸ではなかったのではないかと思います。彼のことを記憶に呼びもどし、翔子もまたそんなふうにも生きられるのだと思ったりしたものです。六十年前に、トウキチという存在を身近に感じていたことは、今になって良かったなと思いますし、翔子が生まれてから三十年以上が経過して、いろいろな意味で、千人に一人くらい、ダウン症の子が生まれた方がいいのだと思うようになれました。

堀江　とはいえ、医学が進んで出生前診断でおなかの子がダウン症であることが判明してお産をしない道を選ぶ母親も少なくはありません。

金澤　出生前診断は問題です。翔子が障害者であることを告知された日から日記をつけ始め、初日に「私は世界で一番悲しい母親だ」と嘆いた私は、三十年の歳月を経て、「今、世界で一番幸せだ」と思えるのですから。人生にはいつ何が待ち受けているのか分からないのに……。東北のお寺で書を奉納した折に、赤ちゃんを抱っこした若いお母さんから、実はこの子はダウン症です、出生前診断でダウン症と告げられましたが、担当のお医者さんが「ダウン症でも金澤翔子という素晴らしい書家がいらっしゃいますよ」と教えてくださったので金澤さんの本を読み、この子を産むことにしたんですよ、というお話をうかがいました。その時、私は「翔子がいたから、この赤ちゃんは産まれたのだ」と喜びを感じるとともに、このお母さんにも、ぜひ世界一幸せな母親になって欲しいと祈りました。

堀江　そのお母さんの幸いを祈るばかりですね。翔子さんから沢山の幸福を贈られてきたことはこれまでのお話からも分かっているのですが、最近、最も幸せだなあと感じられたエピソードは何ですか。

金澤　たとえば、国連での翔子のスピーチでしょうか。

堀江　二〇一五年の三月に国連本部で開催された「世界ダウン症の日記念会議」でのスピーチですね。母親への感謝と愛がストレートに表現されていて、一人暮らしになっても、「お母様が寂しくないように、夜になったら私が月になってお母様を照らして声をかけますね」の台詞

世界ダウン症の日
国際連合により二〇一二年から三月二十一日が国際デーの一つとして「世界ダウン症の日」に制定された。ダウン症の人たちの多くは二十一番目の染色体が通常より一本多く三本あることから、この日に定められた。ダウン症の人たちがその人らしく安心して暮らしていけるよう、世界中でさまざまなイベントが行われている。

は、じんときますね。

金澤　スピーチを目の前で聞いていて、涙が止まりませんでした。翔子を授かった当時、もし出生前診断があったら、翔子をあきらめていたかもしれませんし、もし、そうしていたら、私は「世界で一番幸せな母親」にはなれなかった。

堀江　先ほど「祈りはありがとうだけ」というお話がありましたが、世界一幸せと思えるなら、もはやそれ以上、祈ることもないわけですね。

金澤　本当にこれ以上、願うこともないのです。今、私は、とても平安です。ただ、翔子の将来については、こうしてあげたいなと考えていることもあります。

堀江　どのようなことですか。

金澤　翔子がまだ小さい頃、私は翔子を障害者の作業所に通わせることが最高の望みでした。それが翔子にとっての一番いい生き方だと思っていました。ところが、翔子は二十歳から書家の道を歩み始めました。

堀江　書家としての道は十分に成功しているように見受けられますが。これからも書家としてやっていけるのではありませんか。

金澤　仕事でどうしても書かなくてはいけないなら別ですが、今の翔子は実はあまり書道が好きではないようなのです。それに、障害者の方と接していないので、お友だちもおりません。障害のない方とお友だちになっても、結局のところ疎遠になってしまいます。ですから、将来

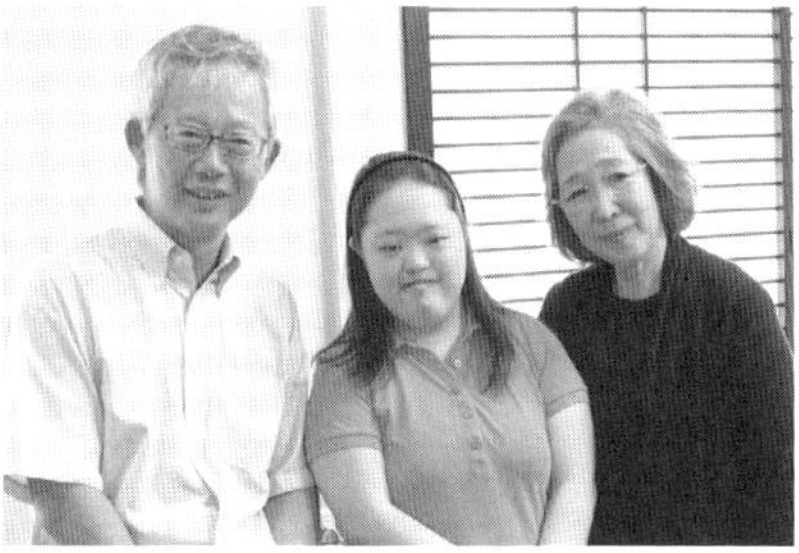

的に作業所で働かせてあげたいのです。

堀江　翔子さんがこれからどのような道を歩むのか、最もご心配なのはお母さんであることに間違いはないのですが、翔子さんの書の魅力を知っているわれわれとしては、ぜひ、これからも筆を執ってほしいものです。おふたりが、より良い道を見つけられますように応援しています。

（二〇一七年八月収録）

生きている間は、懸命に生きる

三木　卓（作家・詩人・翻訳家）

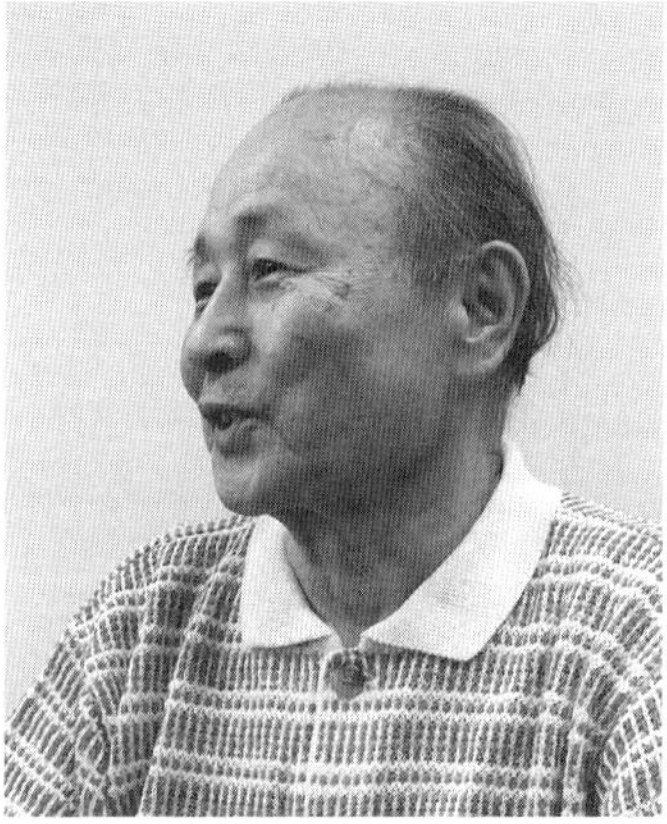

みき・たく
作家、詩人、翻訳家。1935（昭和10）年、東京生まれ。早稲田大学文学部露文学科卒業。1973年『鶸（ひわ）』で芥川賞受賞。『路地』（谷崎潤一郎賞）、『裸足と貝殻』（読売文学賞）など著書多数。童話に『イヌのヒロシ』、日英対訳絵本に『りんご』『フィンランドの森から ヘイッキはおとこの子』などがある。2007年、日本芸術院賞恩賜賞受賞。

在宅医療の日々

堀江　先生、お身体はいかがですか。どこが一番具合がお悪いのですか。

三木　やはり歩けないということでしょう。もともと幼少期のポリオで左足をやられていたのですが、今度は右足が変形性関節症で膝に水が溜まって腫れあがってしまい、歩けないのです。胃も悪くして食欲がないですし、肋骨骨折もまだ充分おさまっていません。今は階段の上り降りもできませんので、先生に来ていただくことにしました。

堀江　在宅医療をされているのですね。

三木　そうしたシステムに切り替えました。

堀江　私も七年くらい、在宅医療をしておりました。以前、帝京大学におりました時に始めたのです。大学の医者で在宅医療をしている人は、多くありません。若い先生にとっては、ある意味、社会勉強になります。病院の中ではカーテンを開けて「具合はどうですか」というところを、人のお宅にうかがう時には「ごめんください」「いや、おかまいなく」と言って頭を下げますよね。また、すぐレントゲンなどもできないので、一生懸命診察しないといけません。

三木　気配を感じとらないといけないのですね。

堀江　医者の五感が研ぎ澄まされるのです。相当な力量がないと在宅医療はできないと思いますので、優秀な先生が多いですね。

三木　帝京大学が在宅医療をされていたのですか。

堀江　大学として取り組んでいたのではなく、私が所属していた泌尿器科の医者で始めたのです。私の母は七年くらい前にがんで亡くなったのですが、亡くなる前はずっと病院にいました。

後になって、家で在宅医療ができるシステムがあれば良かったのにと考えて、つくったのです。つくって良かったと思います。

歩けなくなり、表に出られなくなると、見える世界が変わってきますよね。

三木 外から入ってくる情報は、ラジオと新聞だけです。目が良くないので、テレビはほとんど見ません。ラジオは、テレビより情報量が多いような気がします。聴覚は最後まで残っていると言われていますが、一番頼りになるのではないかと思ったりします。幼い頃から病気ばかりして、よく八十三歳まで生きてこられました。五十八歳で心筋梗塞を患った時、六十五歳まで生きられたらいいと思いました。バイパスをしたり、ステントをしたら、うまくいきました。しばらく安定していたのですが、今度は中の弁にガタが来て、七十七歳の時にはタビをやりました。今の医学はすごいことをするのですね。綺麗な金属の花みたいなものを、大動脈弁に使う。形状記憶合金というもので、冷却したものを細い血管を通し、心臓に入れると体温でひらいてスパッと決まってしまいました。先生方はとても腕が良いです。

堀江 でもそれは、医者の力だけではないですね。患者さんの意欲が大きいと思います。

死ぬというのは大変な仕事

三木 そんなこんなのあと、少し前までは、自分は惰性で生きていかれるような気がしていましたけれど、この頃はそれがなくなってしまったのです。何か一つの境目を越えたという気がしています。三浦綾子さんが「死ぬという大変な仕事が私には残っています」と言っておられたのを聞いた時は、私もまだ若かったですから「そういうものかな」と思っていました。しか

バイパス
心臓の冠動脈手術。

ステント
血管の狭い場所を、カテーテルの先端についた風船を膨らませて血管断面を回復する手術。

タビ
大動脈弁狭窄症を治す手術。

三浦綾子（一九二二〜九九）
北海道旭川市出身の小説家。敗戦を機に小学校教員を退職後、肺結核と脊椎カリエスを併発。闘病生活を送るなか、キリスト教に目覚め洗礼を受ける。代表作に『氷点』『塩狩峠』『銃口』など。

し今、この年齢になってみると「死ぬというのはほんとうに大変なことだな」と思うのです。特に、一瞬で死ぬのではなく、じわじわ蝕まれてだんだん機能を失っていくのは大変なことだと、この頃実感しています。死についての感じ方は年や経験を経て、微妙に変わってきます。自分の体力に対する信頼の減衰でしょうか。惰性で生きていかれるなどということはないだろうというふうに、今は感じています。

堀江　エッセイを読ませていただくと、いつもおもしろいことを書かれておられます。

三木　それは生きている限り、生起していることへの感想を皆と共有したいと思っていますので、ラジオや、新聞、本などから感じた問を投げかけるということはやっています。

堀江　体調が思わしくないのに楽しく書けるというところが、すごいと思います。谷川俊太郎さんも「死ぬことは怖くない、むしろ楽しみなんだ」と語っておられますね。「あの世を信じている」と、三途の河を渡った詩を書かれているのです。「三人の死んだ女房にも会えるし、怖くないのだ」とおっしゃっています。

三木　私はスパッとは言えないですね。つまるところ、オタオタしながらいいかげんに生きていくのではないかな。だって、先が見えないのに目をつぶって歩いているのですから。ただ、死ぬということは、自分のやっていることが全部意味がなくなることだと思っています。

堀江　書かれた作品はどうですか。

三木　意味ないですよ。最近の天文学では、地球も、このぼくらの在る宇宙も、永久に存続するものではないだろうという考えが多いのですが、もしそれが真実だとしたら、地球や宇宙がなくなるということは、時間も空間もなくなるということです。人間だって、物質のもととなる粒子と反粒子の数がちょっとずれていたから、全部消滅しなかったのでそれからとりあえず

谷川俊太郎（一九三一～）東京生まれ、詩人。一九五二年、第一詩集『二十億光年の孤独』を刊行。詩作のほか、絵本、エッセイ、翻訳、脚本、作詞など幅広い分野で作品を発表。詩の断片を釣って集めるiPhoneアプリ「谷川」など、詩の可能性を広げる新たな試みにも挑戦している。

成立しているだけで、全部なくなって「無」になってしまえば、もともとの「有」さえなくなるのではないでしょうか。そういう物理学者たちの考え方にリアルなものを感じますが、同時にそういう不安定ななかで、自分の意識というものは在る、と信じられてしまう。そういう自分としては、生きている間は一生懸命、意識的に生きることをしなければいけないと思うのです。

堀江　これまでの人は全員亡くなっているわけですし、全員いないというわけですね。その考え方はおもしろいですね。

小説を書く意味

堀江　小説は毎日決まった時間に書かれるのですか。それとも、集中するとずっと書かれているのですか。

三木　基本的には、締切から逆算して、その日までに間に合うように書きます。やはり調子が出る日と出ない日があるので、出る日に頑張るという感じです。

堀江　いろいろ湧いてくるわけですね。

三木　そうです。湧いてくれれば良いというものではないのですが。むしろ、苦労して書けない時の方が良いものを書いている。出来栄えと進行状況はつながらないですね。調子が良い時は、とにかく気持ちが良いのです。ひどく苦労した時や、できあがって変なものを書いてしまったなという時の方が、評判が良いです。今歩いて来た知った道をまたどこか歩いているというのは、良くないです。新しい道というものは、何があるかわからないわけです。田村隆一さんが「時々詩の書き方を忘れる」とおっしゃっていましたが、これは名言です。良い詩は、書き方

田村隆一
（21ページ注釈参照）

が分かっていたら書けないですよ。書き方が分からなくなった時に、新しい道ができてくる。手術でそうなってしまうと困りますか。

堀江　若い頃は、手術ではまずこう切って、その次はここをこうしてと、お料理のレシピのように手順が示されているのですが、だんだんイメージでやっていくようになります。

三木　開けてから「わぁー」ってこともあるのでしょう。

堀江　今は前もって分かっていますから、そのようなことはほとんどないですね。若い頃は「こうしよう、ああしよう」ということを絶えず考えていました。最近はシミュレーションといって、手術前にだいたい最初から最後まで頭の中で構成できるようでないと、手術はできないです。

三木　なるほど。

堀江　三木先生にとって小説を書くということはどういうことですか。

三木　絶対的な意味はない、と思います。今、生きている自分が感じていることを書きたいから書いている。そして、やはり同時代の人々に読んでほしいから書いているのです。私が書いたものを誰かが読んで「おもしろい」と思ってくれれば、それでいいのではないかと思っています。

堀江　純文学的な小説というのは、一見少なくなってきたかと思うとまた出てきますね。若い人たちの間でも。

三木　文学の神話みたいなものが崩れて、現代の普通の人々には純文学は不要になってきているんですね。純文学は売れないけれど、芥川賞や三島由紀夫賞のように、依然として作り出す装置がありますから、志と力量のある書き手がそういうところにひっかかれば出てくるのでしょう。純文学であれ、何であれ結局、おもしろいと思われるものしか読まれない。いつの時代でも、ごく少数でも文学を読みたい人がいるのは確かです。

堀江　なるほど。

三木　それは哲学も同じだと思います。人間は「考える」ということに関心を持ちますから、「むずかしいなあ」と言いながらも、哲学は続いています。同様に文学も、人間が「真に感じる」ということについて興味を持っているということでしょう。この人はどう感じ認識しているのか、どのような角度から感じ認識しているのかというように、皆、確かな証明がほしいのだと思うのです。個々の生は本来的に不安定なものですから。それは文学の根拠のようなものだと思います。

堀江　結局は、生き方と、生きている時にどのように感じたかということを残すということでしょうか。

三木　そうです。感じ方です。この角度から見るとこう感じる、そのように見る人はそういないが「私は分かる」といったような。理屈っぽいことばだけでは語れないようなコミュニケーションだと思うのです。やはり人間の関心は「どう見て、どう感じているか」というところに結局は収斂しているのだと思います。

研ぎ澄まされた記憶と指の感覚

堀江　先生はご自分のご病気に関したことについてよくご記憶されて、書かれていらっしゃいます。それでいてユーモラスです。心臓手術から生還なさった際のことを書かれた記事にしても、雰囲気や食事の内容などについて詳細に覚えていらっしゃり、よくこれだけ記憶されているなと感心しました。

三木　私はメモなど何もしないのです。でも、食事についてはお箸の紙に書いていたかな。

堀江　医師の目が笑っていなかったとか（笑）。ドキッとしました。

三木　外科医の先生方は優しいのですけれど、怖くて。しかし、手がすごく柔らかいですね。触れ方が優しいというか。

堀江　心臓の外科医は特別ですね。心臓外科医を志した人で、仕事を辞めるまで外科医でいる人は五十人にひとりくらいだと思います。一人前になるのは二十人にひとりくらいでしょうか。

三木　そうなのですか。

堀江　結局、十何人いても、手術するのはひとりなのです。厳しいというか、トレーニングもあると思いますが。持って生まれた素質がかなりあるでしょう。

三木　以前、陶芸家の方と話をした時に、「知り合いの外科のお医者さんで、腸の中を触るのが好きだという方がいらっしゃる」という話をしてくださったことがありました。腸の中をしっかり触ると落ち着くのだそうです。驚きました（笑）。

堀江　先生は、ある時期から万年筆からワープロに移行されたのですか。

三木　まだ手書きのほうが多かった頃ですね。当時は学校に教えに行っていたのですが、先生方がすごく機器に敏感で、早くワープロに移行されていたものだから、私もつられて敏感になったのでしょう。パソコンを使った時期もありますが、やりにくかったですね。ワープロのほうが打つ時に確実感があってやりやすいです。今はまた、ペンで書くのが好きになりました。

堀江　「ダ・ヴィンチ」という手術用ロボットがあります。前は手縫いでしていたことが、今はホチキスのようなもので「ガシャッ」としてしまう。習得するのに十年かかる技術が、たった一年で若い人ができるようになるのが良いのか悪いのか……。

三木　この頃は、解像力が非常に良くなっているそうですね。とても良いことだと思います。人間の目で見るより、細かいところもより良く見えるようになってきているわけですから。「ダ・ヴィンチ」には何か問題点はあるのですか。

堀江　特にありませんが、一番のネックは、テキストが英語であることです。翻訳にお金がかかるのです。日本はある程度国が大きいですから、教育などは日本語でするため、全て日本語に訳さなくてはいけない。他の国は、英語のままで間に合ってしまうのですが。

最先端医療とリスク

堀江　三十年ほど前になりますが、ガスリー検査法についての座談会で、養老孟司さんは遺伝子をいじってでも代謝異常を未然に防ぐべきだという話をされていたのに対し、三木先生は、世の中は弱者と強者がいて成り立っているから、そこまで医学や科学が立ち入るべきではないという話をされていたと聞いた記憶があります。

三木　私はそういう意味では保守的ですね。たとえば他人の女性のおなかを借りて自分の子どもを産ませるというのは反対です。

堀江　当時は、遺伝子を変えるなどということは夢物語だったのです。しかし、そういう技術ができてきて、今は可能なのです。比較的簡単に治せるのです。しかし、本当に治るのかという点で、議論が行われています。

三木　ＥＳ細胞がいじれないのは、そのようなところにあるのでしょう。

ガスリー検査法
アメリカ合衆国のガスリー博士によって開始された新生児マス・スクリーニング検査法のこと。先天性代謝異常を発見するために、生後四～六日目の全ての赤ちゃんを対象に、足の裏から特定のろ紙に採血して行う検査方法。

養老孟司（一九三七～）
神奈川県出身の解剖学者。東京大学名誉教授。解剖学を土台に宗教、文学、文化論など、広く評論活動を行う。『ヒトの見方』『脳の中の過程』『バカの壁』など、著書多数。

ＥＳ細胞
胚性幹細胞のこと。動物の発生初期段階である胚盤胞期の胚の一部に属する内部細胞塊よりつくられる幹細胞細胞株のことで、分化多能性を持っている。

堀江　自分のES細胞はつくれないので、皮膚のiPS細胞であればよいということなのです。ところが、子どもをつくるのはiPS細胞を使います。受精卵が四つに倍々ゲームになった時に、病気があれば、それを使って治すことが技術的には可能になった。いや、ねずみでは可能になりつつあるのかな。今、そのようなことが話題になっていますね。「遺伝子編集」とことばでは言っています。本当は改変なのですが。

三木　科学者がいろいろなことを研究としてやってみるということは、リスクがあっても良いと思っているのですが、実用化となるとひっかかるのです。進歩するためにはリスクはどうしてもあるとしても。

堀江　むずかしい問題ですね。医療でもそうです。私が若い頃に「腹腔鏡手術」という治療方法がアメリカから来たのですが、普通にやれば一、二時間で終わる手術を、八時間くらいかけて行うわけです。コンセプトはあるのですが技術も進んでいなかったので、患者さんにとってはかなりの負担ですし、私は「遊びじゃないのだからこんなことはやれない」と思いました。当時は東京大学にいたのですが、がんセンターに行って、もっときちんと治せる手術をしようと訴えました。当時、迷惑を被った方は沢山いると思うのです。逆に言えば、その時に一生懸命やっていた医者は大したものだと思います。皮肉の意味もありますが、自分の目の前の患者さんを見ると本来申し訳ないですよ。けれども非常に遠いところを見ると、そうしたことを経て技術が進歩したのです。医学というのは、そのような矛盾した部分があります。

三木　あらゆるものにそういうことは言えるのではないでしょうか。飛行機だって最初は落ちてばかりいたのですから。

堀江　集団としてみればそうなのですが、では自分の親をそうするのかと言われると、考えて

iPS細胞
二〇〇六年八月十日、京都大学再生医科学研究所の山中伸弥教授らが、マウスの胚性線維芽細胞に四つの因子を導入することでES細胞のように分化多能性を持つ人工多能性幹細胞が樹立できることを科学雑誌「セル」で発表。iPS細胞と呼ばれ、これからの再生医療に大きく貢献することとなり、山中教授は「成熟細胞が初期化され多能性を持つことの発見」により二〇一二年にノーベル生理学・医学賞をイギリスの生物学者ジョン・ガードン　ケンブリッジ大学名誉教授と共同受賞した。

腹腔鏡手術
おなかに小さな穴を空けて行う手術。

しまいますよね。

三木　そうですね。それは何とも言えない話ですね。

堀江　そうなのです。というのは、純粋に先を見る人もいるのですが、功名心みたいなものも当然ありますよね。人間必ずしも美しい理想だけで生きていないですから。

技術論と人権論——臓器移植の問題

堀江　和田心臓移植事件についてはどのように捉えましたか。

三木　ニュースを聞いた時は、すごいことをやったと思いました。時間がたって結果がでると、やはり東京ではなく、札幌で頑張りすぎたという感じはしてきましたね。札幌で一旗あげてやろうという野心はあったのではないかと思いました。札幌医大と北大の関係はよくわからないのですが。

堀江　そうですね、やはり和田さんは天才的な人であったことは間違いないし、リーダーシップもあった。南アフリカにいたバーナード博士が心臓移植に成功し、和田さんが日本初の心臓移植に踏み切ったのにはいろいろなファクターがあったのでしょう。今にして思えば、結局は手続き論ですね。和田さんが悪魔の心を持って、故意にしたのではないと思うのです。

三木　私もそう思います。彼のしたことは少し粗っぽかったかもしれませんが、ものごとにははじめに手をつけた人に、今から批判するのはフェアではないでしょう。

堀江　結局、脳死という概念もなかったので、溺れた人を十分に介抱もしないで、この人はもうだめだろうと見切りをつけてしまった。

和田心臓移植事件
一九六八年八月八日に、和田寿郎を主宰とする札幌医科大学胸部外科チームは、日本初、世界で三十例目の心臓移植を行ったが、被験者の心臓弁膜症の男子高校生は八十三日後に死亡した。

三木　被験者もひどい目にあった。

堀江　もちろんそうなのですが、彼が移植をしないでずっと生きながらえたかというのは疑問で、むずかしい問題なのです。ただ、日本の医学にとっては、あの問題をきっかけに問題意識が出てきたということでは良かったと思います。

三木　大きな視点から見れば、あれは意義があったということになるでしょう。

堀江　あの時間がちょうど技術論と人権論、命の価値の乖離が起きたところなのだろうと思うのです。それまでは炭鉱で人が亡くなっても「かわいそうだ。しょうがない」ということが、大きな一つの産業の目的のためにはあったと思うのです。それが、和田心臓移植事件で、「待て」というううねりが来たのは良かったと思います。

三木　そういうことというのは、個人がどのように思うか、考えるかということとは違う次元で動いていくような気がします。リスクがあって、リスクを突破する力があって、それが私たちが普段考えているのとは違う次元を、良いも悪いもなく進行につながっていく。たぶん医学とか科学というものはそのような進歩の仕方をしてきたのではないでしょうか。

堀江　思いがけないことというのは発展につながることもありますよね。

三木　人間として、して良いか悪いかとは、違う次元の話のような気がします。

堀江　心臓移植というと、変なたとえですが、ある意味戦争を始めるのと似たような大義があったらいいのかというようなことがありますよね。先ほど、人のおなかを借りてまで、子どもを産むことについてのお話が出ましたが、三木先生は臓器移植についてはどのように考えられますか。

三木　脳の臓器移植については考えにくいですが、それ以外は良いと思います。評価については怖いところです。今の医療では助からない患者さんだけれど、将来の医療では脳死の人は助かるかもしれない。それを思うと怖いです。

堀江　それはありますよね。私は、医者になった最初の頃は救急医療にいました。その時に、理由は言えませんが、エリートサラリーマンの人が飛び降り自殺を計ったのです。ものすごい大出血で脳死のようになって、そのまま植物人間のような状態になっていた。当然、亡くなられたのだろうと思っていたら、半年後にその人が歩いてやってきたのです。私は、幽霊ではないかと本当にびっくりしました。ですから、可能性はゼロではありません。

三木　そこは怖いところですね。

堀江　ええ。ですから亡くなった後で使う臓器であれば問題ないですけれど。

三木　力が違うのでしょう。生きている臓器と亡くなった人のものでは。

堀江　また、救急にいた時に、中国から偉い人が日本に来て、東大で講演していた最中に倒れたのです。私たちが呼ばれて心臓マッサージをしましたが、だめだったのです。だめだったのですが、中国大使が来るまで心臓マッサージを続けるように言われ、ずっと続けていました。大使が来て開口一番、「彼は中国にとって重要な人なので、脳移植をしてくれ」と言うのです。誰か代わりになる人がいるだろう、日本の技術ならできるはずだと。相当真剣に、誰かの首をとって脳移植を、と言ってきたのです。

三木　恐ろしい！　まじめに言ったのですか。

堀江　本当の話ですよ。極めてまじめに言ったのです。だから中国

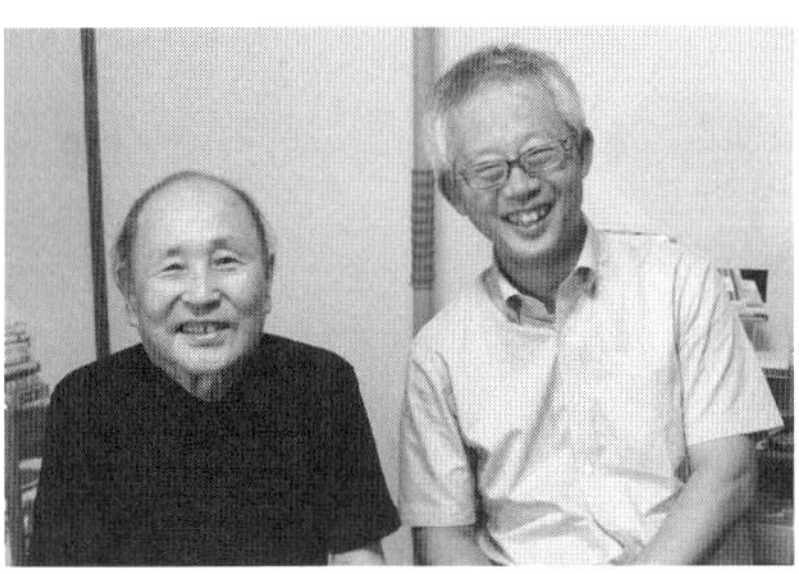

という国は大変だと、その時思いました。

三木　今は実際にできないから良いのですが、できるようになったら怖いですね。

（二〇一七年十一月収録）

ひとり一つの天命を生きる

やなせ　たかし

（漫画家・作家）

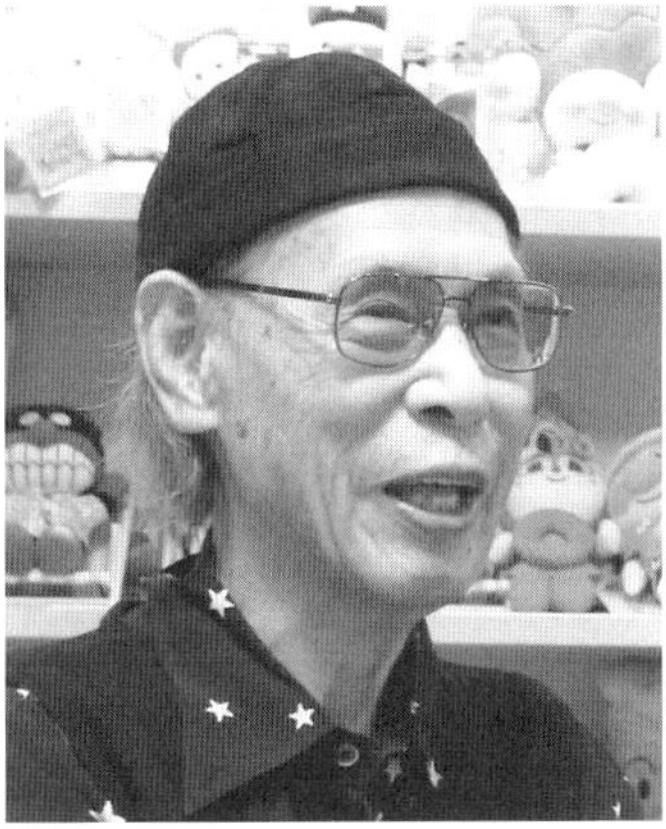

やなせ・たかし
1919（大正8）年、高知県生まれ。旧東京高等工芸学校（現千葉大）図案科を卒業。漫画家であり、絵本作家、詩人、作詞家、作曲家でもある。「手のひらを太陽に」の作詞や「アンパンマン」の作者として知られる。著書に『だれでも詩人になれる本』『絶望の隣は希望です！』など多数。2013年没。

理想的な生活習慣

堀江　歩くのがすごく速いですね。

やなせ　歩くのは速いけれど、加齢黄斑変性という病名で、目はほとんど見えません。耳もよく聞こえないし、心臓にはペースメーカーが入っているし。明日や明後日に死んでもおかしくない感じだね。

堀江　加齢と一番関係があるのが、歩く速さなんです。

やなせ　そうですか。この歳になっても仕事が非常に忙しいので、速く動かないと追い付かないというのがありまして。今も、映画の打ち合わせをしていてこちらをお待たせしていたので、慌てて速く歩いて来たのですが、実際は本当に、よろよろしているんですよ。

堀江　そうなんですか、仕事の量には驚きましたね。普段はどのような生活をなさっているのですか。

やなせ　朝は六時に起きています。必ずまず軽く体操をしてから、七時半頃に朝食をとります。食後にトイレに行って、それからまたちょっと寝るんですよ。この頃はもう、朝食後に寝ないと続かないのです。それで十一時頃に起きて、少し仕事をして、昼飯をだいたい一時頃に食べて、そうしてまた寝ます。その後は、三時半か四時頃からまたちょこちょこ仕事をしたり、対談やインタビューの仕事などをこなして、七時半頃から夕食です。食後は、本や新聞や手紙など、いろいろと読んでもらったりします。そうして夜十一時頃になったら軽い体操をして、お風呂に入って寝る、という毎日です。

堀江　それは理想的な生活ですね。朝と夜に体操をされているのですね。

加齢黄斑変性
加齢により網膜の中心部である黄斑に異常が生じ、徐々に視力が低下したり、物がゆがんで見えるなどの症状を呈する。失明の原因にもなる。

やなせ　腕の筋肉が落ちるのは嫌なので、病院の指導員に習った体操をやっているんです。あとは、動かない自転車に乗ってペダルを踏みながら二曲ほど歌います。その後、油圧式の足踏みを七十回踏みます。以前は百回踏んでいたのですが、腰を痛めてしまって、回数を減らしました。

堀江　お食事はどんなものを召し上がっているのですか。

やなせ　僕はむかし、すい臓炎をやっていまして、すい臓を切っています。糖尿病にもなりましたので、血糖値の上がらないものを選んで食べています。教えられた通りやっても何かが教科書とは違うので、自分でいろいろと食べてみて、翌日必ず血糖値を計って、上がっていれば止めるし、大丈夫なら続けるようにしています。

堀江　ご自分で研究されているのですね。

やなせ　ええ。今はちょっと控えているのですが、鰻の蒲焼を毎週日曜に食べていたんです。そうしたら病院で、大胆不敵だと言われてしまいました。でもあれは結局、魚介類の一種ですから、タレやご飯の量を少なくすれば、計ってみると大して血糖値は上がらないのです。良い時は九十くらいですけれど、時として百十五から百二十五くらいになってしまう時もありますが。あとは、目が悪いので、ブルーベリーのジュースを飲んでいます。

堀江　鰻には、糖質をエネルギーに変換するビタミンB_1が豊富に含まれています。ブルーベリーには、目の網膜細胞の再生成を助ける働きがありますから、目の悪い方には非常にいいですよね。

やなせ　ブルーベリーのジュースに、その時ある果物をちょっと入れていただきます。りんごですと、改良された比較的新しい品種は少し糖が多いのですが、むかしのすっぱい品種は大丈夫です。

堀江　いいですね。

やなせ　それから、寿司もいけないそうですが、僕が食べてみると、トロでない限りは五個くらいまでは、それほど血糖値は上がりません。人によって違うと思いますが……。ですから寿司屋へ行って食べる時は、シャリを減らしてもらって、五個で止めているんです。その後はシャリを止めて、上のタネだけを食べています。ただ、貝類は消化が悪いので、今は食べていません。

堀江　すし飯には、糖分も入っていますから、シャリは少ないほうがいいですね。野菜も召し上がりますか。

やなせ　野菜は、ジュースやスープにしています。野菜のスープメーカーがあるので、夜はそれで作ったものを、朝は、前の晩に作ったスープを温め直して飲んでいます。以前は普通に食べていたのですが、どうも食べにくいのと消化が悪くなってきたこともあって、今は野菜ジュースにして飲むことも多いです。グリーンジュースですね。

泣くより笑う

堀江　今お聞きしただけでも、やなせさんは、沢山ご病気をされていますね。

やなせ　まあ、病気の百科事典みたいなものでね。僕は、そう病気はしないと思っていましたし、がんも糖尿病も絶対しないと思っていたのです。それが、がんにはなるわ、糖尿病はやるわ、全く無関係だと思っていた帯状疱疹にもなってしまってね。もう大変でした。静岡の医者の長寿学会に呼ばれて、自分の病気の話をしたりもしましたね。

堀江　そういう時には、何かご自分を励まされるようなことを考えられたのですか。
やなせ　しょうがないね。病気になった以上は（笑）。
堀江　毎日の生活や人生で、モットーにされていることなどはございますか。
やなせ　病気になって泣いたり、悲しんだりするよりは、笑っていた方がいいというのはありますね。
堀江　それは大事ですね。笑うことで免疫力がアップしますし、身体の錆が減ります。
やなせ　ですから入院したらまず、綺麗なナースはいるかなぁとか、探すわけです（笑）。帯状疱疹の時、ペインクリニックの世話になったんですよ。注射がものすごく痛くてね。するとドクターがナースに「手を握ってあげなさい、少しは楽になるから」と言うんです。美人のナースだとうれしくてね。今日は師長が行きます、と言われると、おばあさんより若いナースがいいなぁと思ったりね。そういった日常の些細なことで、辛いなかにも楽しみを見つけて、笑っているわけです。
堀江　なるほど。
やなせ　それから、医学界というのは、日進月歩でね。医療機器が目の前でどんどん進化していくので、見ていておもしろいんです。僕はＣＴスキャンも何度か経験したのですが、あっという間に変化していくんですよ。はじめのうちは結構時間がかかっていたのに、そのうち時間がものすごく短縮されて。スパイラルでパッと撮れるようになって。ＭＲＩも、最初の頃は鉄分を注射されて、尿から何から真っ黒になって、早く出してくださいと言われていたのに、今は鉄分注射は必要ないんです。
堀江　そうですね。今はＣＴでも息を止める時間はレントゲン並みですね。

ＣＴ
Ｘ線管球が身体の周りを回転して三六〇度方向から収集された情報をコンピュータ解析し、身体のあらゆる部位を輪切りにして画像を作り出す診断装置。

ＭＲＩ
磁力と電磁波の力によって、人体の断層画像を撮影できる画像診断装置。頭から足先まで全身で検査でき、非常に精度の高い検査が可能。Ｘ線を使用しないため、放射線被曝の心配がない。

やなせ　それから、酸素を計る機器も、どんどん小さくなっていく。進化の様子があまりにおもしろいので、この次はどうなるかなと、うちでも買ったんですよ。むかしは大きかったのに、今は首からぶら下げられるくらい小さくなっているのです。

堀江　やなせさんは、サプリメントにもお詳しいそうですね。

やなせ　サプリメントも、自分でいろいろと試してみるんです。そして、良ければ続ける。今は、ビフィズス菌を飲んでいます。これがいいんですよ。飲んでトイレに行ったら、なんと何十センチもある長い便が出まして、びっくりしちゃって。人に見せたいと思ったけれど、そういうわけにもいかないので「今日のは長かったぜ」と言ってね（笑）。レギュラーとスーパーがあるのですが、僕はどういうわけかスーパーを飲むと出ないんですよ。レギュラーの方が合うんですね。ただ、二年続けていますが、今は以前ほどの効果はなくなってきました。でもあれは、確実に効きますよ。知人にも勧めたら、効いちゃってファンになってね。先生も一回試してみてください。

堀江　今、確かに、腸を健康にするのが大事だと言われていますね。腸内細菌の種類がいろいろな病気に関係しています。乳酸菌の中にはインフルエンザを予防する力があるものもあります。

やなせ　結局、栄養は腸から吸収されるわけですから、腸が丈夫でよく吸収するということが大事なのではないかと思いますね。便で出るのは、食べたものばかりではなくて、老廃物も出ます。僕は以前、肌がもっと色が黒くて、老人のシミがここにずっとあったんです。それがなんと、全部消えました。ほら。

堀江　本当に、すべすべですね。

やなせ　九十三歳の腕と思えないでしょ。

堀江　しわがとれたのですね。

やなせ　何のせいか分からないのですが、全部消えたのです。それから、帯状疱疹で立体的に腫れ上がったようなシミができた時にも、それを見た皮膚科の教授が「やなせさん、これは一生消えませんね」と言ったのですね。「私は人前へ出る機会が多いので、整形外科や美容外科のようなところでもとれませんか」と聞いても「だめです。深く浸透していますから、一生消えません」と。それが、看護師長がくれた塗り薬を塗り続けたら、みるみるうちに薄くなって、いつしか消えてしまったんですよ。教授に「先生は絶対消えないって言ったのに、消えました」と伝えたら「そうですか。普通の人は消えませんよ」なんて言っていました。

堀江　だいたい医者が言うことは、全てが正しいとは言えません（笑）。

作詞作曲、そして舞台へ

堀江　私は今、五十二歳ですが、小学校の時に「手のひらを太陽に」を歌っていました。「手のひらを太陽に　透かしてみれば」のフレーズを聴くと、幼い頃を懐かしく思い出します。今日は本当にやなせさんにお会いできて感激しています。

やなせ　あの曲は、偶然つくってね。僕としては、下らない歌ができたなと思っていましたから、スタンダードな曲として現在まで残っているというのが本当に不思議ですね。

堀江　あの曲はどういう時に、どういうお気持ちでつくられたのですか。

やなせ　当時僕は、テレビ番組の構成など、いろいろなことをやっていたんです。ある日、教育テレビのスタッフの方が突然うちに訪ねて来て「今度ニュースショーをつくるので、やなせさんに構成をお願いしたい」と言われましてね、「私にはテレビの構成はできませんよ」と断ったら「いいや、新鮮な人にやっていただきたいのです」と。それならば、と引き受けることにしました。そして、その月の歌のようなものをつくりましょうということになったわけです。

堀江　そうでしたか。

やなせ　その頃、漫画界では手塚治虫が出てきて、ストーリー漫画が主流になっていました。当時、僕はストーリー漫画は描かないので、だんだん漫画の仕事が減ってしまったんですね。ラジオの仕事をしていたので収入はありましたから生活の心配はしていませんでしたが、漫画が売れなくなって、非常に情けない状態だったのです。すごく嫌でね。そんな時に深夜の仕事場で自分の手を見ていたら、子どもの頃にレントゲンごっこをしたのをふと思い出したのです。それで、懐中電灯で手のひらを照らしてみたら、血が真っ赤で、でも桜色みたいに本当にきれいだったのです。あれ、自分の血はずいぶんと元気なんだなと思いましてね。それを「手のひらを太陽に」という詩にしたのです。それを毎月の歌にして、少し前に知り合ったいずみたくに作曲してもらったのです。そうしてつくったのが「手のひらを太陽に」です。

堀江　そんないきさつがあったのですね。

やなせ　いずみたくは、あの曲をバイオリズムでつくったんですよね。当時は、日本にバイオリズムが入ってきたばかりの頃でした。僕は、何か妙な歌だな、嫌だなと思っていたのですが、その翌年にＮＨＫの「みんなの歌」に採用されたんですね。そこから教科書に載るようになったのです。それであっという間に全国に広まって、自分の代表作になってしまって。ですから、何かで紹介される時も「『手のひらを太陽に』のやなせたかしさんです」と言われるんで

手塚治虫（一九二八〜八九）大阪府生まれ、漫画家、アニメーション作家。戦後日本におけるストーリー漫画の第一人者として活躍。映画的手法を駆使してストーリー漫画を芸術の域に高めるとともに、生命の尊厳をテーマに多数の優れた作品を生み出した。代表作に『ブラック・ジャック』『火の鳥』、『鉄腕アトム』など。

いずみたく（一九三〇〜九二）東京生まれ、作曲家。歌謡曲、ＣＭソング、アニメソング、ミュージカル、交響曲など幅広いジャンルの曲を作曲。やなせたかし作詞の童謡やアンパンマン・シリーズの楽曲も数多く手がけ、病床で口述筆記を行った「すすめ！　アンパンマン号」（ミュージカル「アンパンマンと勇気の花」挿入歌）は遺作となった。

バイオリズム
生体にみられる諸種の機能や行動の周期性。バクテリアから人までさまざまな種に認められる。睡眠と覚醒とは、約一日を周期とするバイオリズムの典型。

すよね（笑）。僕は作詞家じゃないんです、と言うのだけれど、意に反して「手のひらを太陽に」のやなせさんになってしまったのです。そのため、僕は童謡協会というところに引っぱられることになるんですよ。歌の依頼もどんどん増えてきて。「歌は道楽だから」と言っていても、ある程度印税が入るので、素人だとも言えなくなってしまって。

堀江　ご自分で歌われることもございますか？

やなせ　童謡協会の歌手に岡崎裕美さんと大和田りつこさんという方がいらして、コンサートをやっていたんです。でも天気が悪いと客が数人しかなくて、入りがすごく悪いわけ。それで、おふたりのためにショートミュージカルを書くことになったのです。これが、観ているとどうもショーの間の隙間が気になる。その隙間を何で埋めようかと考えを巡らせたのですが、誰かに頼むと金がかかってしまう。おふたりとも金はないですから、僕が自分が出るより仕方がないと。それで、自分が作詞作曲して、さらに歌うことになったのです。それが始まりです。

堀江　そうでしたか。

やなせ　ところが、舞台の魔力というか、出るとおもしろくて仕方なくて……。舞台に入れ込んでしまったのです。はじめのうちは、歌ってても途中で詰まるし、我ながら本当に下手だったのですが、長くやってるうちに、自分で言うのはおかしいですけれども、徐々に上手くなってきたんです。僕はこういう仕事をしているでしょ。全ての読者が目の前にいるわけではない。ところが舞台というのは、目の前で相手の反応が分かるんです。わーっと、受けるんですよ。これがたまらないわけ。お恥ずかしい次第です。

岡崎裕美（一九五五〜）
童謡歌手。一九七八年から六年間、NHK教育テレビ（現・Eテレ）の「なかよしリズム」に歌のおねえさんとして出演。同「みんなのうた」のタイトルコールを十五年間担当した。一九九三年、日本童謡賞特別賞を受賞。

大和田りつこ（一九五二〜）
童謡歌手、声楽家、声優。一九七二年、NHK教育テレビ（現・Eテレ）の「たのしいきょうしつ」に歌のおねえさんとしてデビュー。同「ワンツー・どん」、「できるかな」などに出演。一九九二年、日本童謡賞特別賞を受賞。

天命は一人ひとりに

堀江　「アンパンマン」にはパンのキャラクターが出てきますが、パンはお好きなのですか。
やなせ　好きですね。僕は、朝昼はだいたいパン食なんです。夜だけがごはんです。
堀江　三食しっかり召し上がっているのですね。
やなせ　そうですね。でも、もうすぐ死にますよ。戒名つけて、墓もつくっています。位牌もつくってもらって、仏壇に上げて、自分の位牌を自分で拝んでいるのですから。
堀江　じゃあ、無敵ですね（笑）。
やなせ　坊主もちゃんと頼んでありますし、遺言書も完全にできていますから、いつ死んでも大丈夫です。
堀江　今、やなせさんより三十歳くらい若い年齢で、元気がなくなる人が多いんですよ。
やなせ　そうですよね。仲間を見ていたら、僕よりはるかに若いのにすごい爺さんになっている人が多いのです。情けないなあ。
堀江　何かアドバイスはございませんか。
やなせ　仕方がないんじゃないかな。人間というのは、一人ひとりに一つの天命があります。ですから星に一つの運命があるように、一人ひとりが、一つの軌跡の上を動いているんですよ。ある所までくると、生きる人は生きる、死ぬ人は死ぬという運命があって、それは自分のせいではないような気がします。
堀江　なるほど。
やなせ　うちのカミさんは七十五歳で亡くなったのですが、実は七十歳の頃から「余命三ヶ月」

と言われていたんです。けれど、そこから五年、生きました。この五年の間、カミさんは、僕と一緒にいる時間が多かったのですが、この間には勲章をもらったり、岩波書店から自伝の執筆依頼があったり、記念館を建てたいという話があったりと、さまざまなことがありました。カミさんは一緒に園遊会にも行って、美智子皇后さまと話すことができて喜んでいました。楽しく暮らせたのではないかと思うんです。

堀江　今度、「アンパンマンミュージアム」がつくられるそうですね。

やなせ　故郷で僕の記念館をつくるという話がもちあがったんです。はじめは「やなせたかし記念館」をつくりたい、ということで話が来たのですが、「やなせたかし記念館」じゃ、あまり人が来ないだろうと思いましたので『『アンパンマンミュージアム』にしよう」と言ったのです。そうしたら今は「やなせたかし記念館　アンパンマンミュージアム」という名前になっているわけ。他の記念館は「手塚治虫記念館」「石ノ森章太郎ふるさと記念館」です。記念館でキャラクターの名前がついているのはうちだけですから。ディズニーも「ディズニーランド」でしょ。

堀江　どちらにあるのですか。

やなせ　僕の故郷は、高知県の香北《かほく》地方にある美良布《びらふ》というところです。すごい山奥でね。人口がかつては三万八千あったのが、どんどん減っていって、今では五千八百しかない町なんです。町民はほとんど農民で、爺さん婆さんしかいない。そこへ建てるって言い出したから、「こんなところへ美術館建てたって」と、地元住民の猛反対にあったんですね。町長も「年間十万人来ないと赤字になってしまいます」と、内心はすごく心配していたのです。赤字になったら僕が補填するから大丈夫だと言ってね。ところが建ててみると、僕も驚いているのですが、オープンから二ヶ月で十万人来てしまったのです。そんな状況ですから、田舎道に交通渋滞が始まってですね。駐車場が足りない、食堂が足りない、トイレが足りないということになって、建て増しをすることになったのです。

堀江　すごいですね。

やなせ　今、各地にミュージアムがありますが、「手塚治虫記念館」はね、建ってから十年間、特に最初の五年間はものすごく来場者があったんです。でも、今はもう入らない。宝塚市が経営していますが、すごく困っちゃって、虫プロに経営をひきとってくれないかと話をしているようです。それから宮城県登米《とめ》市の「石ノ森章太郎ふるさと記念館」や、熊本県内にある「那須良輔記念館」など、いろいろありますが、やはりなかなか厳しいようです。でも「アンパンマンミュージアム」は、今年で十六、七年目になりますが、ぜんぜん来場者数が落ちていません。名古屋、仙台、高知、横浜、そして来年四月に神戸にできて全国五ヵ所になりますが、どこも予想以上に入っているのです。さらに、福岡などにあと三館建つかもしれません。僕は「もうこれ以上は建てない方がいい」って言っているのですが……。今、そういう状態なんです。

堀江　すごい勢いですね。

やなせ　最近は、少子化で児童数が減って、おもちゃ業界の全体の売り上げは、かつての十分の一なんだそうです。でも「アンパンマン」だけは、わずかですが増えているのだそうです。非常に不思議ですよね。そうして今、国内だけでなく、韓国や、ヨーロッパにも広がっているんです。イタリア語、フランス語、英語の翻訳版は非常に早く出たのですが、その後も少しずつ広がっています。全部、許可を得ていない海賊版ですが（笑）。香港や台湾、東南アジアにもあります。中国では僕の絵本もいくつか出ていまして、安いですが何冊かは印税をもらっています。しかし、後のは全て海賊版。一銭も支払われていません。

アイディアが生まれる時

堀江　記憶力もすばらしく明晰ですね。

やなせ　どうなんだか。ボケなくて良かったという感じはありますね。でも、漫画家というのはね、ストレスが多くて早死にする人は結構いるのですが、ボケる人はいないんですよね。やはりアイディアをしょっちゅう考えているのが、脳のトレーニングになるのかもしれないですね。洋画の人は、ボケる人が結構多いんですよ。岡本太郎は晩年ボケてきちゃって。太郎はね、話がおもしろかったのだけど、講演に行くと、同じことを繰り返し言うようになってね。それと、マスコミでも伝えられましたが、長谷川町子さんや「クレヨンしんちゃん」の臼井儀人《よしと》は鬱病になっていましたね。

堀江　そうなんですか。

やなせ　仕事を止めると治るんだけど、始めるとまた始まる。鬱病になる人は、結構多いです。

堀江　アイディアが出ないと辛いのでしょうか。

やなせ　あまり熱心にアイディアばかり考えていると、鬱病になります。どこかで発散した方がいいのです。僕はあれこれと発散するものがあるので、大丈夫だったのでしょう。編集はやるわ、歌は書くわ、歌いに行くわ、イラストも描くわ、漫画も描くし、詩も書く、絵本も描くっていう感じで。町子さんは、一つのアイディアを形にする時には、まず四つはつくっていました。それを家族に全部見せて「どれが一番おもしろい」と意見を聞いて、またさらにその中から選択してつくるという、非常に熱心な人なんです。こういうふうにあまりにも律儀にやっていると、鬱病になる。

岡本太郎（一九一一～九六）
東京生まれ、芸術家。漫画家の岡本一平と詩人・作家のかの子の長男。一九三〇年からパリに住み、バタイユらと親交を深める。帰国後は現代芸術の旗手として活躍し、絵画や彫刻、陶芸、デザインなど多彩な分野で作品を発表した。

長谷川町子（一九二〇～九二）
佐賀県生まれ、漫画家。朝日新聞に一九七四年まで連載された『サザエさん』は、戦後日本の家庭漫画の代表作。他に『いじわるばあさん』『エプロンおばさん』など。国民栄誉賞を受賞。

臼井儀人（一九五八～二〇〇九）
静岡県生まれ、漫画家。本名は臼井義人《よしひと》。代表作『クレヨンしんちゃん』は一九九二年にテレビアニメ化され、大ヒット。二〇〇九年九月、荒船山登山に向かい事故死。

堀江　根を詰めすぎると。

やなせ　要するに、一つの仕事に熱中して、真剣にやっていると、鬱病になる。どこかで発散しなければなりません。

堀江　やなせさんはいろいろな漫画のキャラクターを考えられていますが、アイディアはどんどん生まれてくるのですか?

やなせ　あれは反射神経でできるので、はじめのうちは時間がかかりましたが、今は依頼を受けてからだいたい五分くらいでできます。

堀江　アイディアが出ない頃もございましたか。

やなせ　出にくい時は、全然出ませんでしたね。そういう時に「俺はもう終わりだ」と言っていると、スタジオ中で皆が笑っているんです。「そのうち、出ますよ」と言って。そうして二、三日苦しんでいると、不思議とアイディアが出てくるんです。絵本も、行き詰まって「もうだめだ、もう描けない」と苦しんでいても、同情してくれる人がひとりもいないんですね。これも、「そのうち出ますよ」って言って。そうすると、本当に出てくる。でも、苦しいですよ。何にもない、真っ白なんですから。真っ白なところからアイディアが出てくるまでには、やはり「もうだめだ、もう空っぽだ」と何度も思いますね。しかし、苦しんでもがいていると、何とか出てくるものです。

堀江　今日は、長いお時間ありがとうございました。どうぞお元気でご活躍ください。

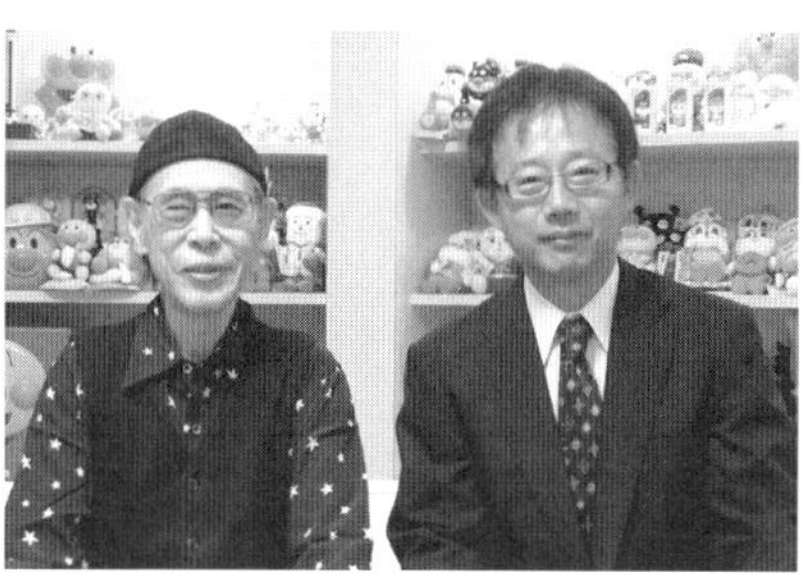

やなせ　でもね、突然明日死ぬかもしれない。非常に危険なところに来ているのです。もう覚悟はできてるからいいですが。僕が「死ぬ」と言うと、やはり皆、笑っているんです。「この野郎、ぜんぜん死にはしない」と（笑）。

やなせさんは順天堂医院で亡くなりました　奇遇ですが私が最後の主治医でした。（堀江）

（二〇一二年十月収録）

父母を語れば

太田治子（作家）

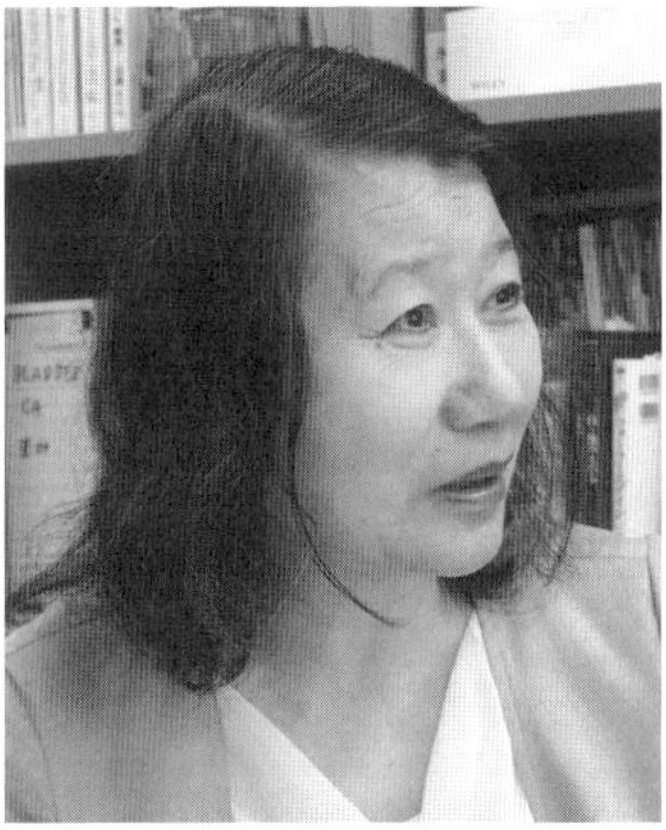

おおた・はるこ
作家。1947（昭和22）年、神奈川県生まれ。1967年、紀行文「津軽」で婦人公論読者賞受賞。76年から3年間、NHK「日曜美術館」の初代司会アシスタントを務める。主な著書に『心映えの記』（坪田譲治文学賞）『石の花　林芙美子の真実』『明るい方へ　父・太宰治と母・太田静子』『星はらはらと　二葉亭四迷の明治』ほか。

二葉亭四迷の魅力

堀江　ご著書のなかに日本の「近代洋画の父」と言われる浅井忠《ちゅう》を描いた『夢さめみれば』があって、あれっと思いました。浅井は佐倉藩生まれなんですね。

太田　そうなんです。先生が勤務するこの順天堂大学の魁となる蘭医学塾「順天堂」は、佐藤泰然によって佐倉藩内に誕生しておりますから、浅井忠を書くにあたって佐倉藩にご縁をいただいた身にとり、順天堂大学にはとても親しみを覚えます。

堀江　そう言っていただけるとうれしいです。初めてお会いしたのに僕も太田さんに親しみを感じます。太田さんのご本の『星はらはらと』もまた時代背景は明治で、主人公は作家の二葉亭四迷です。文学史にはかならず登場する人物ですが、お書きになった動機は。

太田　ＮＨＫラジオの番組で明治、大正、昭和のベストセラーを読む講座を担当した時に初めて二葉亭四迷の作品を読みまして、『平凡』という作品だったのですが、とてもおもしろかったものですから、この人はどういう生き方をしたのかしらと思い調べてみることにしました。

堀江　二葉亭四迷という名前とその顔は知っている方が多いと思いますが、本名も、どんな人生を送ったのかも分からない人がほとんどだと思います。

太田　明治の世になっていたとはいえ、尾張藩士の息子で大変な秀才、日本きってのロシア語の翻訳家で、素晴らしい翻訳ができて、小説もおもしろい。夏目漱石と四迷には漱石のお姉様が尾張藩の奥女中をしていたという接点があって、評論家としても優れたセンスを持っていた漱石は彼の小説を大変高く評価し、心から敬服したと語っています。また、薩長の、時の権力に頭を下げられないという損な性格で立身出世に背を向けた生き方をした人です。その当時、

二葉亭四迷（一八六四～一九〇九）明治期の小説家。本名・長谷川辰之助。坪内逍遥に師事。代表作『浮雲』は、言文一致体の文章と優れた心理描写で近代小説の先駆をなした。ロシア文学の翻訳にも秀で、ツルゲーネフの『あひゞき』などの名訳を残した。

浅井忠（一八五六～一九〇七）明治期の洋画家、教育者。工部美術学校でフォンタネージに学び、一八八九年に小山正太郎らと明治美術会を創立。フランスに留学し、印象派とアール・ヌーヴォーを学ぶ。代表作に「収穫」「春畝」など。

夏目漱石（一八六七～一九一六）小説家、英文学者。本名・金之助。イギリス留学後に教職を辞して朝日新聞の専属作家となる。心理的手法で近代人の孤独やエゴイズムを追求、晩年は「則天去私」の境地を求めた。代表作に『吾輩は猫である』『それから』『行人』『こころ』など。

こういう生き方をした人がいたんだと、なんだか目を開かれた思いがしました。

堀江　朝日新聞の特派員だったとか。年齢的にはトルストイと同じくらいですか。

太田　トルストイよりはだいぶ年下です。トルストイは人格者とあって、当時、徳冨蘆花をはじめ崇拝者が沢山いまして、四迷は反感も抱いたようですが、思想的変遷を重ねた末にトルストイに大いに共鳴するようになります。「明治の悩めるハムレット」の姿がそこにあったように思います。

堀江　ドストエフスキーからもやはり影響を受けたのでしょうか。

太田　影響といったレベルではなかったようです。『罪と罰』に激しく惹かれて、家族のために身を売るソーニャのような女性にあこがれてしまい、貧民窟に暮らす娼婦のような女性の中にこそソーニャはいると思い込んで、大変なお坊ちゃまなのに、あえて日本三大貧民窟の一つと呼ばれるようなところに住むようになるんです。憧れることは誰にでもできますが、実際にそんなところに住んで、しかも、若くて娼婦のようなことをしている女性と結婚します。これもまた立派なことですが、結局、その女性に裏切られてしまいます。それでもなお未練があり、離婚はイヤ、一旦好きになった人にはどこまでも責任を持つという姿は、サン・テグジュペリの『星の王子さま』を思わせます。これには、四迷の師匠の坪内逍遥も驚いたようです。

堀江　だけどお相手の女性は、たまらなかったかもしれませんね。現実的な、現代の日本女性だったら、「ちょっとキモいわ」と言うかも（笑）。素晴らしい人だったけれど、暑苦しい人だったような気がします（笑）。

太田　それは当たっていると思います（笑）。

トルストイ（一八二八〜一九一〇）
ロシアの小説家。「トルストイ主義」と呼ばれた独自のキリスト教的立場を提唱し、政治社会に大きな影響を与えた。代表作に『戦争と平和』『復活』など。

徳冨蘆花（一八六八〜一九二七）
小説家。本名・健次郎。民友社の記者となり、小説『不如帰』、随筆小品集『自然と人生』を発表。後にトルストイに心酔して、ロシアを訪れた。

ドストエフスキー
（一八二一〜八一）
ロシアの小説家。混迷する社会の諸相を背景として人間の内面の矛盾を追求し、二十世紀の文学に多大な影響を与えた。代表作に『罪と罰』『カラマーゾフの兄弟』など。

サン・テグジュペリ
（一九〇〇〜四四）
フランスの小説家、飛行士。危機的な状況のなかで行動する人間の孤独や高貴さを描いた。『夜間飛行』『星の王子さま』など。

一枚も書かずに死んだ父

堀江　二葉亭四迷のお話をうかがっただけで、われわれ現代の日本人が、いかに明治時代のことを知らないか、いかに忘れてしまっているか感じてしまいます。

太田　私も二年間の雑誌連載で、書きながら勉強させていただきました。自分が納得しないと書けませんので、浅井忠の時も明治の洋画家なのであれこれ勉強はしましたけれど、四迷の本を書くに当たっては、北方領土問題を含めて日本とロシアの関係も勉強しました。先生は文学がお好きだとうかがっていますが、ロシア文学もお読みになるのですか。

堀江　ロシア文学はあまり読みませんね。もしかすると、それは僕の亡くなった父親のせいかもしれません。というのは、小さな頃、東京・駒場の日本民藝館で開かれていた「トルストイ展」に父親と一緒に出かけたことがあって、そのカタログが家に置いてあったのですが、表紙はトルストイのデスマスクで飾られていたほか、トルストイのお墓とかお葬式の写真も掲載されていて、子ども心にもトルストイへの恐怖感が芽生えてしまったようなのです。それでロシア文学は敬遠気味になってしまいました。

太田　デスマスクとは強烈ですね。

堀江　父親はすごくおもしろい人間でした。ある日、小説家になるんだと宣言して、会社員を辞めてしまいました。自分用の原稿用紙を何千枚もつくったのに、ついに一枚も書かないまま死んだんですよ（笑）。

太田　それもまた、なかなかの強者というか、ロマンチストですね。

堀江　創作への意欲が彼を突き動かしはしたものの、結局、書けなかったのでしょうね。家族や近親者を書くことはむずかしい、とチラッと洩らしたことがあります。

太田　でも文学がお好きなのはお父様の影響ではありませんか。

堀江　そうですね。変な子どもで、小学生の時に志賀直哉を読みましたよ。

太田　それは大変早熟ですね。何を読まれたのですか。

堀江　本格的な小説ではなくて、半分随筆のようなものが好きでしたね。中学一年生になって夏目漱石の『三四郎』を本屋で見つけて、これが読みたいと父にねだったら、「それはやめとけ」と拒否されたので、これは子どもには良からぬ内容の本なんだ、とその時は思ってしまいました。たぶん内容的に思春期には早いということだったのでしょうね。代わりに下村湖人の『次郎物語』を買ってくれました。

太田　良くない影響を受けてはいけないと親心がそうさせたのかもしれませんね。

堀江　極めて変わった父親で、俗っぽいところもありましたけどね。そういえば、僕が医者になることには、ものすごく反対しましたよ。高三の時です。あやうく取っ組み合いのけんかになるところでした。

太田　どうして反対されたのですか。

堀江　簡単に言うと、医者というものは必要だけれども、世の中の原動力になる職業ではないということでしたね。

太田　それは、作家だってそう言う方もいます。

堀江　作家は世の中に貢献すると、何か彼なりに基準があってそう考えていたようです。医者やサービス業ではダメだったんでしょうね。

太田　お医者様という職業は、最も大切な命に携わる素晴らしいお仕事だと思いますが。

志賀直哉（一八八三～一九七一）
小説家。武者小路実篤らと雑誌「白樺」を創刊。自己の生の確立を目指した『大津順吉』、『城の崎にて』、父との長い不和とその解消までを描いた『和解』、『小僧の神様』などで独創的なリアリズム文学を確立した。文化勲章受章。

下村湖人（一八八四～一九五五）
小説家、教育家。本名・虎六郎《ころくろう》。東大英文科卒業後、故郷である佐賀の中学教師、校長を歴任、台北高校の校長も務める。後に社会教育に専念、著述生活に入る。自伝的教養小説『次郎物語』で知られる。

堀江　病気になったら死ぬのが当たり前といったような時代を引きずって生きてきた父親には、医者の仕事というのは、患者を一時的にお世話するだけの、男子一生の仕事ではないと、たぶん思われたのでしょう。

太田　小説を書くことも、お医者様も、私は男子一生の仕事だと思います。

堀江　でも、そうは認めていなかった。だから僕のことをふざけて「ドクトル」なんて呼んでいましたよ。長いこと、僕が何を言っても聞き入れてくれませんでしたね。十数年ほど寝たきりだったこともあって、亡くなる数年くらい前から、やっと「ありがとう」と感謝してくれるようになりましたけど……おもしろい親父でした。

太田　二葉亭四迷は、文章を書くことには「余計者意識」といったものがあって、そのなかに、人生の真実が見えてくるといったようなことを書いています。お父様が小説家を目指された背景には、そのような意識が働いていたのかもしれませんね。

堀江　医者という商売は親父には反対されましたけれども、年齢的に肩の力が抜けてきたこともあってか、自分はわりと医師という職業に向いているのではないかと思っています。若い先生の中には、患者に「正しいこと」を押し付ける先生もいるわけですよ。たしかに間違ってはいないけれど、その患者には負担になるかなというケースもあります。

太田　いろいろな患者がいますものね。

堀江　ちょっと「間」を持てばいいのですがね。若い先生は、階段があればどんどん上って行きます。「踊り場」がないことが多いんです。

太田　「踊り場」とは、いいことばですね。

堀江　もちろん若い人の中にもそういう心構えを持っているお医者さんもいますが。

太田　患者側としては、できればそうした踊り場的な余裕を持ったお医者さんに担当していただきたいと思います。

堀江　必ずしも良いことばかりではありませんが、医者と患者の互いの人間性が透けて見えた方が良いかたちの医療ができると思います。正しいことだからといって、互いに主張ばかりしていては医療の現場は軋んでしまいますので。

父に従った母の謎

堀江　太田さんはお母様の画集を手にすることで自然に絵への関心を持つようになったとうかがっていますが、ご著書の『明るい方へ』に描かれたお母様は本当に素晴らしい方です。

太田　お読みくださったのですか。

堀江　白状しますと、恥ずかしながら『明るい方へ』も父上太宰治の『斜陽』も、読んだことがありませんでした。それで、この対談が決まって読ませていただきました。お母様がお書きになった『斜陽日記』も読みましたけど、『斜陽』よりおもしろかったです。

太田　そんなふうにおっしゃっていただけると、私は母の方が好きですからうれしいです（笑）。

堀江　表現がおかしいかもしれませんが、『斜陽』は急ごしらえでつくられたような、ごった煮になってしまっている印象です。新聞小説でしたから締め切りなどの影響もあったとは思いますが。お母様の作は、「統一された一つの空間」という感じです。どうして『斜陽』の方の評価が高いのかなと不思議です。当時の世相が反映されてのことだとは思いますが。

太田　ありがとうございます。そのように評価していただいて、母もきっと喜びます。

堀江　お母様はいろいろな画家の作品を楽しまれていたのですか。

太田　ええ。私がこれまで絵画に寄り添った仕事を続けてこられたのは、母のおかげだと感謝しています。

堀江　太田さんの絵の鑑賞力のすごさは、フェルメールの『手紙を読む女』について、女が手紙をしっかり手に持っているところから見て、これはそんなに楽しい手紙ではないだろう、とお書きになっているのを拝見して実感しました。

太田　それはとてもうれしいです。

堀江　ぼうっと、いつ、だれが描いたのか、そんなことばかりに気をとられて僕は見ていましたから、太田さんの一つひとつの見方に絵画の鑑賞法を教えられました。

太田　うれしいおことばばかりで恐縮です。

堀江　ご自分で絵筆を執ろうと思ったことは。

太田　小学校とか中学校までは、よく描けていた方だと思います。ただ、その後、デッサンをしっかりという先生になった時に、デッサンは苦手なので、これはちょっとできないなと自覚しました。先生は、どんな絵がお好きですか。

堀江　パッと思い出すのは、母親と一緒に訪れたサンクトペテルブルグの美術館で目にした、九十九里浜に似た風景の開けた海岸で馬を洗っている絵です。そんな風景画みたいなものが好きですね。実は子どもの頃に九十九里浜に住んでいたことがあるものですから。

太田　その馬の絵は、どなたの作品ですか。

堀江　ロシアでは有名な画家の作品だと思いますが……。以前は、印象派とかピカソがおもしろいと思ったものですが、年を重ねるにつれてルネサンス期とそのちょっと後くらいの絵画に

ヨハネス・フェルメール
（一六三二〜七五）
オランダのバロック期を代表する画家のひとり。風俗、風景、人物画にて映像のような写実的な手法と綿密な空間構成、細やかで柔らかい光の処理と調和的な色彩を特徴とする。「真珠の耳飾りの少女」「牛乳を注ぐ女」など。

パブロ・ピカソ
（一八八一〜一九七三）
スペインの画家。表現主義的象徴性を特色とする「青の時代」、叙情性を加味した「ばら色の時代」などを経て、ジョルジュ・ブラックとともにキュビスムを創始。その後も立体派、超現実主義への接近など新境地を切り開き、二十世紀の美術を先導した。代表作に「アビニョンの娘たち」「ゲルニカ」など。

惹かれるようになりました。

太田　私も同じような傾向のものが好きですね。ロシアの美術館で目にした馬の絵から、九十九里浜で過ごした少年時代を思い出したといったお話は、いずれぜひ文章にして残していただきたいですね。

ところで、先生のお母様は、どのような方だったのですか。

堀江　『銀座百点』というタウン誌をご存知ですか。実家が銀座で『天一』という天ぷら屋をしていたこともあって、母は創刊当時、編集をしていました。

太田　あの有名な『天一』さんですか。

堀江　母方の祖父が創業しました。『銀座百点』を創刊したのも祖父です。母は文学部を出ていたこともあって、編集に携わっていたのですが、連れ合いである父親の意見に従って、東京の家を手放し、先ほど申し上げた九十九里浜の田舎町に引っ込むことになったのです。

太田　九十九里浜には、何か御縁が？

堀江　全くありません。父親があちこち自分で歩いて、ここに決めたと。

太田　それにお母様は従った？

堀江　なぜ従ったのか、それが最大の謎だと僕と家内はよく首をかしげたものです。

太田　お父様のことをとても愛していらしたんですね。

堀江　そうだと思います。似たもの夫婦というか、ふたりともロマンチストでした。当然、経済的に大変な時もあって、父はよく「無事これ名馬」という言葉を口にしましたが、父親本人が全然無事じゃないわけですよ（笑）。

太田　九十九里浜では晴耕雨読ですか。

堀江　そうですね。ただ、当時は高度経済成長時代でして、父親がたまたま株をやっていて、それが当たって、一応、僕らが学校を出られるくらいの暮らしは大丈夫でした。

太田　その才覚というか、目利きの能力がおありだったのですね。

堀江　いい時代でした。

太田　お父様とお母様は、夫婦仲がよろしかったようですね。

堀江　父は両親兄弟をみな結核で亡くして孤児になり、親戚の家に引き取られたのだそうです。そこの家に姉代わりになってくれた人がいて、その方が母に、そのような育ちだったからあなたの夫は不甲斐ないんじゃないの、みたいなことを言ったところ、母は、いろいろあったけれど、夫には一度も裏切られたことはなかったのよ、と答えたとか。人づてに耳にしたことですが、そういう返事をするのかよと思いましたね（笑）。

太田　何年前ですか、お母様が亡くなったのは。

堀江　七、八年前ですかね。父親は平成二十八年です。

太田　お父様が長生きされたのですね。

堀江　身体が全く動かなくなるパーキンソン病でした。頭ははっきりしていて、今から考えると、社会から隔絶されたような暮らしを望んでいたわけですから、頭脳だけで生きるということは、ある意味、父親の理想とするところだったことになります（笑）。

太田　お父様はずっと小説を読んだりとか、絵を見たりとかそういう生活をなさっていたのですか。

堀江　ある段階から小説を読むことはあまりなくなっていましたね。オペラは好きでしたからよく聴いていました。小説家を志していたくせに、根本的に好きではなかったのでしょうね、

パーキンソン病
脳の黒質にあるドパミン神経が脱落してなくなっていくことで身体の動きに障害があらわれる進行性の神経変性疾患。おもに、手足がふるえる（振戦）、動きが遅くなる（無動）、筋肉が硬くなる（固縮）などの症状がみられる。

文章を書くようなことはしませんでした。書くほどの題材が見つからなかったのですかね（笑）。

太田　お話をうかがっていると、お母様は偉い方ですね。

堀江　母親もいろいろな顔のある人でした。基本的に、とてもがまん強い人でしたね。

太田　優しいお母様でしたか。

堀江　一貫して優しい母親でした。

太田　他の方にもお優しい方だったんじゃないですか。

堀江　母親の悪口を言う人はあまりいなかったですね。ただ、少しきついところもあったかもしれません。親父のほうはエキセントリックで。

太田　エキセントリックな方とずっと添いとげられるというのは、とても忍耐のいることだと思います。

母のバーバリー　父の病

堀江　ご本を拝読すると、太田さんのお母様の会話のことば遣いが一般の家庭とは少々、異なっているような気がします。

太田　もともと太田家は医者の家系で、ちょっと変わり者の一族だったようにも思います。母の父親は、娘のこと、つまり母のことですが、静子ちゃんと呼んで、親と子であっても敬語を使っていました。そういう意味では、個人主義というか、個を大切にする感がありました。ですから、母は「自由主義者」で、たとえば、戦争が始まった途端にフランス語を習い始めたり、みんなが防空訓練をしている時にバーバリーのコートを着て参加したりする女性でした。

堀江　当時のことを考えたら、ずいぶんと大胆なことをなさいましたね。
太田　みなさんから顰蹙《ひんしゅく》を買って、「アカ」だと後ろ指をさされたようです。でも、人がどう思うかとか、あまり気にしない人で、偉かったなと娘ながら感心します。我が道をゆくというか、時代の風潮がどうあれ動じない稀有な人だったと思います。
堀江　いつの時代も長いものには巻かれがちですが、お母様は強い方でした。
太田　戦争中は、あの太宰治のような弱い人でも「このような時にはおとなしく、軍部についていくべきだ」なんて檄を飛ばしています。そうして太宰のような弱い心を持った人たちも同じような気持ちにさせてしまいました。私は、そういうのは好きになれません。いつの時代の人間でも、みんなが心を合わせて防空訓練をする時に一緒にできなかった母のような人のほうが好きなものですから、父より母の味方をしてしまいます（笑）。ですから、先ほど先生が母の日記が『斜陽』よりおもしろいと評してくださったことがとてもうれしいです。
堀江　おばあ様もまた素晴らしい方ですね。
太田　でもやはり変人だったかもしれません。母よりとても口数の少ない上品な人だったようですが、根っこは母と同じですから。九州で代々医者をしていた夫と共に、縁もゆかりもない近江に移るという決断を下したのですから、村社会だった当時の日本では珍しい人だったと思います。私もそういう性格を受け継いだところがありますので、美術関連のお仕事で訪れる海外を含めてどこへ行っても平気ですし、お金はなくてもできうる限り自由に生きることが大切であると考えています。
堀江　そういう意味では僕の親父も自由でした。
太田　そうですね。縁もゆかりもない九十九里浜に突然、移り住んだり（笑）。

堀江　今になって象徴的だったなあと思う出来事があります。ある時、親父が眼鏡をかけたまま子どもたちと一緒に海で遊びました。すると、波で眼鏡が流されまして、それ以来というもの、彼は眼鏡をしなくなってしまった。それは、俺は自由に生きるんだ、あれこれと忖度しなくてはならない世の中のことは、もう見たくないという意思表示ではなかったかと思うんです(笑)。

太田　そうかもしれません。世の中の流れに動じることなく生きていくぞという決意表明のような気がします。

堀江　先ほど父上である太宰治のお話がございました。太宰という方はとても興味深いのですが、やはりよく分からない。たとえば、どうして、自ら命を絶たなければならなかったのですか。

太田　若い頃のデビュー作で「死にます」と書いていますので、太宰の文学は「死ぬ」という地点から始まった文学だと思っています。戦時中は、小市民的なあたたかな優しい文章も綴っているのですが、母にも「死にたい、死にたい」と洩らしていたといいますから、太宰は「死にたい病」という病気だったのです。私は幸いなことに受け継がなくてよかった。母はおなかに私ができた時に、「もう一緒に死ねなくなりました」と太宰に伝えたそうです。

堀江　「死にたい病」はいつの時代にもありますが、残念なことに医学の進歩だけでは完全に治すことはできません。だからこそ文学や芸術が成り立つのかもしれませんが――。

太田　太宰の場合、文学の原点は「死」にあり、自分の文章に嘘をつきたくなかったのだと私は思います。だから死ぬことは決めていたのに、でも怖かった。死なないと自分の文学が成就しないとしながら、いざ死のうとすると恐怖にとらわれ、心中しても自分だけ死ねなかったりしたのです。それは自殺幇助罪に問われるはずですが、そういう時に貴族院議員の息子だからなんとなく許されてしまうのではなくて、ちゃんとお仕置きを受けていれば、もうちょっとマシな精神になれたのにと思うと残念です。

堀江　太宰の場合、その生まれからして特別だったですからね。

太田　四十歳まで家から仕送りを受けていたくらいの人ですから。私は石川啄木のほうがはるかに好きです。働けど働けどわが暮らしは良くならない、そういう生き方をした人ですから。二葉亭四迷もそうですよ。作品も、翻訳も素晴らしい人が、ひどく生活は大変だった。そういう環境のなかで文学を続けた人は尊敬しますが、太宰はやっぱり田舎のお坊ちゃま。発言と行動が矛盾に満ち満ちています。出自のコンプレックスが彼の文学の根底にあることは事実です。しかし、「死にたい病」の病に文学の原点がありながら、いざとなったら死ねない。そこに美容師として世の中に根を張って生きてきた山崎富榮さんが現れた。私の母のようにふわふわとしたようなロマンチストではなく山崎さんは強い女性でした。だから太宰に一緒に死のうと持ちかけられたとき、真面目で実利的な人であったがゆえに、そのことばを守らなくてはいけないと思いつめてしまったような気がします。

堀江　山崎さんは太宰にとって、本当の「死神」になったわけですね。

太田　強いこの人と一緒だったら、自分はちゃんと死ねる、そういう点で彼女に惹かれたのではないでしょうか。こうしてドラマチックな死を迎えたために、いまなお太宰ファンは絶えないし、劇画になったりしているのでしょう。

堀江　劇的な死を迎えたことがその作家の評価につながるという傾向をどのように思われますか。

太田　分かるけれど、残念でもあります。たとえば、家族のために「今日もかくてありなん」

石川啄木（一八八六〜一九一二）
歌人、詩人。岩手県生まれ。本名・一《はじめ》。若くして「明星」に詩を発表し、与謝野鉄幹夫妻に師事。社会思想に目覚め、和歌の革新を志して、口語をまじえた三行書きの形式で生活感情を豊かに詠んだ。歌集『一握の砂』『悲しき玩具』など。

山崎富榮（一九一九〜四八）
小説家・太宰治とともに入水自殺を遂げた美容師。戦後、太宰と出会い、やがて愛人となる。肺結核を患っていた太宰を看病し執筆活動を手助けした。一九四八年六月十三日夜、太宰とともに玉川上水に身を投げた。

という平凡な毎日から生まれる文学をもっと大切にしなくてはいけないでしょうね。

堀江　芸術には、夭折した方が人気を得る、永遠の存在となる傾向がありませんか。

太田　それはあると思います。ただ太宰のように、ちゃんと計算して、のことも。彼は三十九歳でしたので青春ギリギリといいますか、四十歳になると中年というイメージが生まれますから（笑）。俳優になりたい人でしたが、そういうところは演出家ですね。いずれにしても、今に至るまで作品がよく読まれる幸せな小説家ですね。

堀江　最後の小説のタイトルが『グッドバイ』というのも、演技なのでしょうね。

太田　太宰については批判的に思うところが多々ありますけれど、最後は帳尻を合わせて、自分の文学に殉じたという意味では、尊敬しています。

　先生は日本の作家では、志賀直哉が最もお好きとか。

堀江　そんなこともありませんが、志賀直哉は文学者であり、生活者だと思うんですよね。だから、文学のために殉じるという人間ではなくて、彼なりの正義感というものに基づいてそのままに生活したというか、そういう意味ではちょっと変わっていますし、太宰とは違って非常に強さがあって、揺らぎがないわけです。

太田　今風の小説も含めて、志賀直哉以外ではいかがですか。

堀江　そう言われると困りますが、夏目漱石という人は今の時代に読むのは非常におもしろいのではないかという印象を持っています。ストーリーのスケールが大きくて惹かれるのは海外の小説です。たとえば、『大聖堂』。ケルンの大聖堂を舞台に、親子三代にわたるさまざまなストーリーが展開する物語ですが、日本の作品ではそこまで大きな話にはなりにくい。

太田　三角関係によって妻に疑心暗鬼を抱いたりする小説が日本には多いのですが、私はあま

『大聖堂』
英国の小説家ケン・フォレットにより一九八九年に発表された歴史小説。十二世紀半ばの無政府時代から半世紀の史実を背景に、キングズブリッジという架空の町に建築される大聖堂を中心に壮大な人間ドラマが展開される。ロマネスク建築からゴシック建築への移行期でもあった。

り興味がわきません。たとえば、トルストイの作品のように、人間の善悪を越えて、立派な夫がいるのに初めて会った若い軍人に惹かれるといった、運命を感じさせる小説を読むと、とても共感してしまいます。そういう時代背景のきちんとしたスケールの大きな小説に感動しますね。先生も小説をお書きになりませんか。今はお忙しいでしょうけど、近い将来の目標として。

堀江　いやいや、エンターテイメント的な小説はおもしろいだろうなと思いますが、文学っていうのはやはり大変です。

太田　でも楽しみな気がします。お医者様としてのこれまでのご体験がありますから、男女を問わず、人間のいろいろな心の動きがよくお分かりになるのではないでしょうか。

笑いとルノワール

太田　絵を見たり、音楽を聴いたり、小説を読んだり、精神的な意味においてはとても健康にはプラスだと思いますが、肉体的な健康におよぼす芸術作品の効果は、はたしてあるのでしょうか。

堀江　あると思います。芸術との関連ではありませんが、たとえば、がんになられて抗がん剤を使用することになった患者さんに必ずお願いするのは、とにかく、無理してでも笑ってくださいということです。その患者さんが最も笑えるもの、テレビの、一見、くだらないような笑い番組でも何でもいいんです、とにかく笑ってくださいとお勧めします。がんが進行したある若い患者さんは、病室にそっとうかがうとカーテンの向こうで一生懸命笑っていました。そして、その患者さんは治ってしまいました。

太田　それは良かった。素晴らしいお話ですね。

堀江　笑うことを勧めているなんて話をすると、非科学的だと非難する人もいますが、やはりだいぶ違います。

太田　落ち込めば落ち込むほど、なおのこと、努めて笑うこと、ですね。肝に銘じます。

堀江　むずかしいかもしれませんが、たとえば抗がん剤の点滴は、素晴らしい絵とか風景写真が飾られ、美しい旋律の流れる環境で投与したほうが、より治療効果は上がると思います。

太田　精神的なものって、大切なのですね。

堀江　ゲーム会社と共同で、バーチャルリアリティが診療に役立たないかを研究しています。いずれ、痛いものも痛くなくなるような成果がでるのではないかと期待しています。

太田　そうなって欲しいですね。お話をうかがっていて、高校時代のことを思い出しました。腹膜炎をこじらせて起き上がるのがむずかしくなり、一ヶ月ほど入院したことがあります。当時、私はムンクのやせた少女の絵などが好きだったのに、その時はムンクを見る気にはとてもなれませんでした（笑）。少女趣味で甘いわと生意気にも思っていたルノワールのふくよかな少女の絵にとても慰められたのです。考えてみますと、身体の状況によって、慰められる絵と見るのがつらくなる絵があります。体力気力の状態によって、絵から受ける印象も違ってくるようです。

堀江　確かにそうですね。芸術作品として素晴らしければ何でもいいわけではないということに、あらためて気づかされます。

太田　参考までに最後にお聞きしておきたいのですが、先生は日頃、健康面で心がけていることはございますか。

堀江　ストレスをためないことでしょうか。

エドヴァルド・ムンク（一八六三〜一九四四）ノルウェーの画家、版画家。表現派の先駆者。欲望、不安、恐怖、嫉妬、孤独、死といった内面的主題を好んで描き、人間存在の心理的、内的緊張を象徴的に表現する作風で、現代絵画に強い影響を与えた。代表作に「叫び」など。

ピエール＝オーギュスト・ルノワール（一八四一〜一九一九）フランスの画家。印象派の運動に参加。風景よりも人物を好んで描き、豊麗な色彩で裸婦、子供、花などを描いた。晩年は彫刻も制作。代表作に「レースの帽子の少女」「ボート遊びの昼食」など。

太田　命を預かるという、ストレスがたまって当然の激務ですものね。

堀江　むかしは手術があると、さあこれから手術だといった気負いがありましたが、最近はわりとすっと手術に臨める感じですよ。

太田　それはすごいですね。気負って失敗することだってあります。緊張しすぎると文章を書いていても良くありません。

堀江　太田さんはこれからどのような作品に取り組まれるのですか。

太田　昭和の初めに戦争画は描かないという画家たちがいて、興味を惹かれています。私は心から尊敬しているのですが、そういう人たちの絵は素晴らしい。たとえば、漱石のお弟子さんの津田青楓。漱石の本の装丁画も描いて、かわいがられました。漱石は彼の経済的、精神的な支えでもありました。その青楓が『拷問』というとても激しい絵を描いています。穏やかでのどかな南画調の絵を描く画家だとばかり思っていましたから、小林多喜二をテーマにそんな絵を描いていることを知って、とても驚きました。官憲に検挙されるのを覚悟のうえで、社会思想家の河上肇を匿ったりもしているのです。そのように時の軍部や権力に抵抗した勇気ある、激しい生き方をした画家たちのことを調べているところです。

堀江　文学と絵画の交錯する世界から、ぜひまた僕たち読者に新しい日本の歴史の一面を浮かび上がらせてください。期待しています。

（二〇一七年七月収録）

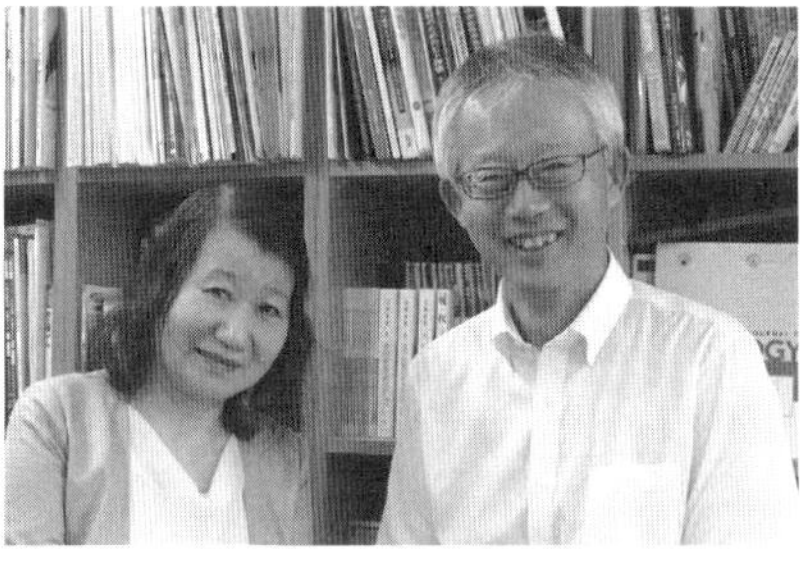

津田青楓（一八八〇～一九七八）京都府出身の洋画家、日本画家、書家。良寛研究家としても知られる。夏目漱石の『道草』『明暗』の装幀も手がける。社会主義経済学者河上肇と親交を結んだ。一九三三年、小林多喜二の虐殺を主題に油絵「犠牲者」を描いて検挙、留置されるが、処分保留で釈放された。

河上肇（一八七九～一九四六）山口県出身の経済学者で、社会主義経済の実践を志した。東京帝国大学（現在の東京大学）出身。京都帝国大学（現在の京都大学）でマルクス経済学を研究。共産主義社会の実現を目指す運動に取り組むため教授の職を辞した。日本共産党の党員となり、検挙され、獄中生活を送る。

人生は食にあり

金田　正一（元プロ野球選手・監督）

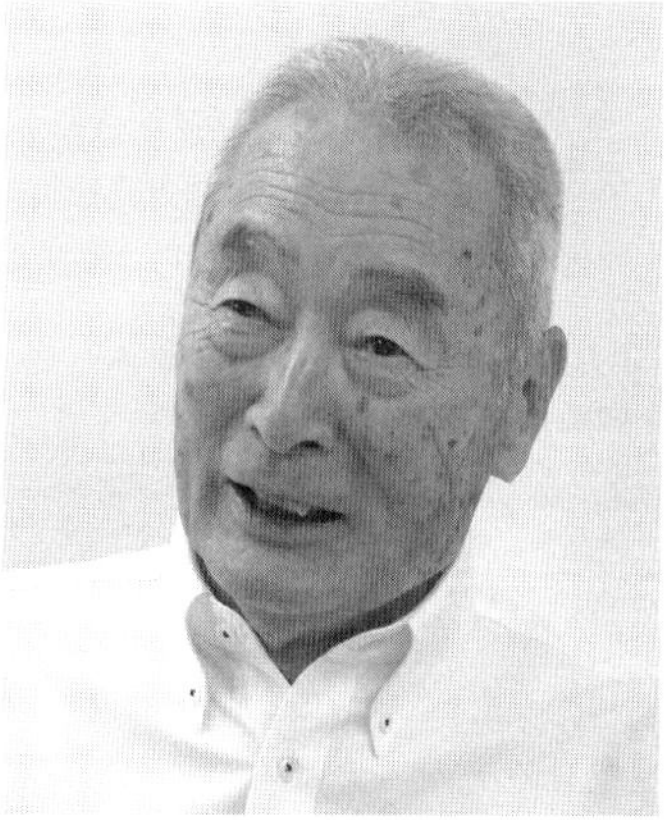

かねだ・まさいち
元プロ野球選手・監督。1933（昭和8）年、愛知県生まれ。1950年国鉄スワローズ（現、東京ヤクルトスワローズ）に入団。日本プロ野球史上唯一の通算400勝を達成。1969年に引退した後、ロッテオリオンズ監督を務め、1974年には日本一を達成している。

プロで通用する二枚腰

堀江　話題の高校野球、早稲田実業の清宮幸太郎選手は、プロでも活躍できますか。ラグビー選手や指導者として知られる、清宮克幸さんの長男ですから、身体能力もきっと高いでしょうから。

金田　日本のプロ野球はレベルが高い。いくら高校野球で百本のホームランを打っていたとしても、高校生がプロに入ってすぐに活躍できる甘い世界ではないですよ。

堀江　前に甲子園、大学野球で活躍された「ハンカチ王子」の斎藤佑樹選手も、日本ハムに入ってからかなり苦労されていますね。

金田　彼こそ、早稲田大学に行かないで、高校からプロに行っていれば良かった。身体とはそういうものです。自ずから限界があります。

堀江　身体が擦り切れてしまったということでしょうか。

金田　大学を出て超一流になった選手は、プロ野球でいますか。

堀江　長嶋茂雄くらいですか。

金田　長嶋も、成績だけでみれば超一流ではない。巨人という球団と上手にコラボレーションができてスターになったのです。人気のない球団に行っていたら、あのようなスターになっていたかどうか。まさしくミスタージャイアンツですよ。

堀江　選手としても監督としても実績を残された、野村克也さんはどう評価されますか。

金田　野村は頭が良い。あれだけサインを盗んだら、打撃でも采配でもトップになれる（笑）。

堀江　野村さんは、それだけ頭が良かったのでしょうね。

長島茂雄（一九三六〜）
千葉県出身の元プロ野球選手。読売ジャイアンツ（巨人）に入団しデビュー戦で金田に四連続三振を喫するも、新人王、ホームラン王、打点王を獲得。四番打者として活躍し、十回の日本一に貢献した。読売ジャイアンツ終身名誉監督。

野村克也（一九三五〜）
京都府出身の元プロ野球選手（捕手）で、南海、ヤクルト、阪神、東北楽天の監督を歴任し、現在は野球解説者・評論家。世界のプロ野球史上初の捕手の三冠王。

金田　過去を調べてみると良くわかります、一流の監督は、皆サインを盗む名人ですよ。西本幸雄監督、上田利治監督……。

堀江　相撲年齢ということばがあります。あまり若いうちに身体を磨り減らすと、早く潰れてしまうという意味かなと思いましたが。その点についてはいかがですか。大学に行くと無駄に体力を磨り減らしてしまうのでしょうか。

金田　人間の身体は、鍛えていれば、磨り減ってだめになるというものではないと思います。大学生は、鍛えるためにやるべきことは何でも知っています。ただ、ケアすることを知らない。どんなに練習しても、ケアをすることが大事なんです。その点プロ野球には、専門のトレーナーがいる。食事をはじめ、全てにおいてケアをして何時でも出場できる身体にしておかないと、オマンマの食い上げです（笑）。プロとアマでは自分の身体に対する意識がかなり違うでしょう。

堀江　先日、金田さんがよく出演されるＴＢＳテレビの「サンデーモーニング」で、落合博満元監督が「私は一回も筋トレしたことがない」と話されていました。筋トレばかりすると怪我をするのですか。

金田　長嶋も王（貞治）も私も、三人三様のやり方でトレーニングしていました。三人に共通していたのは、筋トレは絶対にしなかったということです。その代わり、死ぬほどよく走りました。落合も自分の技や信念を持っていますから、筋トレの必要はないでしょう。

堀江　なるほど。

金田　それとどんなスポーツでも、フィジカルな面だけでなく勝負強さや粘り強さ、つまり二枚腰が大事です。私ほど酷使に耐えた人は他になかなかいないと思いますよ。

西本幸雄（一九二〇～二〇一一）和歌山県出身の元プロ野球選手で、毎日（後の大毎）オリオンズ、阪急ブレーブス、近鉄バファローズの監督として八回の優勝を成し遂げた。

上田利治（一九三七～二〇一七）徳島県出身の元プロ野球選手。阪急ブレーブス、オリックスブレーブス、日本ハムファイターズのコーチ、監督を歴任。阪急の黄金時代を築いた。

落合博満（一九五三～）秋田県出身の元プロ野球選手。ロッテオリオンズ、中日ドラゴンズなど四球団で活躍し、日本プロ野球史上唯一となる三度の三冠王を達成。引退後は中日の監督、ゼネラルマネージャーを務めた。

王貞治（一九四〇～）東京都出身のプロ野球選手。「一本足打法」で読売ジャイアンツにて活躍。長嶋茂雄と並びＯＮ砲と呼ばれ、世界記録となる通算本塁打八百六十八本を達成した。読売ジャイアンツ、福岡ダイエー（後にソフトバンク）ホークスの監督を歴任。初の国民栄誉賞受賞。

朝食と睡眠が長生きの秘訣

堀江　金田さんは八十四歳でお元気ですが、日本人の平均寿命は、今や八十歳以上になりましたね。けれども、男性の場合は八十歳から九十歳までがかなりきつい。その男女差は、どこで出てくると金田さんは思われますか。持って生まれた寿命なのか、おっしゃるようにケアをすることで変わるのか。

金田　堀江先生には、医学的な見解があるのだと思いますが……私の周辺の現実的な話をしたいと思います。九十歳近くなった高齢男性が一番困っているのは、自分のケアを自分でしなければならなくなることです。今まで女房の料理を食べてきたおかげで長生きをしている。そこへ、突然、女房がいなくなると、自分で料理する能力がなく、不自由するのです。しかし、食べなくてはいけないものを、突然食べられなくなった時に、何としてでも自分で努力して食べなくては、と思う男性が、一体どれだけいますか。お金があれば、それは可能でしょうが。特に、朝食が問題です。私は両親に、朝食は必ずとるようにと教え込まれましたから、現役時代も引退後も、一食たりとも欠かしていません。世話をする人がいないと、どうしても朝食はおろそかになるでしょう。

堀江　朝食には、普段どのようなものを召し上がるのですか。

金田　年取ってからは、山芋や納豆といった、身体に良いものを好んで食べていますが、美味しいものならほとんど何でも食べます。出汁も、良い煮干しを買ってきてつくる。自分でつくることもあります。一緒に住んでいるおばちゃんはもう九十歳、女房も八十六歳。せがれや娘は一生懸命親をケアしてくれます。家族は皆、料理が上手いんです。必ず家族と一緒に食べます。

堀江　金田さんは、食事の大切さに注目された最初のスポーツマンではないかと思います。今でこそ皆さんが食事の大切さをよく言われますが、金田さんの時代でこうした考えは、非常に新しかったのではないですか。

金田　イチローや、野茂も若い頃から言っていましたよ。

堀江　しかし、彼らは世代的に四十年若いですよね（笑）。

金田　彼らが八十歳、九十歳まで到達するかは疑問ですが。自分の城をつくって自己管理を怠ったら、それが落とし穴ですから。

堀江　やはり、絶えずチャレンジしていくというのが大事なのでしょうね。毎食のことを考えるのは、大変ではないですか。

金田　現役時代から、私にとって食事は命がけです。今でも一食でも、粗末にするのは嫌ですね。朝食以外の食事も大切です。朝食を美味しくいただこうとすると、昼食にも通じてくるのです。自分に合ったバランスの良い献立を考えて、日に三度の食事をきちんとする。夜九時には寝て睡眠をしっかりとり、朝起きたら仏壇の前に座り両親に挨拶し、子や孫たちの安否を気遣う。そして体操をする。布団の中で、その日のしなければならない行程は全て考えます。その順序とバランスは、絶対に崩しません。

堀江　どのくらい体操されるのですか。

金田　三、四十分はしますよ。一つの行程につき、肩まわしから全て。大変ですよ。

堀江　それは、ずっとむかしからなさっているのですか。

金田　現役時代からずっと続けています。棺桶に入っても、体操はしているかもしれません（笑）。

イチロー（一九七三〜）　愛知県出身のプロ野球選手。本名・鈴木一朗。愛知工業大学名電高校からオリックスに入団。七年連続首位打者となった。二〇〇〇年十一月、大リーグ・シアトルマリナーズに移籍。〇一年アメリカンリーグの首位打者、盗塁王、新人王や日本人初のＭＶＰを獲得するなど、日米で数々の記録を打ち立てた。

野茂英雄（一九六八〜）　大阪府出身の元プロ野球選手。一九八九年近鉄バファローズに入団。一九九五年大リーグのロサンゼルス・ドジャースに移り、ふたり目の日本人大リーガーとなった。「トルネード投法」と呼ばれる独特なフォームで活躍、ナショナルリーグの新人王を獲得。日本人選手の大リーグ進出への足がかりをつくった。

堀江　特に朝の食事、朝の時間を大事にされていますね。

金田　朝美味しく食べて、不節制しないこと。これが自然の行いですよ。これまで多くの芸能人と出会いましたが、美空ひばりも石原裕次郎も五十何歳で先に逝ってしまった。彼らに共通していたのは、食にズボラなところだったように思います。朝をきちんと食べ、夜も美味しく食べる。これで寿命が変わりますよ。

堀江　でも、現役時代は、羽目をはずして飲んだこともおありでしょう（笑）。

金田　羽目をはずしたことはないですよ。相手を飲ませても、私は飲んでいない。理性は失わないですし、自分の限界を知っていますから。

堀江　大切なのは、自己コントロールですね。

金田　絶対にそうです。

堀江　医学的にも一番正しいのは、朝、しっかり食べることです。夜は軽いほうが良いのです。

金田　年をとると、夜は軽くなってきますよ。夜に食べてはいけないということではありませんが、朝、気持ち良く起きて美味しく食べるためには、夜はきっぱりと寝ることが大事なのです。「寝ろ、寝ろ」と自分とけんかして寝るのです。寝不足だと、朝の体操もできないですから。野球人は、酒は少々飲んでもいいですが、寝不足は絶対にいけない。

堀江　ご自分に「寝ろ、寝ろ」と言って寝られるとのことですが、そういうものなのですか。

金田　いや、それは私の持っている極意です。自分自身をそこまで育てるのです。それには、心の中が無で、平和でなければいけない。

堀江　ストレスを持たないということですか。

金田　ストレスはいけません。そんなものを布団の中に持ち込んだら、眠れるわけはないでしょ

美空ひばり（一九三七～八九）神奈川県出身の歌手。十二歳の時「河童ブギウギ」でレコードデビューして以後、歌謡曲・映画・舞台など多方面で活躍。「東京キッド」「リンゴ追分」「川の流れのように」など多数のヒット曲を世に送り出した。女性初の国民栄誉賞を受賞。

石原裕次郎（一九三四～八七）昭和を代表する俳優、歌手。兵庫県生まれ。一九五六年、兄・慎太郎の芥川賞受賞作の映画化『太陽の季節』に出演。『狂った果実』で主演デビューし銀幕の大スターとなる。七〇年代以降はテレビを舞台に幅広い世代に支持される。歌手としても「銀座の恋の物語」など数々のヒット作を生み出した。

う。持ったらだめです。私も若い時から順風満帆にきたわけではありませんが、そういう寝られないような時でも、眠る工夫をしてとにかく寝るのです。寝不足では、野球は勝てません。

堀江　金田さんは選手として、四百勝までいかれました。それも、失礼ですがスタートは国鉄スワローズという弱い球団でしたね。この時は大変だった、という時はございましたか。身体がしんどいとか、スランプといった。

金田　調子が悪い時というのは、自分で悪くしているのです。よく食べて、よく寝て、自分のコンディションを整えることが大事です。全ての人間の身体には、バイオリズムというものがあります。野球選手は、それを論じられることができるくらいに体得していないといけない。それを知り尽くして野球をすれば、四百勝は簡単ですよ。自分の心と投球のかたちを整えて投げることが大事です。今では、巨人の菅野智之選手が辛うじて、そのような投げ方をしていますね。菅野がいいかたちで投げると皆、打者は手も足もでないでしょう。

堀江　今、金田さんの睡眠時間はどのくらいなのですか。

金田　九時に寝て、八、九時間はとります。寝てから三、四時間で目が覚めます。用を足して、うがいをして、水を飲んで、それからまた、寝ます。

堀江　十分な睡眠時間をとることは、やはり長生きの一つの秘訣ですね。

金田　そうだと思います。

堀江　きちんと朝食を食べる、ストレスを持たない、睡眠を十分にとる。それから、両親とご家族に感謝の気持ちを忘れない。

金田　仕事に追われて忙しい人には、それはなかなかむずかしいことですよね。若い人はその通りにできなくても、耐える若さと体力を持っています。ただ、若いから寝なくても仕事はで

菅野智之（一九八九～）神奈川県出身のプロ野球選手。読売ジャイアンツ所属。最優秀選手賞、沢村栄治賞、最優秀防御率、最多勝利投手賞、最多奪三振など数々のタイトルを手にしエースとして活躍する。

きると言って無理を重ねると、自分の寿命を食いつぶしていくのです。

最高の技術者

堀江 ストレスを持たないことが大事だとおっしゃっていましたが、現役時代も監督時代も、ストレスがないわけがないですよね。沢山おありだったのではないですか。

金田 堀江先生は、何をもってストレスと言われますか。

堀江 自分の思い通りにならないとか、人から謂れのない中傷を受けるとかです。自分の思っていることと違うことで、他者から自分について言われる。

金田 そんなものを気にしていてどうします。私はいろいろな問題で、好き勝手に書かれてきた人間です。書かれた内容は、ほとんど当たっていませんでしたよ。いちいち気にしていたらきりがない。腹はたてますよ。ただ、床の中では落ち込まない。堀江先生のような、病院や、会社や組織の中で、気持ち良い環境で仕事ができればいいですが、そうはいきません。中にはどうにもならない世界が、どこにでもあるでしょう。

堀江 金田さんというと、「走れ、走れ」、あるいは「根性だ」というようなイメージが一般的にもありますけれど、その実は、すごく合理主義者ですね。

金田 ピッチャーもバッターも、私は最高の技術者であるべきだと思います。それを、ビジネスとして活かすのが、契約です。私の場合は「これだけやったからこれだけくれ」ではなくて、「これだけやるからこれだけ出せ」でした。有言実行でした。自分の身体でも契約です。親からもらった身体を活かすためには、身体に食べさせてやらなければいけない。その身体は自分自身の身体だと思っている人は、皆敗北しますよ。両親からもらったものですよ。あるいは、他人からケアしてもらった部分もある。他者への感謝を忘れてはいけません。自分の身体のことは、ある程度認識していないとだめです。しかし、学ばねばと言いながらも、学んでもどうにも防ぎようがないものの中に、病があります。私がこういう話をできるのは、さまざまな故障や手術、経験を経て、生きているからできるのです。

堀江　そのような考え方は、ご自分で身に付けられたのですか。それとも、ご両親の影響もおありになったのですか。

金田　両方です。十五年間、肘の故障に悩まされてきました。故障を補うのは、技術です。私は野球においても人生においても、高度な技術を身に付けたと自負しています。そういうものがなくて、ただ単に投げるだけなら、百勝もすれば十分です。

堀江　今はその百勝するのも大変な時代ですよね。

金田　それは技術がないからです。間違っても上体では投げられません。下半身を使うのです。お医者さんでも、足腰が弱くては長時間の手術はできないでしょう。ガッと踏ん張る時の技術はすごいです。これを持っている人が強い。持たない人は、身体が浮いているから失敗します。沈まないといけない。

堀江　腰が上がるとだめですね。

金田　そうでしょう。一つ仕事をするのでも、何でも腰が大事です。野球でも、理にかなった投げ方をしないと勝てませんよ。

堀江　理にかなったやり方は、教えてできることなのですか。

金田　できないですね。自分で探さなくてはいけません。

堀江　気持ちの問題も大事なのでしょうけれど、根性論ではないのですね。

金田　根性、根性と言っても、それだけでは勝てません。

人生の引き際

金田　むかし、千葉茂さんという人がいましてね。二番バッターだから「カット」の名人だったんです。私は、千葉さんに何度も痛い目にあいました。それが腹立たしくて、カットができない球を投げようと必死で努力しました。そうしたら千葉さんは「金田の球をかすることができなくなった、カットできなくなったから、私は引退する」と言って、身を引かれた。

堀江　金田さんは、三十四歳で引退されていますね。昨年引退した広島の黒田博樹選手は、四十歳を超えてます。人生の引き際とは、金田さんにとって何ですか。

金田　野球選手としては、野茂、イチローもすごいかもしれないけれど、私が彼らをすごいと言ってしまったら、私は二束三文の選手で終わっています。やっぱり金田の球は打てなかったと伝説を持ってから、私は棺桶に入りますよ（笑）。

堀江　四百勝なんて、これから絶対にでないでしょうし、三百勝もむずかしいでしょう。

金田　申し上げたように、食を注意し身体をケアし、身体に投資してきました。しかし、それでも肋骨三本折ったり、両膝も切ったり、沢山病気も怪我もしているのですよ。内臓は切っていませんが、前立腺がん、脱腸、痔、リュウマチと、手術はかなりしました。それでもその都度、身体のケアをきちんとしてきました。一つ病を克服するごとに、身体が強くなるのです。

堀江　病気をするごとに強くなるというのは、良いことばですね。アンチ・エイジングの観点

千葉茂（一九一九～二〇〇二）
愛媛県出身の元プロ野球選手。東京巨人軍で二塁を守り、川上哲治、青田昇らと巨人の第一期黄金時代を築いた。巨人軍退団後、近鉄の監督に就任。野球解説者としても活躍した。

黒田博樹（一九七五～）
大阪府出身の元プロ野球選手。一九九六年に広島東洋カープに入団し、エースとして活躍。二〇〇八年、大リーグのロサンゼルス・ドジャースに入団、一二年、ニューヨーク・ヤンキースに移籍。日本人三人目となるメジャー通算五十勝、日本人初となる五年連続二桁勝利を達成した。

からも、長生きの秘訣は前に進む力、何かをしようとする力が大切だと感じています。

金田　前に、前にということばは、健康でないと出てきません。切られても、治すのは患者です。誰もが全て治るわけではないということは、辛いことですが現実ですよ。それであきらめてしまったら、前に進めません。だからリハビリをやるとなったら、やる。そして運良く治った時は、やはり食べ物に気を遣います。食べられなくなったら、人生やめです。

堀江　薬に対してはものすごく慎重だそうですね。

金田　薬を言われるがままに飲んで、四回ほど危なかったのです。長いものに巻かれるように薬を飲むのはいけません。納得するまできちんと説明を受けてから飲むべきです。飲まないと不安になるという理由で、薬を飲むべきではないと思います。

堀江　睡眠薬は飲まれているのですか。

金田　先ほど申し上げたように、寝ろ、眠れと自分に言い聞かせる術を持っているから不要です。睡眠薬は、膝の手術をした時だけです。

清潔感が人を生かす

堀江　ご自分で、これではいけないと思われるのは、どのような時ですか。

金田　足の運び方ですね。すり足になったり、つまずいて転んだり。そういう時に「あぁ、年をとったな」と感じます。しかし、どんなに辛くても体操など決めたことは、やり続けます。それが生きている証拠ですから。自分の身体に言い聞かせてやっているのです。「頑張れ」とか「この野郎、シャンとせい」と言って、自分をバンとひっぱたくこともあります。シャンとしたくてもどうにもならない時が、そのうちに来ますよ。
堀江　これから団塊の世代の高齢者がどんどん増えてきますね。
金田　高齢者を見ていると、七十歳くらいの女性は綺麗に着飾ろうという信念があるから、生かされていますね。男性もそのくらい服装に気をつけなければ。
堀江　確かに、服装に構わないとよれよれになってしまいますね。人に見られるということも、とても大事です。
金田　風呂も関係しているのではないでしょうか。身体を清潔にしていないとだめですよ。面倒がらずに風呂には入りましょう。
堀江　風呂は免疫力も高めます。
金田　清潔感を持ち続けなくてはいけません。清潔感が人を生かすのです。高齢化社会になって喜んでいる人がいるとすれば、夫から解放された奥さんではないでしょうか。「やっとひとりになれたわ」と言って、喜んでいる女性が多いかもしれませんよ。
堀江　本当に金田さんは、考え抜かれています。知識も豊富ですし。勢いだけとか、根性だけではだめですね。
金田　知識というのは、他人のために使うものです。人生で得た知識は勉強で得た知識とは違って、人に対しての思いやりといいますか、親や子ども、家族を大切にする気持ちから来るものです。
堀江　先ほど、歩かれる時に時々老いを感じたというお話がありましたけれど、記憶力はあまり衰えてらっしゃいませんか。
金田　記憶力は大丈夫です。女房は今、認知症です。認知症の人と話すには根気がいりますが、自分たちにそれだけの根気と元気があれば、認知症の人たちは長生きする可能性があります。生きられる環境さえつくれば、人間は生きていけます。

堀江　その通りですね。

金田　死ぬまで清潔にしなくても、と思われるかもしれませんが、たとえば歯だけでもこうしてきれいにしていれば、相当寿命が変わってきますよ。ほとんどの男は、ひとりになったら構わなくなりますから。身だしなみを清潔にしないと。今日も見ていると、ああこの人の寿命は短いな、という人が沢山いますものね。私もそう思われないようにしたいのです。

堀江　医者もそうですね。患者さんにお会いする時は、きちんとしていなくてはいけません。

金田　患者は病気なのですから、診ていただく以上は、きちんときれいにして診ていただかないといけないですね。たわしで洗うくらいに（笑）。そのほうが、よくコミュニケーションがとれるのではないでしょうか。

堀江　コミュニケーションは大事です。特に高齢の方には。高齢の方々は、金田さんがご一緒にレストランとかにいらしたら、皆さんが喜ばれるのではないですか。

金田　高齢化社会になってきますと、アイドルですからね。高齢者になると身につまされます。家族や友人を亡くしたり思うように会えないなど、人との交流に飢えている時に誰かに会うと、懐かしいですよね。人を喜ばせるのも、生きがいです。人よりも生きなければならないから、元気に清潔に生きようと肝に銘じています。

（二〇一七年九月収録）

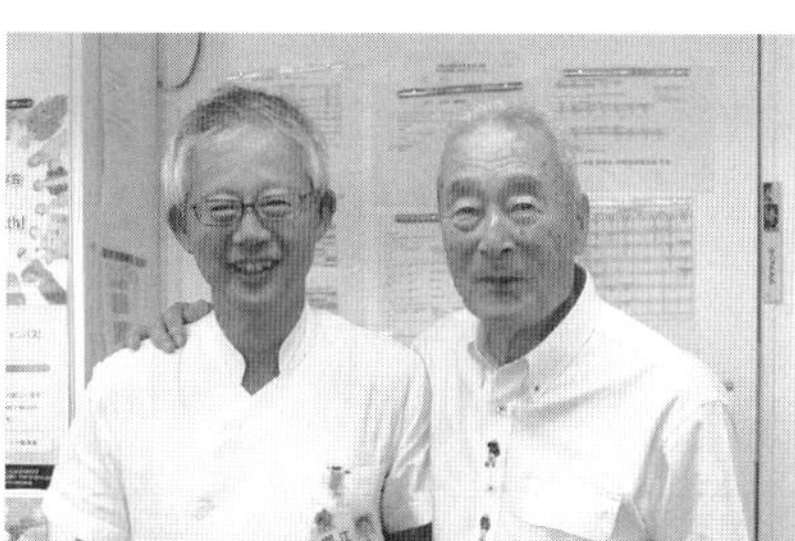

心と病に効く「笑い」

林家 木久扇（落語家・漫画家）

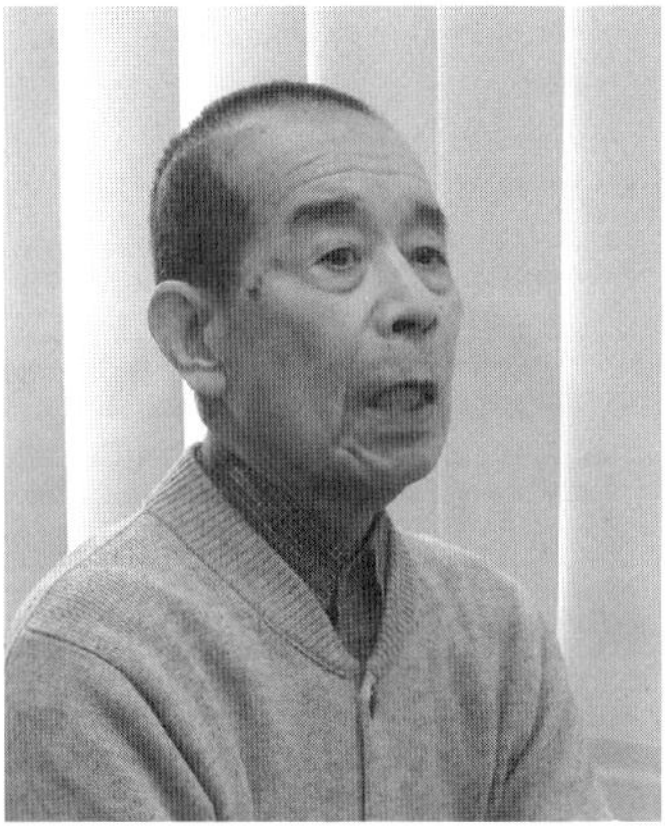

はやしや・きくおう
1937（昭和12）年、東京生まれ。本名・豊田洋(とよた・ひろし)。1957年から4年間、漫画家清水崑の書生として鎌倉で過ごす。その後、落語家に転身し、1969年に日本テレビ「笑点」のレギュラーメンバーとなる。ラーメン事業家、漫画家、作詞家、錦絵作家として個展を開くなどさまざまな分野で活躍、著書も多数。

落語家は本気で笑わない

堀江　私の母はもう亡くなりましたが、「笑点」は欠かさずずっと、拝見していました。私も家内も、日曜日はどうしても「笑点」を観ないと、落ち着かないですね。

木久扇　ありがとうございます。立川談志さんが司会をされていた当時は、私は若手大喜利であまり出ていなかったのですが、レギュラーになってからもう五十一年目になります。私も八十歳なので、前と同じ元気さで、歩いたり、大きい声を出したりしていますが、疲れが全然違うのですよ。トシと手術のダメージでしょうか。

堀江　木久扇さんが、八十歳だとは分からなかったですよ。驚きました。

木久扇　よく言われます。ありがたいです。ただ、見た目ほど健康ではないのです。

堀江　木久扇さんはいつ頃手術されたのですか。

木久扇　三年前が喉頭がんで、十八年前が胃がん、四十八歳の時が腸閉塞でした。腸閉塞では、死にそこなったのです。その日がもし日曜日だったら先生がいなかったのですが、月曜日だったから手術が間に合った。私たちの商売は、神経を非常に使うからか、師匠たちが皆、病気になってしまうのです。立川談志さんも晩年、喉頭がんだったのですけれど、あの方の常備薬は睡眠薬でした。圓楽《えんらく》さんも腎臓をやられて透析をされていたので、腕のいろいろなところに切傷があって、かわいそうでした。もう針が刺さらなくなってしまって。

堀江　林家彦六さんにしても、柳家小さんさんにしても、古今亭《ここんてい》志ん生さんにしても、長くご活躍されて、落語家の方は長寿というイメージがあるのですけれど、若くして亡くなられている方も多いのですね。笑うほうはいいですが、笑わせるほうはやはりご苦労がありますよね。

立川談志（七代目）
（一九三六〜二〇一一）
東京生まれ。日本テレビ系のテレビ番組「笑点」を企画し初代司会者を務める。独自の社会批評や奔放な毒舌で人気を博した。

三遊亭圓楽（五代目）
（一九三三〜二〇〇九）
東京生まれ。「笑点」に大喜利回答者として初回から参加。一九八二年から四代目司会者を務め、二〇〇六年に闘病のため降板するまで活躍した。

林家彦六（一八九五〜一九八二）
東京生まれ。八代目林家正蔵を長らく名乗り、「彦六の正蔵」と称される。昭和を代表する名人の一人。

柳家小さん（五代目）
（一九一五〜二〇〇二）
長野県生まれ。明るい芸風で、そばやうどんを食べるしぐさは絶品として知られる。落語家初の人間国宝に認定。

古今亭志ん生（五代目）
（一八九〇〜一九七三）
東京生まれ。戦後の東京落語界を

木久扇　そうですね。変な話、落語家であまり笑っている人はいないのです。腹からわぁっと笑っている人は見たことがない。

堀江　ご自分が笑わないで、笑わせるというのは大変なものですね。

木久扇　小さん師匠も笑わない方でした。森田曠平《こうへい》さんという日本画家がいらっしゃって、小さん師匠の人物画を描いていた時に、「怖くて仕方ないから木久蔵（木久扇）さん話し相手に来てください」と連絡が入ったことがありました。小さん師匠は愛想笑いが全然できないのです。三遊亭圓生《さんゆうていえんしょう》師匠も、うちの彦六、林家正蔵師匠も怖い顔をして、普段は全然笑わなかったですね。

堀江　でも、おもしろみがあるのですよね。

木久扇　演技の中ではおもしろいのです。でも、落語が終わって引っこむ時にはパッと、怖い顔になって、さっきの長屋の滑稽話のにこにこした人物はどこにいってしまったのだろうと。そういう人の中で、三平師匠は笑っていましたね。本当の笑顔なのかな、という気はしましたけれど。

堀江　分け隔てなく、笑いをふりまくという芸風だったのですね。

木久扇　落語というのは、多くて三百人、たいがい百人から百五十人くらいを前にすると、お客様の表情も分かるし、ちょうどいいのですけれど、三平師匠が司会になった時には、千人、二千人のところでやるようになりました。そうすると、よほどおもしろくないと、全員が笑うということはないですね。たとえば、こん平さんが「ちゃらーん」と言ったら、むかしから古典をやってきた人は「あんなことをやらなくていいのに」と言うのだけれど、仕方がないのですよね。表情が見えないくらいお客様が遠くまでいらっしゃるから。筋ものはだめなのですよ。

代表する一人。天衣無縫とも言える独自の芸風で人気を博す。

森田曠平（一九一六〜九四）
京都生まれの日本画家で、安田靫彦に師事。歴史や物語を題材とした歴史人物画に定評があった。作品に「桜川」「京へ」など。

三遊亭圓生（六代目）（一九〇〇〜七九）
大阪生まれ。男の艶を漂わせる芸風で五代目古今亭志ん生、八代目桂文楽と並び「昭和の名人」と称された。

林家三平（初代）（一九二五〜八〇）
東京生まれ。噺の筋を脱線しても客を笑わせることに徹し、抜群の愛嬌とサービス精神で「昭和の爆笑王」と呼ばれた。

林家こん平（一九四三〜）
新潟県生まれ。「笑点」の番組開始以来の大喜利メンバーだったが、二〇〇四年、声帯を患い入院。長期休業に入り、弟子のたい平が代理出演を経て〇六年より正式メンバーとして出演している。

短いもので、おもしろいことをしないと。最近、私も千人くらいのお客様を前に落語をさせていただいたのですが、落語というよりもショーをやるような感覚です。外国には、日本の話芸のようなものはないのです。ひとりで大勢の人の心をつかむ、しかもその人だけの声で。相手役もなく、音楽も何も使わないで、というのは。

堀江　そういうものは日本の落語だけですね。

木久扇　落語だけだと思いますね。あと、講釈というのがありますけれどね。浪曲というのもありましたが、あれはむかしのミュージカルですよね。今の若い子は、聞いていてあの声が苦しそうだと言います。むかしは日本も貧しかったから、舞台の仕立てもさっぱりしたものばかりでした。一人でやるとかね。

堀江　古典の噺というのは、いくつくらいあるのですか。

木久扇　うちの師匠は、上方と関東を合わせて二千はあると言っていました。同列といって、同じような筋のものが結構あるのです。それが関西とこちらとでは違うのです。

堀江　一つの噺というのはどのくらいで、自分のものになるのですか。

木久扇　長い噺では、三回ですね。あと、「捨て耳」といって、楽屋に高座のスピーカーの声がずっと流れているのです。前座の時などは、お茶を入れたり着物をたたんだりしている時に、スピード・ラーニングのようにずっと聞こえていますから、それで、だいたいの骨格が分かりますでしょ。それにことばを足していくのです。勘のいい子だと、三回で自分のものにします。小朝師匠などは、小学校四年くらいから寄席に通っていたようですけれど、好きな噺はその日の帰りには覚えていたと言っていました。つまり、一回で覚えていた。誰もいないところで稽古してもだめですよ。ひとりでもいいから、聴衆がいてくれないと、空気がつかめない。聞く人が

春風亭小朝（一九五五〜）東京生まれ。少年期から「落語の天才」と呼ばれ、「しろうと寄席」では五週にわたり勝ち抜き、チャンピオンの座を獲得。一九八〇年、三十六人抜きで真打に昇進。現代感覚で古典落語を語り、エッセイやイラスト、音楽にも優れ多方面で活躍する。

いないとだめですね。

堀江　なるほど。それで、ひとりで覚えて常時やるのはいくつくらいあるのですか。

木久扇　私のせがれ（二代目・林家木久蔵）は、真打になるまでに百五くらい覚えました。私たちの時は、まだ、緩かったのです。人数も少なかったし。だけど、人数が多くなると、前の人に持ち噺をやられてしまうのです。自分の噺が沢山ないとできません、いっぱい覚えておかないといけないのです。

堀江　百と言ったら大変なものですよね。

木久扇　まぁ、でもせがれが覚えられるのだから、私も覚えられるでしょう。枕の噺もつくってあるものが沢山あって、それをやって本題に入ることはできるのですけれど、私の場合はつくりながらしゃべっていくということも多いのです。日常の中でおかしさを見つけて、どこかで使えないかなというのをいつも自然と考えています。

堀江　やはり、相当頭をお使いになりますね（笑）。

木久扇　でも、無意識ですから頭を使っているという感じはないのです。まるで映画を観ているように周りを観察しているのです。

漫画家・清水崑先生の書生時代

堀江　木久扇さんは、落語家であると同時に漫画家としてもご活躍されていますね。なぜ、清水崑さんのところへ弟子入りすることになったのですか。

木久扇　戦後に西荻窪館という映画館で映画をよく観ていたことが、そもそものきっかけです。

林家木久蔵（二代目）（一九七五〜）東京生まれ。林家木久扇の長男であり弟子。二〇〇七年九月に二代目林家木久蔵を襲名し、真打に昇進。これに伴い父・木久蔵も「木久扇」に改名した。

清水崑（一九一二〜七四）長崎県生まれ、漫画家。上京して岡本一平に師事。挿絵画家として認められた後、新聞に政治漫画を掲載し頭角を現す。毛筆による鳥羽絵調の軽妙な絵と優れた似顔絵で人気を博した。代表作に『かっぱ天国』『筆をかついで』など。

映画の前にやるニュースで清水崑先生が出てきて、プロローグのようなものを筆だけで描くシーンがあったんです。それを見て「こんな早く下書きをしないで描ける人がいるのか！」と驚嘆しました。

堀江　当時、清水崑さんといったら、日本で一番忙しい漫画家でしたよね。

木久扇　ちょうど政治漫画から「かっぱ天国」に移られた頃で、最盛期に私が入ったのです。その頃私は、高校を卒業して、乳製品のメーカーに就職していました。小学校時代の同級生が出版社に勤めていたのですが、その友達とごはんを食べていた時のことです。清水先生の鎌倉の家にその友達が画稿を取りに行ったところ、「書生さんが一本立ちになったから、今若い子を探している」と言われたそうで、「豊田、お前、行かないか」と。せっかく学校推薦で入った乳業会社でしたが、昭和三十一年の春に入社して半年の見習い期間を経て、正社員になって一週間くらいで辞めてしまいました。会社には、実家を継がなくてはいけないので、と伝えました。

堀江　そして、鎌倉の清水崑さんを訪ねられたのですね。

木久扇　履歴書を持って先生を訪ねたら、「何で鎌倉に来たいんだ」とおっしゃるから、「鎌倉は関東における京都です。私は長年、剣道をやっています。むかしから尊敬している高野弘正先生の道場が稲村ガ崎にあって、そこに通いたいと思っていて、清水先生のところからなら通えると思ってうかがいました」と言ったら、すごい気に入られちゃって。「頼もしい、玄関番にいいな」と（笑）。

堀江　剣道はいつおやりになったのですか。

木久扇　高校時代からです。清水先生の書生をしていた時には途切れてしまったのですが、落

『かっぱ天国』　一九五三年から「週刊朝日」に連載したものをまとめた、清水崑の代表漫画集。色気のある粋なかっぱ漫画は、テレビやCMに使われ、一世を風靡した。

高野弘正（一九〇〇〜八七）日本を代表する剣道家。小野派一刀流中西派宗家。

語家になってからは、小さん（柳家小さん）師匠の道場に通っていました。狭い道場でしたので、三組くらいがやるといっぱいで、正座していることができないから、皆、立って見学していました。

堀江　見事、採用されたのですね。

木久扇　清水先生も騙されたというか（笑）。腕っぷしについては聞かれませんでした。紙に約束を書いてくれたんです。「豊田洋を採用する。一、働く時間は八時から二十時までとする。二、働く内容は……」というふうに。部屋を借りて下さって、三食支給されました。三千五百円の給金は五百円をお小遣いに残し、三千円は母に仕送りをしました。

堀江　清水崑さんのお宅は鎌倉のどのあたりにあったのですか。

木久扇　鳩サブレーで有名な豊島屋さんのお隣がうなぎの茅木家さんで、道路を隔てた角の家ですが、今は駅前にある松林堂という本屋さんの隣でした。僕はその本屋さんで小林秀雄さんの『考えるヒント』という本を買ったんです。クイズの本と勘違いしたのですが、開いてみたらむずかしくて、これは困ったなと。隣で買ったから返しに行くわけにもいかず（笑）。小林先生のお宅には、清水先生のお使いでお中元の西瓜を届けに行ったことがあるんですよ。

堀江　小林秀雄さんも鎌倉にお住まいだったのですか。

木久扇　あの頃は、裏八幡にお住まいでした。網に入ったスイカを自転車のハンドルにぶら下げて、「気をつけろよ」と言われて持って出たのですが、スイカが重くてハンドルをとられるんです。坂の上の小林先生の家の前にやっと到着して、自転車のスタンドを立てた途端に、西瓜が落ちて真っ二つに割れてしまって。しまった、と思いました。これを届けるわけにはいかないし、坂を降りて行って新しく買うにしても、お金は持っていないし、どうしようと。「そ

小林秀雄
（22ページ注釈参照）

裏八幡
鎌倉市雪ノ下にある鶴岡八幡宮の裏手、山側（北鎌倉側）の一帯。

うだ、網だから、うまくくっつけて上下に縛れば分からないだろう」と思いつき、それでお手伝いさんに渡して自転車こいで物凄い勢いで逃げて帰ったんです。その後、どうなったかは知らないですけど（笑）。

堀江　作家の方とも交流がおありだったのですね。

木久扇　清水先生のお家で、東京へ引っ越すパーティーがあった時に、小林先生や今日出海先生、あと永井龍男先生もいらっしゃっていましたね。その席で酔った中山義秀《ぎしゅう》先生が剣舞を踊ったんですけど、本身の刀なんですよ。それほど広い座敷じゃないのに、「えい、えい」とやるので、みんな杯をもって立ち上がって避けながらこわごわ「うまい、うまい」と褒めていました（笑）。僕はお酒を運びながら「作家って変な人たちだな」と思っていました（笑）。それから、直接お会いしたことはなかったですけど、グルメの元祖になった小島政二郎先生の本を読んで僕は生意気にも、「老人の舌で旨いとかまずいとか分かるのかしら」と陰口をたたいていました。後に落語家になったら、立川談志さんが小島先生をとても尊敬してらしたことを知り、冷や汗が出ました（笑）。

堀江　落語の世界とは、その頃から糸が繋がっていたんですね。ところで、清水崑さんは「絵を描かない人」という条件で木久扇さんを採用したそうですが、勉強をどうされたんですか。

木久扇　僕はお風呂を沸かす役目もあったのですが、先生の描き損じが、焚き付けになっていたんです。くしゃくしゃになっていたり、破ってあったりするんですけど、戻すとちゃんと絵になるのも沢山あって。その中からきれいなやつを下宿に持ち帰って、上から紙を重ねて模写したりしていたんです。一年くらいして、時代物の『捕物太平記』というのを描きまして、そっと先生の机の上に置いてみました。描いちゃ先生の机の上に重ねて、を繰り返していたのです

今日出海（一九〇三〜八四）
北海道生まれ。小説家、評論家。今東光の弟。巧妙な人物論や文明批評的な新聞小説で知られる。『天皇の帽子』で直木賞受賞。戦後、文部省に入省し文化庁初代長官として文化芸術の国際交流に尽力。代表作に『山中放浪』『海賊』など。

永井龍男（一九〇四〜九〇）
東京生まれ、小説家。『黒い御飯』で菊池寛の目にとまる。小林秀雄らと同人雑誌「山繭」などを創刊。二七年より文藝春秋に勤務し「オール読物」「文藝春秋」の編集長などを務めるかたわら作品を発表。戦後は文筆活動に専念する。短編の名手とされ、人情の機微に触れた作風に定評がある。短編集『一個その他』など。文化勲章受章。

中山義秀（一九〇〇〜六九）
福島県生まれ、小説家。横光利一らと同人雑誌「塔」を刊行。一九三八年『厚物咲《あつものざき》』で芥川賞受賞。戦後は戦記文学や歴史小説など幅広い仕事を手がけた。代表作に『碑』『咲庵』など。

が、三年経っても先生は何も言わないし、同じところに重ねたままになっている。俺はダメなのかな、と思って、「書生をやめたい」と伝えたんです。

堀江　絵を描かないという条件で採用されたのではなかったのですか。

木久扇　そうしたら「君の漫画はおもしろいんだよ。絵は自分の中の鉱脈を見つけることで、教えるものじゃないと思っている」と言われました。

堀江　漫画家の道から、落語家の看板も掲げられるにいたったのはどのような経緯があったんですか。

木久扇　先生宅の自分の部屋で絵を描きながら、好きなチャンバラスターのモノマネをしていたんです。ある日、障子がスーッと開くと、先生が立っていて、「豊田、上手いものだな。いろいろな声がするから人が沢山いるように聞こえたけど、豊田ひとりでやっているのか」と。先生が廊下を通られる時に、僕の部屋からモノマネが耳に届いたんですね。「おまえさんがやっているのは声帯模写といって、寄席の芸の一つだ。一度、人物が沢山出てくる落語でもやってみるか」とおっしゃって、親交のあった三代目桂三木助師匠に手紙を書いて下さったんです。その手紙を持って、昭和三十五年八月十五日に出かけていきました。それが、僕が落語家に転身したきっかけです。

堀江　絵よりも芸人の方が筋がいいと、清水さんは思ったんですかね（笑）。

木久扇　こいつは二兎を追える才能があると思われたんだと思いますよ（笑）。

堀江　二兎を追って落語の修行中にも、漫画を引き続き描かれていたんですね。

木久扇　当時、落語家の前座は本当に薄給で、一日二百五十円、それだけではとてもやっていけませんでした。僕は清水先生のところにいたおかげで、雑誌の編集者の方々と随分面識があ

小島政二郎（一八九四～一九九四）
東京生まれ。小説家、随筆家。人情の機微をついた短編からエンタテインメント作品まで、広範囲にわたる創作活動を展開。食通で知られ、『食いしん坊』など食材や料理に関する味わい深い随筆集も有名。代表作に『眼中の人』『わが古典鑑賞』など。

桂三木助（三代目）
（一九〇二～六一）
東京生まれ。NHKラジオ「とんち教室」出演で人気を博す。繊細な感覚とすっとぼけた飄逸さが並存した芸風で、「芝浜」などを独自に練り上げ得意とした。

りました。ここが、普通の前座の落語家さんと私が大きく違うところでした（笑）。

木久蔵ラーメン「まずい」も宣伝のうち

堀江　ところで、「木久蔵ラーメン」はたいへんな人気ですね。

木久扇　昭和五十四年くらいかな、寄席が浅草とか新宿とか、盛り場ばかりなので、美味しい店が沢山あったのです。おもしろがって、寄席の近くや旅先で美味しかったラーメンの情報を、ガリ版刷りで新聞にして楽屋で配ったりしていたんです。ある時、楽屋に取材に来ていた読売新聞の文化部の人がそれを見て、「おもしろいですね」と、日曜版か何かにその新聞のことを載せてくださって。それで、パッと広がったんです。一般の読者から「どこでその新聞は買えるのですか」「読んでみたい」と、要望がありました。配っているだけで、売ってはいません。それではということで、「ラーメン新聞」というものをつくったのです。それから「木久蔵さんのお店はどこにあるのですか」という問い合わせも来るようになったのですが、お店はやっていない。それを同窓会で話したら、卒業したのが工業高校の食品科なので「店をやろうよ」ということになって。お醤油屋さんや麺屋さんが同窓生にいるんです。ならば、一軒くらい店をつくろう。自分たちがただで飲み食いできて、利益になればこんないいことはない（笑）。ということで始めました。

堀江　病が高じてできてきたんですね（笑）。

木久扇　やはりラーメンは横浜だろう、ということで、最初に横浜に出店して、私が宣伝部長をつとめました。普通のラーメンではマスコミも記事にしてくれないだろうから、生ビールラーメンとか、ラーメン氷イチゴとかいろいろ考えたのです。普通のメニューは脇に置いて、赤線を引いたおすすめメニューを遊びのラーメンにして。

堀江　氷イチゴですか。

木久扇　注文する人などいないだろうと思っていたのですが、スポーツ紙にずいぶんおもしろい店と書かれて、別メニューなのに本当に注文する人が来てしまって。私は毎日、店に顔を出していたのですが、厨房の店員が「師匠、生ビールラーメンは、どのようにつくるのですか」と聞いてきたから、「オレも知らないけど、ジョッキに半分くらいビール入れて、そこに茹でた麺を入れて、タレとラー油たらして、刻んだ具をのせたら、食えるんじゃないかな」と応えました。厨房の人は「えーっ」なんて言って。「オレが食うんじゃないから、お客さんだからいいよ、いいよ」なんて。プロレスラーのラッシャー木村さんは、よく来てくださいました。最初、ラッシャーさんは、後輩も連れて七、八人で来られて、「すいません、これどうやって食べるのですか」と聞かれるから、どうやってったってと思いながら、やっぱり生ビールラーメンだから「箸で具を押さえてゆっくり、こうやってジョッキを傾けてください」と。「おい、これまずいぞ。すごくまずい」と、皆が言う。それで、まずいので有名になってしまった。でも、まずいというのも宣伝になるというのが、よく分かりました。ラッシャーさんは、自分が食べてまずくてひどい目に遭ったから、また、仲間を連れてくるのです。「僕は普通のラーメンでいいですから、こいつらには店の特別のラーメンを出してやってください」と。それでまた、皆、「まずい、まずい」と言いながら食べて（笑）。ですから、今、私のラーメンも「笑点」仲間が、「まずい、まずい」と言っていますが、あれもその時の発想です。

堀江　宣伝のうちなのですね。

木久扇　そうすると、日本人というのは判官びいきで、「ラーメン売っててマズイはないでしょう」と、買ってくれるのです。そうすると、私のほうは買ってくれればいいのですから、商機なのです。木久蔵ラーメン店も二十七店舗まで広げたのですが、今は郵便局とか通信販売に変えました。でも、いまだに「木久蔵ラーメン」は人気があります。チラシ一枚、ＣＭ一本撮ったことがなく、口コミしているだけですけれど。

堀江　木久蔵さんというと、ラーメンというイメージがあります。黄色いお着物は、ラーメンからきているのですか。

木久扇　いいえ、むかし、テレビが白黒からカラーに移る時に、テレビ局から着せられたのです。赤とか、オレンジとか黄色とかの着物を皆、着せられて、座ってみて、カラー調整をして……。だからあのように派手な色になったのです。プロデューサーが「それぞれ、好きな色を取って。それでいこう」と言われたので、私は黄色を取りました。画を描いていましたから、色で一番目立つのは黄色って知っていましたから。他の人はそういうことを知らないから、好みで選んでいましたけれど、たとえば青は、冬に着ていたら寒そうでしょう。そういうわけで、覚えてもらえるように、私は黄色を選んだのです。得しました。

堀江　画の知識が役に立ったのですね。

木久扇　今、「笑点」はＮＨＫ経由で世界三十六カ国に放送されています。ですからパリでも、ニューヨークでも観られるのです。ニューヨークで店を開いている人がいましてね、そこに「木久蔵ラーメン」を置いてくれていた。それで、毎年、芝居やミュージカルを観に行っていました。ブロードウェイを歩いていたら、知らない白人に「ヘイ！　イエローマン！」と言われて。知らずに通り過ぎたら、「ヘイ！」と言ってまた、呼びとめられた。「そうか、私はイエローマンか」と。テレビってすごいなと思いました。

笑うと免疫機能が向上する

堀江　笑うことがすごく健康に良いと言われています。

木久扇　二十年くらい前になりますけど、日本医科大学リウマチ科の吉野槇一先生の発案で、「リウマチ寄席」をやったことがあります。リウマチの痛みを笑いで抑えられないか、というものです。病院の片隅に高座をつくってもらって、二十六人のリウマチ患者の女性たちに、落語を一時間聞いていただいたんです。その患者さんたちは、手足の関節が変形して、いつも鎮痛薬を持ち歩かなければならないくらい重度の症状でした。データを比較するために、健康な女性にも聞いていただいたんです。皆さん大笑いして聞いてくださって。寄席の前後で血液を採取したのですが、寄席をした後では、二十六人のうち二十二人もの方が、炎症の程度を示す物質が明らかに減っていることが分かったんです。中には、健康な人の十倍以上もあったのに、正常値に戻った患者さんもいました。笑うことで、本当に痛みが抑えられるのです。結果がすごく良くて、アメリカのリウマチ専門雑誌にも載ったのです。

堀江　通常ですと、ステロイドを使わない限り、そのような結果はでてこないと思います。笑うと、免疫力がつくのです。

木久扇　こんなに声を出して笑ったのは久しぶり、毎日笑えたらどんなにいいかとお礼を言っていただいて……。「きくぞう」だから〝効くぞう〟、なんて（笑）。

堀江　なるほど（笑）。笑う人のほうが、がんにならないとも言われていますね。アメリカに

吉野槇一（一九三九〜）
東京生まれ。都立墨東病院リウマチ科医長、日本医科大学リウマチ科教授などを歴任。元・吉野記念クリニック院長、日本医科大学名誉教授。著書に『脳内リセット！笑って泣いて健康術』など。

炎症の程度を示す物質
感染や疾患に対する身体の自然な反応を改善することができる物質の一種である、インターロイキン6の他、リウマチが悪化すると上昇するガンマ・インターフェロンも減少する結果となった。

ある世界一のがんセンターも、がんと免疫と心の関係を認めていて、がん治療に応用すべきだと提言しているんです。ただ、なぜ笑いががんに良いのかは、よく分かっていないのです。筋肉が動くのが良いのか、笑っている脳の中の気持ちが良いのか……。がんに対する抵抗力の一つに、ナチュラルキラー（ＮＫ）細胞というのがあるのですが、笑う前より後のほうが、ＮＫ細胞の数値が増えて活性化するという実験結果もあります。私も患者さんに抗がん剤を投与する時には、落語のＤＶＤで好きなものを持っていっていただいて、無理しても笑ってくださいとお伝えしているんです。

木久扇　落語のＤＶＤですか。

堀江　相当進んだがんの患者さんのケースでも、抗がん剤を投与している時に、笑ってくださいと言って選んでもらいました。そーっとカーテンを開けてみたら、その患者さんは、ＤＶＤを見ながら本当に一生懸命笑っていたのです。そして、その人は治りました。

木久扇　落語を聞いて、笑って、がんに勝ったのですね。

堀江　そうした経験がありますので、私は笑いというのが本当に良いと思うのですよ。笑いの力と、きっと治るという希望を持つことが、がんの治癒に大きく影響したと思うのです。

木久扇　笑いと免疫力というのは、つながるのですか。

堀江　ええ、つながります。笑うと免疫機能は向上します。たとえ作り笑顔であっても、向上すると言われています。陸上百メートル走の金メダリストのカール・ルイス選手は、レースの八十メートル付近で、意識的に笑うのだそうです。そうすると、リラックスして好成績が出るというのです。ここからヒントを得て、笑顔が運動能力に良く働くなら、病気への抵抗力へもいい影響があるのではないか、と、日本で実験が行われるようになったと聞いたことがありま

ナチュラルキラー（ＮＫ）細胞
一九七五年に発見された、がん細胞やウイルス感染細胞などを初期段階で攻撃する細胞。リンパ球のうちＴ細胞は、攻撃力は高いものの樹状細胞などからの攻撃指令を必要とする一方で、ＮＫ細胞は常に体内をパトロールし、がん細胞やウイルス感染細胞などを見つけると独力でいち早く攻撃、殺傷することから、この名が付けられた。

す。逆に、怒ると良くないといいます。怒りやストレスがあると、身体の中で活性酸素が出て、身体が錆びてくるのです。ですから、怒ってばかりいる人は身体が錆びてしまうのです。笑うと、そういう錆がとれる方向になるということは言われています。

木久扇　私の母が、結構上手いことを言っていました。「あまり怒るんじゃないよ。血が酸っぱくなるから」と。血を吸ったことがあるのかな（笑）。でも、とても分かりやすい表現だったのです。

堀江　説得力がありますね（笑）。酸性になるとかね。身体の中では、似たようなことが起こっているのだと思います。

師匠と弟子の関係、今とむかし

堀江　お孫さんに稽古をつけられているそうですね。今は入ってくるお弟子さんの気質は、むかしと違うところはありますか。

木久扇　むかしは、一家の主である父親や師匠が、一番先にご飯に箸をつけるとか、お風呂に入るのが当然でした。そういうことは今、全然ないですね。今のお弟子さんは、お風呂を沸かしても真っ先に入ってしまったりします（笑）。ごはんを食べている時に宅急便の人が来たら、山盛りのごはんにタテにお箸をさして行ってしまうのです。だから「馬鹿野郎。縁起が悪いじゃないか。こういうことをやるのじゃない。これは仏の時のことなのだから」と諭すと、今度は横に二本さしているの。それから、牛乳がいつも温くて、冷たくならない。どうしてなのかなって不思議なので調べたら、外が暑いと冷蔵庫をちょっと開けて、その前で正座をして涼んでいるのです。思いがけないことがいっぱいあります。私のところではないのですが、刃物が切れなくなって、「研ぎに出しなさい」と女将さんがお弟子さんに二本渡したら、包みもしないで裸でぶら下げて出ていっちゃったから、町中大騒ぎになってしまったということもあります（笑）。

堀江　そうですか。

木久扇　こちらが常識だと思っていることを、全然知らないですね。弟子が沢山いると、「師匠貧乏」になるといいます。正蔵師匠の代もそうだったのですが、私たちは、噺を教えて、ごはんを食べさせて、交通費をあげて、とするわけです。

堀江　噺家さんもそうだと思うのですが、医者については、私たちの頃は技術を「盗む」というのがありました。技術を教えてくれなかったのです。見て、学べという感じですよね。今はもう手とり足とり、「はい、ここを切ってください。ここをこうしてください」と言わないとだめですし、ちょっと厳しいと誰も寄りつかない。いくら大先生でも、どんどん若手が入ってこないと困るので、いろいろ丁寧にやらないと、学んでくれないのです。

噺家さんの場合は、噺家になろうと思って入ってきているから、自分で勉強されるのですか。

木久扇　好きで来るのですから、自分の道の選び方なのですが、具体的にものを知らないのです。会うと、「いつ私はテレビに出られますか」とか、「出演料はいくらくれるのですか」というのが先なのです。テレビに出すためにお弟子さんをとっているわけではないし、売れるのはその人の輝きなのですから。うちの二代目は上に住んでいるのですが、彼が怒っていたのは、弟子入り志願をケータイで言ってくるのですって。「弟子になりたいけれど、とってください」と。それで「今、弟子をとる気はない」と返すと、向こうが「了解」と返してくる（笑）。

堀江　今どきの話といえば、話ですね。

木久扇　それはないでしょう。むかしだったら、目指す師匠の玄関先に立っていて、いつまでも待っていますからね。師匠をつかまえようと、今日もだめ、明日もだめだと。「そんなに熱心ならば、うちに来るか」というのが、弟子志願ですよね。「弟子志願」という新作落語ができますね。

堀江　噺家さんに向いている方、向いていない方というのはパッと分かりますか。

木久扇　分かるのですが、「化ける」と言って、もしかしたら突然おもしろくなるのではないかな、という人もいます。あと、声を聴いたり、しぐさですね。輝きがありますよね。反射力があるというのをみるのです。やはり、見落としもあります。亡くなられた五代目の小さん師匠のところには五十人くらいお弟子さんがいたのですが、「ひとりかふたり、売れっ子が出ればいいな」とおっしゃっていました。あちらは談志師匠と小三治師匠が出ましたから。それでよしとしても……。

堀江　そんなものですか。

木久扇　うちも今、十一人いますけれど、この中で、ひとりかふたりです。ひとりはきく姫といって、女の子ですから異色さで売れました。現代の芸界は、もう素人だらけです。全く芸がなくてつまらないですよね。しゃべり方も同じ人が出てきて、楽屋のほうで失敗話して。私の自慢でも何でもないのですが、歌舞伎座の教室寺子屋というのがありまして、一流の先生方が鼓から三味線から全部教えて下さるのですが、私の孫は、そこへ通っています。結構むずかしい試験があるのです。五千人応募があって、十九人しかとらないのです。

堀江　五千人ですか。

木久扇　そんなに人数がいても、教えられませんからね、芸事は。今度、道成寺の鐘つき坊主

柳家小三治（十代目）（一九三九〜）
東京生まれ。一九六九年、十七人抜きで真打に昇進。飄々とした表情のまま、ぶっきら棒におもしろく話す芸風で、噺の導入部分である「マクラ」が格別におもしろいことから「マクラの小三治」と呼ばれる。二〇一四年、人間国宝に認定。

の小僧の役で出してもらえるのです。歌舞伎座の舞台ですから、度胸がつきますものね。うちの孫が落語家になるかどうかは、まだ小学四年生なので全然分かりませんけれど、あの時こういうのを教わった、というのがずっと根底にあれば、必ず何かに役立ちます。たとえば、ずっと正座をしているというのは普通の子はできませんけれど、孫はやっているわけです。後ろで正座している母親が参っていますよ。「ずっと、後ろで正座していなくちゃならないのよ」と。

落語と家柄

堀江　尾上多賀之丞《おのえたがのじょう》という、小芝居から出て歌舞伎役者になった名脇役の方が「歌舞伎の世界は、前頭が横綱を投げるわけにはいかない。つまり、名門の家でないと良い役がつかない」とおっしゃっていたそうです。お孫さんが東大に入ったそうで、だから、歌舞伎には入れないと。やはり歌舞伎は名門に生まれないと良い役がつかない。落語の世界は、家というのは、あまり関係がないですか。

木久扇　あまり関係ないですけれど、見る目というのはありますね。たとえば志ん朝師匠は、本当にお上手な人でしたけれど、ほんわかした人柄で、「志ん生のせがれだからいいでしょう」というのはあるのですよね。落語家になるとしたら、得をすると思いますね。木久扇のせがれということで、覚えられますから。最初、覚えてもらうまでが大変なんです。お医者さんも、子どもがお医者さんになるのはよくあるのですか。

堀江　もともと医者というのは、特殊な商売だと思うのです。牧師、教師、医師というのは、三つとも、弱い人をどこかに集めて講釈するという商売なので、世襲ではないですけれど、少

尾上多賀之丞（三代目）（一八八七〜一九七八）東京生まれ。小芝居の花形役者として活躍していた一九二一年、六代目尾上菊五郎に見出され、女房役として一座に迎えられた。六代目の没後は貴重な女形の脇役として菊五郎劇団を支え、九十歳過ぎまで現役で活躍した。一九六八年、人間国宝に認定。

古今亭志ん朝（三代目）（一九三八〜二〇〇一）東京生まれ。五代目古今亭志ん生の次男。明快、軽妙な語り口で人気を博し、七代目立川談志、五代目三遊亭圓楽、五代目春風亭柳朝とともに、若手真打の頃から東京落語の「若手四天王」と呼ばれた。

しマイナスの意味で、そういうことがあるのかなと。噺家さんも世襲が多いですか。

木久扇　今は多いことは多いですが、では全員が有効かというと、でこぼこがあって。お父さんがすごかったから、せがれもすごいかというと、そうではないですからね。私たちの業界は、これからも続くことは続くと思うのですけれど、とてもむずかしいと思うのです。一人しゃべりで座ってしまいますから、お客からみれば、像が二分の一になるわけですから。噺家が千人、二千人になってしまうと、むずかしい商売になりますよね。

堀江　よく、何何とかけて、何と解くというのがありますね。

木久扇　謎かけですか。あれは、同意語とか同義語が頭に入っているとできるのです。たとえば、川にかかっているのが「橋」で、道の「端」を歩く。ごはんの時が「箸」というようなことです。ですから、お題をいただくというのが、一番、むずかしいのですけれどね。同じようなことばをいっぱい知っているとつくれるのですよね。よく「木久蔵ラーメンとかけて」と出されて、「浅草の三社祭と解く」「その心は、いい出汁（祭りの山車とかけている）が出ています」と。

堀江　綺麗ですね。

木久扇　地方に行くと、三社祭のところをその土地の寺社の祭りに変えるのです。たとえば、鎌倉だと、鶴岡八幡宮とかに変えるのです。嵌めかえて言うのです。そうすると、受けます。謎かけの本も出そうかなと思ったのですが、もう沢山あるので。

堀江　おもしろいお話をありがとうございました。

（二〇一八年五月収録）

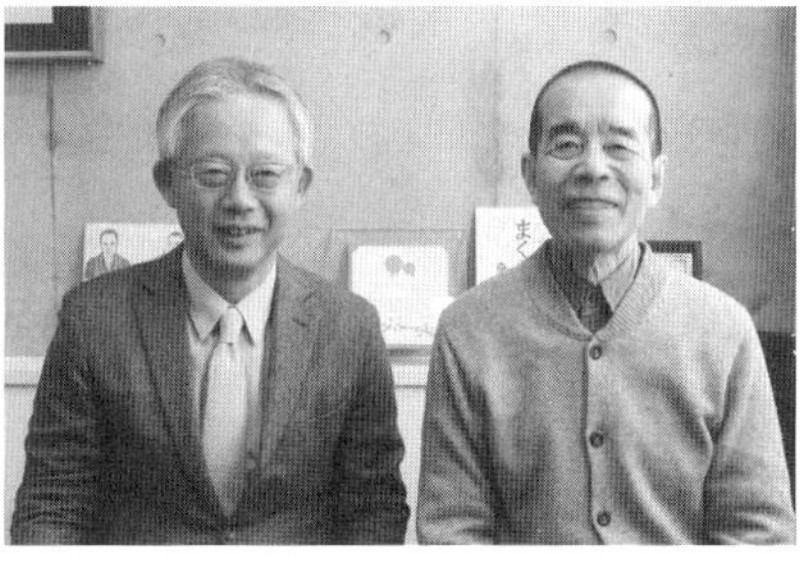

高齢化社会と健康長寿のあり方

谷垣　禎一（政治家）

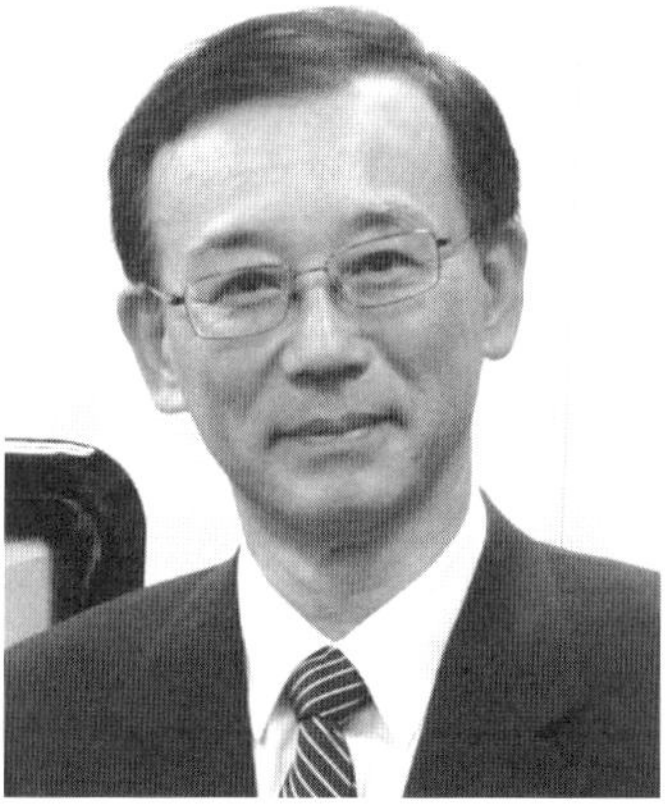

たにがき・さだかず
1945（昭和20）年、京都府生まれ。東京大学法学部卒。弁護士を経て、1983年衆議院議員初当選。以来、11回連続当選。京都5区選出。1997年、国務大臣兼科学技術庁長官として初入閣。その後、財務大臣、法務大臣などを歴任。自民党内においても総裁、政調会長、幹事長などの要職を務め、2017年政界引退。

進化する手術支援ロボット

堀江　「ダ・ヴィンチ」という手術支援ロボットをご存じでしょうか。

谷垣　たしか最先端の医療ロボットですよね。

堀江　内視鏡下手術用のロボットで、現在日本で百八十台以上の「ダ・ヴィンチ」が活躍しています。

谷垣　どこの国で開発されたのですか。

堀江　アメリカの手術ロボット製造会社が開発したのですが、実は、中の部品の多くは日本製で、組み立てと特許関係がアメリカなんです。

谷垣　ほう、そうなんですか。内視鏡下手術用ですから、患者さんの身体に小さな穴をあけて、そこから機械を入れて手術するわけですね。

堀江　はい。数ヵ所、一センチ程度切開するだけなので、清潔で身体への負担も少ないですし、正確な手術が可能です。アメリカでは前立腺のみならず、産婦人科、心臓外科などの多くの手術がこの方式で行われています。内視鏡下手術は術後の回復が早く、入院期間も短くて済みますから、患者さんにとっては身体にも負担が少ないですし、医療費の面でも非常に助かります。

谷垣　「ダ・ヴィンチ」はどのように操作するのですか。

堀江　これまでの内視鏡下手術では、執刀医と別に内視鏡カメラを操作する医師がいたのですが、「ダ・ヴィンチ」の場合は、ひとりの医師が、二眼カメラで捉えた３Ｄ映像を見ながら、手元の二本のコントローラーと足元のペダルを使って、遠隔操作で手術をします。人の手ではむずかしい非常に細かな作業も行うことができるのです。

谷垣　遠隔操作ということは、患者さんと離れたところで手術をされている……ということですか。

堀江　よく驚かれます（笑）。もちろん同じ手術室内に入るのですが、患者さんが横になっている手術台から二、三メートル離れたところに置かれた、サージョンコンソールという司令塔となる機械に座って、医師が手術を行うのです。医師は、患者さんの身体の中で自分の指を動かす感覚で、細かい動きをすることが可能になりました。以前に比べて視野も広くなりましたし、手ぶれを補正する機能もあります。

谷垣　それは、すごいなぁ。手術室の光景が劇的に変わったのですね。

堀江　しかも、普通に手で縫うよりもはるかに速く、きれいにできます。天皇陛下の手術を執刀された心臓外科医の天野篤先生も、実際の手術をご覧になってびっくりされていました。このロボットのさらに良い点は、操作の技術習得が非常に早いことです。

谷垣　外科医は、一人前になるまでに十年以上かかるとよく聞きます。

堀江　外科医の毎日はかなりハードですから、近年は外科を志す医師も減っています。その上、技術習得に時間がかかることで、慢性的な外科医不足が起こっているのです。ところが、「ダ・ヴィンチ」は操作性が高いので、以前なら五年、十年かかった技術習得が、一年半程度でできます。

谷垣　それでも相当の練習が必要でしょうね。

堀江　若い人たちは機械に慣れていますから、習得が早いですよ。特にテレビゲームをやっていた人は早い（笑）。むかしは、医師によって手術の技術や速度の差がかなりありましたが、これからは、限られた名医に頼らずとも、ほとんどの外科医が高いクオリティの手術を行える

天野篤（一九五五〜）
外科医。専門は心臓血管外科学。心臓を動かしたまま行う手術・オフポンプ手術の第一人者であり、これまで執刀した患者数は七五〇〇例以上。二〇一二年二月に天皇陛下の手術を執刀（冠動脈バイパス手術）。

ようになっていくでしょう。

谷垣　「ダ・ヴィンチ」手術は、保険適用されているのですか。

堀江　日本では、前立腺の手術に関しては、二〇一二年から保険適用が開始されました。他の臓器でも有効な手術法なので、医師も患者も保険適用の拡大を期待しています。アメリカや韓国では、前立腺のほかに、腎臓や膀胱、大腸、子宮、心臓外科、さらには耳鼻科や形成外科の手術でも「ダ・ヴィンチ」が使われているんです。

谷垣　この機械は一台いくら位するのですか。

堀江　日本では三億二千万円ですが、アメリカでは一億六千万円です。

谷垣　ずいぶん価格差がありますね。

堀江　「ダ・ヴィンチ」に限らず、アメリカやヨーロッパと日本では、医療機器の価格が倍以上違うのです。

谷垣　これほどの価格差の原因はどこにあるのでしょう。

堀江　以前僕は、関税のために値段が高いのだと思っていたのですが、調べてみると価格差の原因のほとんどは和訳代でした。

谷垣　和訳代？

堀江　技術の手順書はもちろんですが、日本の官庁への許可申請書類も全て日本語でなくてはなりません。そうすると、機械本体に匹敵するくらいの翻訳代が発生するんです。近年、世界でも日本でも「グローバル化」ということばがよく使われますが、残念ながら日本の医療機器分野のグローバル化は、かなり遅れていると言わざるを得ません。

グローバル化と言語の壁

堀江　実は、韓国や台湾など、海外の多くの国では英語で医学教育が行われています。ですから医療機器は欧米のものをそのまま翻訳なしで導入できます。医療機器を英語で扱えないのは日本くらいではないでしょうか。薬も同じです。海外では認められているのに、日本では認められていない薬が沢山あります。ドラッグ・ラグとか、デバイス・ラグという言い方をするのですが、ラグ、つまり認可の遅れを起こしている原因も、和訳作業によるものが大きいそうです。

谷垣　以前、日本では薬の治験に時間がかなりかかるため、治験スピードが上がるように働きかけたことがありますが、翻訳にこれほど時間やコストがかかっているとは、知りませんでした。日本では医療に限らず他分野でも、言語の問題が壁となることが多いんです。たとえば韓国は、日本語とかなり似た言語構造を持っていますが、日本よりも英語が普及しています。これは、日本のマーケットが中途半端に大きいことが関係していると思います。国内にある適度のマーケットが存在しますから、無理に外国で勝負を仕掛けなくても、それなりの利益が上げられるわけです。しかし、韓国などは人口も少ないですし、国内のマーケットが小さいから、海外進出を考えざるを得ません。逆に海外のものを導入する際は、さらにコストを上乗せするのはむずかしいという現実があります。日本はなまじマーケットがあることが、グローバル化の面でマイナスに作用している部分があるのでしょう。この点が、いつも日本が乗り越えられない壁になっているような気がします。

堀江　先ほど、海外では英語で医療教育が行われていると申し上げましたが、日本には全国に八十もの医学部がありますから、日本語の教科書が全てそろっているのです。しかし、大臣がおっしゃるように、台湾や韓国で、自国の言語の医学書をつくっていたら、マーケットが小さすぎて利益が出ません。だから欧米の英語のテキストを導入し、英語で学ぶというのが、一番効率的で自然なのでしょう。それが結果的にグローバル化につながって、余分なコストや時間をカットできているわけです。

谷垣　同じようなことを、私が財務大臣をした頃に感じました。国際会議で東南アジアに行った時に、会談相手の言語と日本語で、通訳を介して話をしようと思ったら、「英語でしてほしい」と言うのです。つまり医療教育に限らず、大学などの高等教育は全て英語で行われているから、金融用語を多用する通貨や経営の議論を現地語でするのはむずかしいと。むしろ英語でする方がスムーズだと言うわけなんです。日本では当たり前に日本語での教育が行われ、教科書も豊富にありますが、この長所がときに短所にもなってしまうというのは、非常に悩ましいところです。

堀江　外国人が日本で看護師になるための試験も、全問日本語でむずかしすぎることが問題になっています。これも日本語がグローバル化を阻んでいる一つです。

谷垣　インドネシアに行ったときに「地元の誰もが認める優秀な子が、日本の看護師試験を受けに行ったのに、落ちてしまった。日本ではどのような試験をしているのでしょうか」と言われたことがあります。試験問題を見てみると、全問が日本語で、さらにわれわれが読んでも分からないようなむずかしい漢字が出てきたりするんです。

堀江　本来の看護の仕事には、高度な日本語は必要ありません。私は、日本人の文化がそれを要求しているような気がしています。その要求を固持するあまり、日本社会とグローバル化の間にいつも岩礁のようなものが現われるのです。うっかりすると座礁しかねないのではと心配になります。

谷垣　明治以降、日本人は盛んに外国に行って学び、得た洋書を一生懸命翻訳して、日本語で全ての高等教育を受けられるような教育環境をつくり上げました。これは相当な努力の賜物ですし、このことによって、国民の教育水準が高くなったのは間違いありません。しかしそれが現代社会のネックになっているというのは皮肉です。この問題は国内のあらゆる分野で起こっています。

少し話が飛びますが、今の日本の財政構造が悪化したのは無駄な公共事業をやってきたからだという議論があります。しかし仔細に調べると、高齢化に伴う医療費や福祉、年金給付などの社会保障の増加が、財政逼迫の大きな要因なんです。つまり、人口構造の変化が財政難の決定的な要因になっているのです。戦後、高度経済成長の流れのなかで、うまくいっていた日本の経済モデルは、今、限界にきているのは間違いありません。しかし、こういった悩みは日本だけのものかというと、決してそうではなくて、アジアやアフリカを見ても高齢化は進んでいますし、日本の問題は、今後の世界の問題でもあると言えます。みんなが健康で長生きできる、素晴らしい社会を日本はつくってきたのですから、次は、そこにかかるコストをどのように削減していくのか。そして、新しい社会モデルをつくっていく時に、堀江先生が先ほどご指摘された、今の日本の社会構造や文化とグローバル化社会の間にある岩礁を、どのように取り払っていくことができるのかが、われわれが今後必ず乗り越えなくてはならない課題なのだと思います。難問ばかりの隘路を突破するのは容易ではありませんが、ここを越えれば、新しい展望が開けてくる気がします。

堀江　今の日本の人口の三分の一は六十歳以上です。十五年後には六十五歳以上が三分の一になり、二〇五〇年には七十五歳以上が四分の一になります。

谷垣　日本の高齢化は、その速度の速さも問題ですよね。

堀江　おっしゃる通りです。日本では六十五歳以上が七パーセントだった時から、約二十五年で倍の十四パーセントに到達してしまいました。ところがフランスでは百年かかっていますし、ドイツ、イギリスでは五十年です。つまりゆっくり高齢化しているので、社会もそれに対応していく時間の余裕があります。しかし日本にその余裕はありません。社会保障費を下げるためのコスト削減に力を入れるのか、あるいは何か別の成長産業を見出すことで、国の財政全体を大きくするのか。この二つ以外に道はないように思うのですが……。

谷垣　国として今後の成長産業を見つけ、育てていくことはとても大切だと思っています。先ほどお話にあった医療ロボットの「ダ・ヴィンチ」は良い例で、科学技術や医療技術の開発分野は、多くの可能性を持つ成長産業として期待できるでしょう。それと同時に社会保障の削減にも努力が必要です。

堀江　これまでは、定年まではとにかく働いて、定年後は余暇を楽しむというのが定番でしたが、そこに健康を意識して身体を動かすことを加えれば、個人の生活の質も向上しますし、国の医療費も大きく削減できるでしょう。こうした個々の意識改善も大切ですし、国としても、国民を健康に導き、財政を健全化させる具体的な施策が求められると思います。

オリンピックは健康促進のチャンス

堀江　大臣は本格的に自転車に乗っていらっしゃいますね。

谷垣　ええ。自転車好きの議員が集まって議員連盟をつくっていまして、自転車を通じていろんなことを働きかけていこうと思っているんです。その一つに医療費削減もあります。

堀江　自転車に乗って身体を動かすと健康になり、健康な人が増えれば医療費も削減できるということですね。

谷垣　そもそもは、ただ楽しくて乗っていたのですが、自転車は健康面でかなり有効なスポーツだと聞きまして、これはぜひ多くの人にお勧めしたいなと思いまして(笑)。自転車に限らず、気軽に楽しむことができるスポーツが国民に浸透し、結果的に医療費が減って財政が立て直せれば最高です。

堀江　私は男性ホルモン（テストステロン）の研究もしているのですが、そこから分かったことは、定年になって家に籠ってしまうと男性ホルモンの数値は下がり、外に出て社会で活躍していると数値は上がるということです。

谷垣　男性ホルモンの数値が高いと健康で長生きができる、と。

堀江　これは既に研究で明らかになっています。社会で活躍されていたり、日常的に人と接していたり、ボランティアをしているような人たちは、男性ホルモンの数値が高いんです。ですから、大臣のおっしゃったように、楽しみながら郊外に出る機会を増やすとか、ボランティアをもっと推進できるといいですね。

谷垣　昨年、二〇二〇年の東京オリンピック開催が決まりました。世界中の一流選手が集まるスポーツの祭典ですから、日本人の健康促進にとっても、いい機会にできるのではと思います。

堀江　オリンピックというと、「いいテレビを買いましょう」といった個人消費による景気回復や、インフラ整備のことに気を取られがちですが、これをきっかけに私たち自身も一緒に身

ホルモン
個体の生命と活動性の維持、成長や生殖機能を担う身体の恒常性を保つ物質。ホルモンは百種類以上あり、アミノ酸がつながったペプチドホルモン（成長ホルモン、インスリンなど）、コレステロールを材料につくられるステロイドホルモン（副腎皮質ホルモン、エストロゲン、テストステロンなど）とアミノ酸のチロシンの誘導体であるアミン（甲状腺ホルモン、アドレナリン、ノルアドレナリン）がある。

テストステロン
コレステロールから合成されるホルモン。男性の性分化に必須な男性ホルモンのうち最も多い。精巣、副腎、筋肉、海馬（脳）で産生され、男性の生殖機能、造血、筋肉・骨の発達、代謝、認知機能に関わっている。女性では卵巣、副腎、脂肪、海馬（脳）で産生されており、女性ホルモン（エストロゲン）より濃度が高いことから女性にも働いている。

体を動かして何かしよう、というのは素晴らしいアイデアですね。

谷垣　他にも、自転車のことで言うと、オリンピックまでにもう少し自転車が走りやすい環境がつくれたらと思います。

堀江　自転車道は、近年随分整備されてきたような気がしますが。

谷垣　これは話し始めるときりがなくなってしまうので少しだけお話ししますが（笑）、日本のモータリゼーション（自動車の大衆化）発展のなかで、自転車が車道を走るのは危ないと、歩道を走るようにと決まりました。ところが数年前に、今度は対人事故が増えたことから、車道を走ることに方針転換されたのです。この方針転換自体は正しいと思うのですが、では車道を走るのは安全なのか、車道を走るための十分な整備がされたのか、というと必ずしもそうではないんです。

堀江　なるほど。自転車には、移動手段としての自転車と、健康を増進するスポーツとしての自転車の二種類がありますから、それを踏まえてどのような自転車道をつくるのか。ヨーロッパに行くと、自転車道がかなり整備されている印象があります。

谷垣　外国から視察にくる政治家のなかには、日本の都市交通事情に興味を持っている方々が結構います。彼らによく聞かれるのは、日本では都市のなかで自転車をどのように活用しているのかということです。自転車好きとしては、日本は遅れていると思われたくないという気持ちもあります（笑）。近年は自転車愛好者も増えて、ブームにもなっていますから、自転車道の整備を含む街づくりをもっと進めていけたらと思います。

堀江　ぜひオリンピックまでに、個々人のスポーツや健康への意識の高まりや、実際に環境整備が進んでいくような国民的なムーブメントが起こるといいですね。

男性ホルモン値は、健康のバロメーター

谷垣　堀江先生はアンチ・エイジング医学の第一人者ですが、気軽にスポーツを楽しむ、といったこともアンチ・エイジングになるのでしょうか。

堀江　アンチ・エイジングというと、女性が若返るために何かするとか、見た目の改善のことだと思われがちですが、アンチ・エイジング医学の基本は、加齢とともに起こるさまざまな現象を研究し、得られた研究の結果から健康長寿を達成するということなんです。病気の治療ではなく、予防するということなんですね。ですから、自転車は最高のアンチ・エイジングですよ。自分の健康をどのように維持あるいは改善していくのかを考えて、自転車をやるとか、ジョギングをするとか、ダイビングをするとか、意識を持って選択することが大切です。自分に必要な正しい情報を得て、それを活用する力のことを「リテラシー」といいますが、アンチ・エイジングには「リテラシー」が必要なんです。エイジング（老い）は不可避ですが、アンチ・エイジングの主眼は、各人がリテラシーを持って活動することにあります。

実は、アンチ・エイジングの一つに「ホルモンを高める」ことがあります。特に男性では、テストステロンが減っている時には補充治療が有効なのですが、日本は規制が厳しく治療水準は海外と比べるとまだまだ低いです。

谷垣　ホルモン治療というのは、男性ホルモンが低下している人に補充する治療ということですか。

堀江　そうです。先ほどお話ししましたように、男性ホルモンの数値が高い人ほど元気だとい

ホルモン治療
ホルモンの分泌あるいは作用に異常が起きた時に、体外からホルモンを補充する治療。糖尿病、甲状腺機能低下症、成長ホルモン分泌不全症、性腺機能低下症などで、それぞれインスリン、甲状腺ホルモン、成長ホルモン、テストステロンを補充する。一方、前立腺がんや乳がん、子宮内膜症などで過剰なホルモンの作用を抑えるために行う薬物治療もホルモン治療と呼ばれる。

う研究結果がありますから、世界中でホルモン補充療法は行われています。たとえば、アメリカでは定年制がないので、なるべく長く働きたいと、八十歳でホルモン補充をしながら肉体労働を続けている人もいます。欧米のみならずアジアでも韓国や中国、台湾、シンガポール、マレーシアでも積極的に行われている療法なのですが、日本だけがこの分野で著しく立ち遅れています。これは、日本の定年制も影響しているのかもしれません。ある年齢以上の人に対しては、社会がその力を求めていないという構造があるんです。それから、日本人は加齢によって枯れていくことを良しとするからか、いつまでも元気で、というホルモン治療に抵抗のある人が多いようです。アメリカでは七割くらいの女性がホルモン治療を受けていますが、日本の女性は数パーセントです。それでも女性のホルモン剤はかなり増えてきましたが、男性はまだ少ないです。最近女性の活用が盛んになって元気な人が増えてきたような気がしますが、一方男性は元気がなくなってきているようです。

谷垣　男性もホルモン治療などでもっと元気にならないといけませんね（笑）。最近はどこの分野でも「優秀な人は女性のほうが多い」という声を聞きます。二十年以上前になりますが、私が防衛政務次官をしていた時、ちょうど防衛大学校に女子学生を受け入れることになったんです。その当時の防衛庁の偉い人たちの中には、「女子を受け入れてしまったら、上位の成績はみんな女子学生が占めてしまうのではないか」という反対論もあったんですよ（笑）。それはともかく、元気で優秀な女性が増えていることはいいことですよ。

堀江　そう思うと、我々男性陣も元気にならないといけませんね。

谷垣　日本人は年をとってからでも仕事をしたいという人が結構いますが、ヨーロッパでは年金が出るようになると早々に年金生活者になってしまうと聞いたことがあります。日本もそうなってしまうと、男性ホルモン数値が減って元気のない男性が増えそうです。

堀江　ヨーロッパの人たちにはバカンスを楽しむ習慣がありますよね。楽しいとホルモン数値は上がるんです。しかし日本には長い余暇を積極的に楽しむ習慣はまだまだありませんから、会社を辞めて、楽しみもコミュニティ（地域社会とのつながり）もない男性は非常に辛くなります。

谷垣　なるほど、コミュニティが機能しなくなると、医学上でも問題が出てくるのですね。

堀江　認知症を例にあげると、この病気自体は調べてみると加齢とともに頻度が増えていきますが、コミュニティが機能しているところでは顕在化してこないと言われています。たとえば沖縄のように人との関わりが濃い土地柄が、病気の進行を止めている、あるいは遅れさせているると言われています。

谷垣　私が今している仕事の一つは、罪を犯した人が刑務所を出た後、社会に戻って二度と刑務所に帰っていくことのないようにすることですが、なかなかそうはならず刑務所に帰ってしまう人たちがいます。見ていると、人づきあいがなく社会にうまく溶け込めなかった人が多いようです。コミュニティがうまく機能していない社会は、犯罪の温床になりやすい。犯罪は社会の病理現象の一種ですから、医学的にも治安面でも、コミュニティの影響は非常に大きいのですね。人というのは、家庭でも職場でも、どこかで自分が受け入れられている感覚があると、犯罪を起こしにくいものです。疎外感を抱き続けている人は、社会復帰や再犯の防止が非常にむずかしいと思います。

堀江　自分の居場所がある人は、ホルモン数値が高いんですよ。

谷垣　そうですか。心身の健康状態は、ホルモンの数値にストレートに表れるのですね。

堀江　ホルモン数値を継続して測っていると、とてもよく分かるんです。居場所がなくなった途端に数値が下がって、しばらくすると病気になってしまう。むかし、よく学校の先生で、学校ではとてもお元気だったのに辞められた途端に亡くなって……などということがありませんでしたか。医者をしていると、ある一定の居場所や職務がなくなると神様は引っ張っていってしまうのかな、という実感があります。

谷垣　高齢者がもっと活躍できる社会構造をつくらなくてなりませんね。

堀江　そう思います。定年後の再雇用やボランティアの場がもっとあれば、自然とホルモン数値は上がりますし、さらに元気に活躍するための一助として、ホルモン治療も広く浸透していくでしょう。そもそも人口が縮小し超高齢化しますから、定年制をなくすことも必要かもしれません。

谷垣　日本でホルモン療法がなかなか浸透しないのは、厚生労働省の規制などの問題もありますか。

堀江　医薬品の審査機構があるのですが、海外よりもかなり厳しい規制があります。ただ、それだけではなく、一人ひとりが正しい知識を得て、変わっていこうとする意識を持つことも必要です。私が今から十年以上前に「男性にも更年期があります」と言うと、先輩の先生方から「そんなものあるわけがない」と一蹴されましたが、今では女性と同じように、ホルモンバランスが悪くなり体調を崩す時期があると認知されるようになってきました。ただ、女性と違って、男性の場合は社会的役割が終わりそうな時に更年期が始まるので、本人にも周囲にも病気と認識しにくいところがあります。

谷垣　なるほど、男性の更年期は、身体の変化と社会環境の変化が同時期にくることが多いの

男性の更年期
女性の閉経前後の時期を更年期という。ホルモンバランスが変調して、さまざまな症状を呈する。男性では定まった年齢はないものの、テストステロンが減少すると、女性同様にうつ、ほてり、疲労感、意欲の減退、睡眠障害、筋力の低下、性機能の低下が見られることから、男性更年期（障害）と呼んでいる。テストステロン減少の原因は、過労とストレスが多い。治療は、生活変容、薬物療法、運動療法、テストステロン補充療法がある。

ですね。

堀江　普通、病気は社会環境とは別と捉えられがちです。しかし、「病は気から」と言いますが、人に受け入れられることや、居場所があるということが身体にとって非常に重要なのです。ときに、健康な食生活を送っているわけでもないのに長生きの方がいらっしゃるでしょう（笑）。チキンラーメンとカップラーメンを開発した安藤百福さんは、毎日お昼にチキンラーメンを食べて、味の確認をされていたと聞きます。九十六歳で亡くなる直前まで、仕事もしゴルフもされ、まさに生涯現役の方でした。毎昼インスタントラーメンというのは健康食とは言えませんし、食生活に気をつけるに越したことはありませんが、根本的なところでは、生きがいがあるか、楽しみがあるかということが健康長寿の重要なポイントになるのです。

谷垣　食事や運動、睡眠が長寿と健康維持に影響するとは思っていましたが、自分が社会に受け入れられているか、人との接点を日常的に持っているかが、健康をつくる大きな要因だということがとてもよく分かりました。今日はありがとうございました。

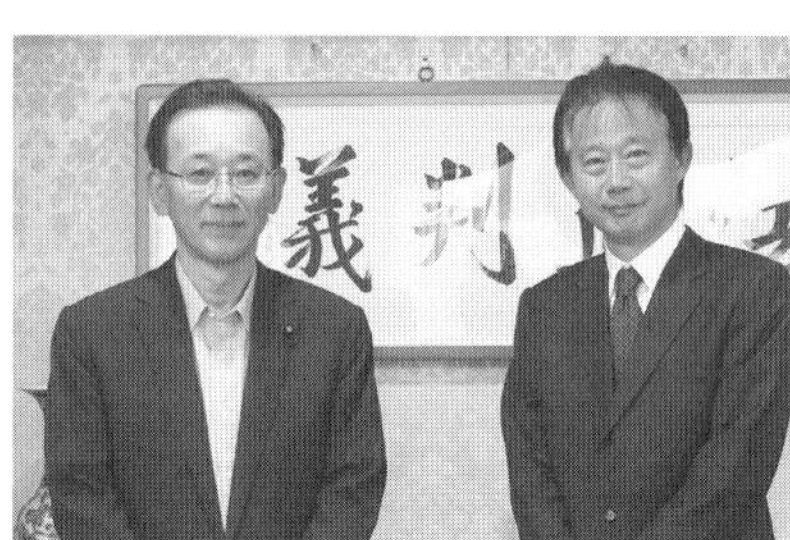

（二〇一四年六月収録）

安藤百福（一九一〇〜二〇〇七）
台湾生まれ、実業家。日清食品株式会社の創業者。インスタントラーメンの開発者として知られる。世界ラーメン協会会長も務めた。

日本の医療制度を考える

柳澤　伯夫（元厚生労働大臣）

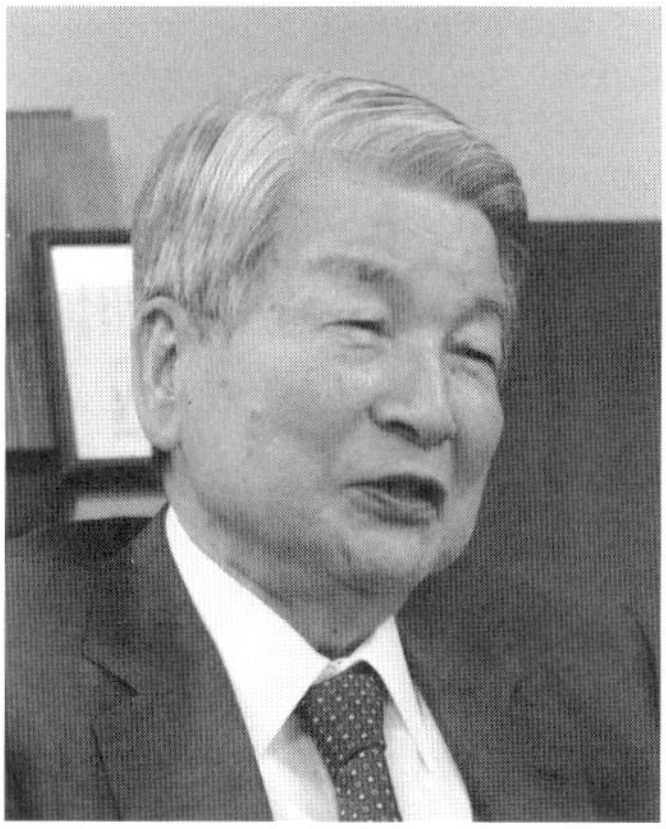

やなぎさわ・はくお
元厚生労働大臣。1935（昭和10）年、静岡県生まれ。衆議院議員（8期）、国務大臣（国土庁長官、金融再生委員会委員長、金融担当）、自由民主党税制調査会会長、厚生労働大臣、慶應義塾大学経済学部講師、明治大学専門職大学院特別招聘教授、城西国際大学学長などを歴任。

オバマケアの是非

堀江　オバマ前大統領が提唱した「オバマケア」を、トランプ大統領が止めると言いましたが、上手くいきませんでした。オバマケアを巡る一連の動きは、どういうことなのでしょうか。

柳澤　オバマケアは、「本当に医者にかかることが必要な場合でも、保険に入っていないために医者にかかれないことがある。日本ほど徹底してはいないが、公的な保険で皆が医者にかかれるようにしよう」というものでした。ところが、現実にオバマケアをやってみると、それでも入らない人が非常に多かったのです。ですからトランプ大統領は、もっと実効性のある対応にきりかえるという改革を目指したのではないかと私は思います。

堀江　なぜ入らない人が多かったのでしょう。

柳澤　私はかつて、アメリカで自動車を運転していた時、対向車と正面衝突したことがあります。ハイドロプレーニング現象という、まさに教科書で習うような事態が、ブルックリンブリッジの上で起こったのです。私は国際免許をとっていましたが、運転に関する知識は日本の教本でしか習っていませんでした。その時は、雨がものすごく降っていて、衝突した相手が手招きをしていましたので、相手の車の中で少し話をしました。私が「この事故は警察にリポートしなければいけない」と言いましたら、相手は「何で君はそのようなことを言うのだ」と言うのです。「相互の保険会社がお互いオネスト（正直）であればよいのだ」と。それだけで交渉が終わり、「車をもう動かしてくれ」と言うので、私はすぐに自分の車に戻り車を動かしたので、交通の障害になることもなく終わったのです。ですから、アメリカの民間の保険は、ある意味とても責任を持ってくれるのです。そしておそらく、医療保険も同じだと思うのです。

オバマケア
アメリカ合衆国のオバマ前大統領が推進した医療保険制度改革の通称。米国には国民皆保険制度がなく、多くの国民は民間の医療保険に加入しているが、中・低所得者など国民の六人にひとりは未加入で病状が悪化するまで医療を受けられない人も多い。オバマケアは、二〇一四年から最低限必要な民間医療保険の加入を原則として義務化した。保険料の支払いが困難な中・低所得者には補助金を支給し、新たに二千万人超の低所得者が保険に加入した。一方、健康状態が良くない加入者が増え医療保険会社の収支が悪化。自ら医療保険に加入していた中間層の保険料が上昇する問題も起きた。

ハイドロプレーニング現象
自動車が水でぬれた路面を高速走行した際に、タイヤと路面との間に水膜ができて摩擦力が失われ、滑ってブレーキやハンドルがきかなくなる現象。

堀江　なるほど。

柳澤　私も、アメリカでは医療保険には入っていなかったと思います。親戚がニューヨークで開業していたものですから、何でもそこに行けば済むということもありました。民間の保険もとてもすっきりしていて、全部代行してくれますから、何の苦労もしなかった記憶があります。日本の保険は確かに皆保険でありがたいけれど、全て良いということばかりでもないのではという印象を持っています。オバマ前大統領が公共の観点から気の毒な人を救おうと思い、オバマケアで公的保険を皆かけるように促しましたが、それに皆が必ず応じるのではないというのも、ごく自然のことだろうと受け止めました。

堀江　私もアメリカに行きました際に、二つ、印象的なことがございました。一つは、最初に行った時のことです。当時は研究職として行きましたから、すごく給料が安かったのです。途中で臨床医になりましたので、医者の医療保険に入ることができる権利はあったのですが、入ると月々三百ドルを払わなければならなかったのです。月数千ドルしかもらっていなかったので、家内と相談して、「病気になったら日本に帰ろう」と話していました。三百ドルあれば、すごく美味しいものがいただけるのです。ですから二年くらい無保険で暮らしていました。

柳澤　なるほど。

堀江　二つ目は、その後アメリカで医者になった際のことですが、手術した患者が、私と指導医に「集中治療室には連れていかないでほしい。俺は大丈夫だ」と頼むわけです。集中治療室に行くとお金がかかるとわかっているのです。しかも入院中、担当医に「あなたは来なくていい。外来でまた、お会いしましょう。入院中はこのジャパニーズ・ボーイが診てくれるから」と言うのです。アメリカ人の担当医は苦笑しながら「オーケー、オーケー」と言っていました。そのわけは、担当医が「おはよう」と言って朝患者のところに来るたびに、百ドルずつチャージするのです。三日間で三百ドルになってしまう。その患者は、麻酔が覚めた瞬間にそのようなことを言っていましたから、大変なものだなと思いましたね。

柳澤 そうですね。

堀江 保険に関しては、オバマケアが導入されたことによって、医者の給料が三分の二まで減ってしまったのです。ある意味、透明性を増したら、医者の給料が減ってしまった。それで、それまでは民主党支持だった医者も含めて、医者はほとんど全員トランプ支持にまわってしまったのです。オバマケアでは、結局、保険会社が得をしたみたいですね。

柳澤 公的保険が全てを満足させるとは、軽々しく言えないように思いますね。

アメリカと日本の医療の違い

堀江 もう一つ、アメリカと日本の根本的な違いは、アメリカ人は自分で考えて自分で行動する自由度が大きく、国からいろいろ言われるのは嫌だという傾向があります。日本にはパターナリズムがありますね。たとえば医者から患者さんに「あなた、血圧が高いのでこれをお飲みなさい」と言います。けれど、本当のことを言うと、六十五歳以上の方がそうした血圧の薬を飲んで長生きをする証拠というのはありません。アメリカの場合は、一回診断を受けて処方箋を貰うと、薬が切れてると、また処方箋を持って薬局に行けば、医者にかからなくても、もう一度処方してくれるのです。リフィル（refill）というのですが、「おかわり」です。医者に会わなくてもいいのです。医者の診察にはお金がかかるので、お金をかけたくなければ、自分で

パターナリズム
強い立場にある者が弱い立場の者に対して、本人の利益になるという理由から、本人の意志に関わらずその行動に干渉すること。

血圧を計って、薬局で薬をおかわりして帰ってくるというわけです。ある程度長期に処方を続けている場合は、自己管理するという選択をします。日本人はやはり、困ったらお上が何とかしてくれるとか、病院が何とかしてくれるという気持ちがどこかにありますね。

柳澤　そのお話をうかがって、アメリカの名門ペンシルバニア大学の医学部を訪問した際のことを思い出しました。大学の先生が「アメリカは日本のように、むずかしい試験に受からなければ医師になれないというようにはなっていないのです」と、驚くべきことを言うのです。「アメリカは建国の当時から、医者になれるかどうかはそんなに厳格には決まっていないのです」と。日本があのように厳格な医師試験をしているのは、やはりドイツの系統の考え方なのかなと思いました。なぜかといいますと、日本ではお医者さんが看護師さんに仕事を委ねる時には、きちんと監督しなくてはいけないけれど、アメリカでは看護師さんには医療行為をする権限を与えてしまうことがあるのですね。もちろん大枠では監督のもとでというかたちはとっていますが。

堀江　そうです。アメリカは看護師も全部一律ではなくて、段階が五段階くらいあります。偉い看護師になってくると、医者よりも給料が高く、大学院を出て看護師になるという人もいます。教育レベルによって全部ポジションが違ってくるのです。また、看護師以外にも、医者を代行する人がいます。偉い医者のアシスタントは威張っています。一緒に仕事をしても、私のことは全く子ども扱いで、医者がやることを全て代行して、同じ処方であれば出してしまうし、いろいろなアドバイスもする。ただ、彼らは皆医者が雇っているのです。

柳澤　雇用主がお医者さんなのですか。

堀江　アメリカと日本の根本的な違いは、アメリカの場合は、大学病院であろうと個人開業であろうと、全ての医者は事業者なのです。大学病院の教授なのだけれど、いろいろなアシスタントや看護師を雇って、自分の手術はチームを組んで同じ人がやるのです。それを患者さんに請求するわけです。病院は基本的には、施設を貸すということです。ただ、最近アメリカでは、大学病院がだいぶ弱ってきまして、日本的な経営、要するに、医者を給料で雇うことが増えてきました。スタンフォードとかですね。そういうところから、良い医者がどんどんいなくなってしまいました。

柳澤　先生はそのあたりをどのようにお考えですか。私は大学の看護学部の学生に「しっかり勉強しなさい。アメリカでは、看護師が医者の代わりになるような仕事もして、高い報酬も得ているのだよ」と言って激励してきたのですが、この点はいいことばかりでもないのでしょうか。日本では在宅看護もさせているわけですが、もう少し医療のこともできるようにしたら、国民に対して手厚い医療サービスができるようになるのではないかと思うのですが。

堀江　おっしゃるとおりですね。アメリカの場合、医者と看護師は敵対する関係ではないのです。全てそのサービスが商品として登場してきますから、いかにそのコストを安くして、利益を生むかということなのです。たとえば「ダ・ヴィンチ」という手術支援用のロボットがあるのですが、「ダ・ヴィンチ」がなぜ開発されたかというと、コストが安くなり利益を生むからなのです。具体的には、医者がひとりで手術できるのです。助手は、医者が雇った看護助手がやります。使う器具も標準化されているので、いちいち消毒して袋に入れ、また看護師が出して並べるといった手間も省けます。病院にとってみると、看護師の手間が全くかからず、安全で、備品の紛失というような手違いもなくなり、管理の面で良くなる。それがアメリカでロボット手術が普及した理由です。日本では診療報酬で管理面はゼロなのです。そういうところに波及することを考えずに声高に費用対効果と言っても、しかたがないのではないかなと思うのです。

柳澤　なるほど。

堀江　結局、日本では、アシスタントも若い医者を使っているのです。アメリカでは、そういうのはもったいないという感覚です。医者は医者の仕事をして、全体のコストを安くするということになっているのです。日本の場合、労働基準法が問題になっています。若い医者が時間コストをしっかりとるようになってくると、結果的に医療費が上がってしまうのです。本当は、医者が足りているかいないかではなくて、サービス全体として、どのような人材を育成するかを考えた方がいいと思います。

柳澤　日本のドクターというのも、階級がないですよね。国家試験に受かってしまえば、受かったばかりの医師と、すごい経験がある先生とが同じ診療報酬になってしまう。それはおかしいです。先ほども申し上げましたが、私は看護学部生に教育を行う機会に「アメリカでは医者の監督下にはいるけれど、医療行為までやっている。そういうことが必ず日本でも実現するから、しっかり勉強しなさい」とよく激励したのですが。やはりそのほうが合理的だし、そのような人が在宅医療をすれば、もっと皆、気持ちの上でも安心するようになると思います。

医療と介護福祉の境界線

堀江　日本の医療では今、コスト・センシティブということの逆が、起こっていると思います。最初に老人医療費が無料になりましたね。あの時、政治家の先生方の議論の中では、これが将来どうなっていくのだろうという見通しはあったのですか。

コスト・センシティブ
原価重視、費用重視の考え方。

柳澤　当時の美濃部都知事が、社会政策的な関心がおありになって、そのような制度の導入に走ったのだろうと思います。高齢者医療の無料化というのは、東京都が先がけなのです。そうした政策で人気が出て、今度は自民党で田中角栄さんが首相になって福祉を言い出して、その一環で少し導入してみた。そうしましたら、各市町村の診療所の待合室がお年寄りのサロンになってしまったと言われました。「誰々さん今日来ていないけれど、彼、病気らしいよ」と。病気だと当然病院に来なくてはならないのですが、その逆になってしまったのです(笑)。ただ、おしゃべりする楽しみのためだけに来るということになってしまったのです。

堀江　笑い話のような展開ですね。

柳澤　そうなのです。また、それと似たようなことでは、「医療が必要な病棟」と、「介護でも間に合う病棟」との割合について検討し、もう少し前者を少なくしようという制度改正がありました。医療を施しても病状が改善しない段階というのが、残念ですがあります。そうなった場合、本当は医療の必要でない病棟に患者さんを移すべきなのです。医療が必要な病棟にいる限り、お医者さんは何らかの手当てをしなければならない。それがまさに保険のコストになってしまう。ですから、介護の病棟を多くつくって、医療が必要ない病棟にしようとしたのです。

堀江　なるほど。

柳澤　しかし、実際にこうした制度が導入される段になると、大変な反発が起こりました。当時、免疫学者の多田富雄先生が急先鋒になって、「とんでもないことを言うな。病人は皆、少しでも治りたいと思うし、現に脳梗塞になってもう改善しないと言われた私も少しずつ改善している」とおっしゃるのです。私は、大変困ってしまいました。厚生労働大臣って、三代くらい前の大臣が決めたことが三年遅れくらいで実施されるものですから、実施される段になって

美濃部亮吉（一九〇四〜八四）経済学者、政治家。一九六七年、社会・共産両党推薦で東京都知事に革新統一候補として当選。福祉、公害対策に重点をおいた施策を行い、「対話の都政」を標榜した。後に参議院議員を務めた。

多田富雄（一九三四〜二〇一〇）茨城県出身の免疫学者。一九七一年、免疫反応を抑制するサプレッサーT細胞を発見し、免疫機構の解明に多大な影響を与えた。文筆家としても知られ、執筆活動や、医療や科学をテーマにした能楽の創作なども行った。二〇〇一年脳梗塞の発作により右半身麻痺となるが、発声と嚥下機能を失った後も著作活動を続けた。文化功労者。

初めて問題意識が高まってくる。それは当然、国会でとりあげられ、自分が決めたのではない法律改正について答弁しなければならない。自分が決めたものはまず、答弁に立つことはないのです。本当は「多田先生のようなケースについては考え直します」というようなことを言いたかったのだけれど、人が決めたものなので言えないのです。それで、ずいぶん責め立てられました。

堀江　リハビリテーションも、自宅でしましょうということでしたよね。

柳澤　そうです。しかし、介護のために慢性期の患者さんを収容する施設を全く準備しないまま、医療を施す病棟を少なくするというのが問題でした。それは、難民をつくってしまうということです。今、またそのようなことが話題になっていますね。医療病床に入院しているかぎり、実は必要もない医療を施さなくてはならないのです。

堀江　その後、在宅医療ができてきました。

柳澤　コストの点から言うと、自宅の方が病院にいるよりも安上がりなのですか。

堀江　医療費の点から言うと圧倒的に安いですし、また、がんの末期の人では在宅のほうがむしろ長生きされる気がします。医療費を下げる方法としては、在宅医療はその方法の一つだと思います。ただ、福祉がからんできますね。在宅医療は「介護」なのか「医療」なのか、というのは、今のところは微妙な線です。

柳澤　コストは公的保険が裏打ちになっていますから、今の日本では、コストを下げないとどうしようもない状態になっています。社会保障のなかでは医療費は結構比重が高いので、無駄をできるだけ排除しなければいけません。医療費を下げる方法の一つは、先ほど申し上げたように、医療を必要とする病床数を減らして、隠れた過剰医療をしっかり除外することです。ただ、受け皿となる介護の病床が十分にないということと、自宅に帰ることを家族が必ずしも歓迎しないという点が、当時問題としてありました。最近では在宅医療、在宅介護が非常に多くなっているように見受けられるのですが、これは在宅医療を受け入れようという気持ちの家族が多くなっているということでしょうか。

堀江　二つのタイプが見られます。一つは、比較的富裕層の家族の方ですね。患者さんのために一部屋用意できる家というのは、限られていますし、国の方策としても、比較的手厚くなっている部分があります。もう一つは、余裕はないけれど、リハビリ段階や脳梗塞の方は病院を出されてしまうので、一部屋しかなくても仕方なく、自宅に戻るという方です。こういう方も結構いらっしゃるのです。また、地域による違いも見られます。東京ですと、たとえば新宿区などは、地図でどこにどのように介護サービスが行っているかが全てわかっています。コンビニよりも在宅医療を受けているお宅が多いとまで言われています。

柳澤　そうですか。新宿区に住みたくなりますね。

堀江　逆に言うと、それだけ医者が過剰なのです。ただ、地方に行くと今度は在宅医療という医療者が車で長い距離を走っていかなくてはならないので、入院している方のほうが多いです。また、東京ですと独居の方が非常に多いですから、そのような場合は福祉の人がごはんを持って行っていますが、コストがかかるので、グループホーム的なものを住宅とセットにしようとしています。

延命治療と過剰医療

柳澤　もう一つ過剰医療の問題として、終末期に「延命治療は止めてください。病人も元気な頃にそう意思表示をしていました」という人たちが最近増えてきているそうですね。むかしはご家族が「延命治療をしてください」と依頼することが多かったように思うのですが、そのあたりも最近は変わってきているのですか。

堀江　多くなる方向になっていると思います。ご本人よりも、お子さん方に多いですね。「終末は自然に」という方もいらっしゃいますし、反対に、「使うことのできる社会資源は全部使いたい、全て施してほしい、損はしたくない」という考えの方もおられる。ご年齢や、一緒に住んでいるか離れて暮らしているかによっても違います。

柳澤　私も甥や姪が「延命治療はしないでください」と意思表示し、それで兄弟は亡くなったのですが、私たち残った兄弟としてもその決断に同意しましたし、「それはよく考えたことをしたね」と感心したりもしました。

堀江　幸せなご家族はそのような決定をなさる方が多いように思います。

柳澤　これはTVで観たのですが、九十五歳ほどの高齢の方がたびたびすぐに救命救急の電話をかけてきて、その度に救急車が駆けつけ、そのため本当に若くて救急救命が必要な方に手が回らなくなってしまうそうです。それはおかしいのではないかと感じます。

堀江　私もむかし、救命救急をしていまして、先日TVで話していたのは私の先輩です。柳澤先生のおっしゃることはよく分かるのですが、九十五歳の人もやはり生を全うする権利は二十歳の人と同じなので、九十五歳の人が現に「胸が痛い」と言っているのに「あなた九十五だから救急要請を受けられません」とは言えないでしょう。先輩は一石を投じようと「しょっちゅうタクシーがわりに呼ぶのはやめてほしい」という趣旨のことを伝えようとしたのだと思います。都立病院ですから、税金を払っているのだという発想があるのだと思います。

柳澤　実は私は厚労大臣に就任した時に、せめて終末期についてはもう少し国民に対して「このように今後考えていきたいけれどいかがでしょう」というのを表明しようと思っていたのです。しかし結局、先ほどお話しした多田先生などに攻め立てられて、それどころではなかったのです。もちろんお医者さんと患者さんの問題ではあるのですが、もう少し終末期の医療について良い知恵がでてこないものでしょうか。

堀江　医療費の五十分の一は終末期に使っています。最後の一週間くらいですね。額にして一兆円近くになります。ただ、医療者からみると、終末期というのは、必ずしも高齢者ばかりではないのです。若い方もいらっしゃいます。そして、医療者にとって死というのは「負け」になるのです。負けたくないので、一緒にあるところまでいく。「一緒に頑張りましょう」と言うのは簡単ですが、「もう、どのような治療をしても苦しみます」と患者に告げるのは人間力が必要ですね。そこに医者の強力なデシジョンがないと、相談するということは知力、体力が大変要ることですから。そして最後に「ああ、負けて残念、さようなら」となってしまう。ただ、そのような背景はありますが、先生がおっしゃるとおり、その方の尊厳を守る方向にはなってきていると思います。

柳澤　患者さんが死ぬということは、お医者さんの立場からすると「負け」なのですか。

堀江　そういうことなのです。

柳澤　そのようなお気持ちというのは初めて聞きました。ありがたいことですね。

堀江　ただ、がんの患者さんの半数近くが、亡くなるぎりぎりの月まで抗がん剤の投与を受けているのです。これはけしからん、お金儲けでは、という批判もあるのですが、一つは医者自身が、患者の方がいつ亡くなるか分からないということもあるのです。また、やはり良くしたいという表われでもあるのですよね。

柳澤　なるほど。

堀江　ただ、今は大きな病院ですと、薬が効かなくなると「もう薬は効きません」「ご自宅に帰って地域の医者に診ていただきなさい」ということになるのです。医者は「これは負け戦だ」と思うと、投了してしまうわけです。患者さんは「見捨てられた」と怒ってしまいます。これが「がん難民」ですね。

柳澤　そのような、お医者さんが投了されるケースはよくあるのですか。

堀江　「標準治療」という教科書通りの医療では、効果がなくなったら治療は終了します。しかし、家にがん専門医が訪れて、抗がん剤を半分くらい投与すると、がんは治らないけれど、痛みが少しとれたりすることがあるのです。そこが在宅医療の可能性ですね。病は気からといいますが、「この薬は、もう効かないから、やりたいことをやってゆっくりしてください」というがん患者の方を、半年くらいして診てみると、がんが小さくなっていたり、なくなっていたという人が、千人にひとりくらいはいらっしゃいます。不思議なことです。

柳澤　民間療法でそういうこともあるのですか。

堀江　あります。千人にひとりよりも多いでしょうね。全く予測不可能ということも起こるのです。民間療法が良かったのかは分かりませんが、結果としてそのようなことが出ています。

がん難民
大学病院などの高度ながん専門機能をもつ病院から治療法がないと告げられたり、在住する地域に包括的な医療機関がないなどの理由で治療ができなくなったがん患者が行き場をなくしてしまう問題。日本のがん治療は、手術・抗がん剤・放射線治療を中心とする「標準治療」と、終末期のケアを目的とする「緩和医療」に大別されるが、両者の間に連続性がなく、標準治療では根治が見込めないが最期まで何らかの治療を続けたい患者などががん難民となる。

標準治療
科学的根拠に基づき、現在ある中で最良・最善の治療であると推奨される治療法。実際の使用を考えた試験成績をもとに、専門家の集まる学会で検討し選ばれる。

西洋医学と東洋医学

柳澤　民間療法のお話がありましたが、私が厚労大臣を務めていた頃に、日本、韓国、中国の三国の保健大臣会合というのが開かれました。今も連綿と続いていますが、その時が第一回目です。感染症の鳥インフルエンザが話題になった時期で、パニックが起こってしまいますから国民にはできるだけ少なく伝えたのですが、もし東京で蔓延したら、約六十万人の死者が出るという予測でした。鳥インフルエンザで亡くなった方は、焼き場がないですから、それこそグラウンドを掘って死者を葬るのだという、そのくらいのシミュレーションをしていました。こうしたことがあって、地理的に近い三国の保健大臣は共通認識を持っていた方がよいということで、三大臣会合を開いたわけです。

堀江　六十万人とはすごい数ですね。

柳澤　会合の最後に、私が「時に東洋には東洋医学がありますよね」と言いましたら、中国の大臣が「漢方」に言及しました。「日本でも総合医学あるいは融合医学というものを提唱している方があり、西洋医学と東洋医学をもう少し統融合した体系をつくってもいいのではないかという話もあるのですよ」という話をしたのです。「おふたりの大臣はどう思われますか」とうかがいましたら、異口同音に「西洋医学は全く信奉していないのです」という返答が返ってきたのです。中国の大臣は「自分は漢方が非常に発達している地域から来ているので、病気になったら田舎に帰る」と言うのです。韓国の大臣も、中国の大臣ほどではないけれど、「自分は漢方を信じている」と言うのです。民間療法のお話をうかがって、西洋医学でなくても千人にひとり以上助かる人がいるとなると、漢方のようなものについては、先生はどのような評価をされていますか。西洋医学の教育を受けた先生の側からのご意見をうかがいたいのです。

堀江　病因が一つの場合、単一の病因にまでいってそこを治すというのは、西洋医学が強力です。感染症や、細菌が関係してくるものや、怪我、がん医療の場合も、そこの臓器を摘出してしまうということでは、完結する治療の可能性があると思うのです。一方、私は漢方医学も研究しているのですが、それぞれの生薬は多彩な作用があり、何千年の間に食べ合わせが悪くないようにしてあるわけですから、時間的な経過が長い病気に関しては、ある程度力を発揮すると思います。

最近、私は抗加齢学会の理事長に就くことになったのですが、「抗加齢医学」、つまりアンチ・エイジングというのがおもしろいのは、「加齢」をとると「抗医学」で、自分で選択することを勧める、国民が自分でいいと思ったことを提供するという、「抗医学」という医療もあるわけです。抗という字があまり良くないのですが、そのような中でみていくと、漢方薬というのは、本当にいろいろなエッセンスがよく考えられています。

柳澤　なるほど。

堀江　アメリカが今、非常に漢方薬に興味を持っています。ただ、漢方の見立てがなかなかむずかしく、標準化ができないのです。現代の医療というのは、標準化ですから。東京であろうと地方であろうと、標準医療が受けられなければいけない。また、Aという医者とBという医者が、同じ医療ができるということをずっとやってきたわけです。漢方は、個人の体質を診ていきます。ただ、遺伝子が十万円くらいで分かるようになってきましたので、遺伝子が全部分かるようになれば、治療方法も分かるでしょう。

柳澤　テーラーメイド・メディシンとか。

テーラーメイド・メディシン
個々の個性にかなった医療を行うこと。これまでの、疾患の原因や治療法の開発が主な目的だった医療ではなく、個々の疾患の状態に合った最適な医療方法を計画するようになってきた。

堀江　そうですね。アメリカではプレシジョン・メディシンというのを推進しています。遺伝子の違いによって、治療法を選択しようと。そうすると最終的には、漢方のような、バスケットの中にいろいろ入っている医療が良いのではないかという方向にいくかもしれないです。しかし、漢方薬というのは大変なものだと思います。

柳澤　歴史が長いですからね。

堀江　それが進化していくと、草の根っこではなくて、特徴的な成分をいくつかミックスしたものがやはりいいということになります。

日本の財政と医療制度

堀江　日本の医療制度がどのような方向にいくのかを考えた時、やはりこの国の借金をどうすればいいのかという点にぶつかりますね。

柳澤　日本の財政は破綻しています。この間、ドイツに行ってきたのですが、日本の財政について尋ねたところ、「いや、日本は信用していますよ。どうしてかというと、借金を国民からしているから」と言ってくれたのですが、率直に言って、それは慰めにならないと思いました。財政というのはやはり、きちん独立して、いざとなったら国民を助けるような力を持っていなければならないと思うのです。むかしの話になりますが、ＮＴＴが民営化される際に株を国民に売り出した時、ものすごく値段が高かったのです。その時につくづく思ったのが、将来の世代に対して、いざとなったら使える財源を持っているくらいでないとだめなのだ、むかしの人はえらかったということでした。

プレシジョン・メディシン　「精密医療」または「正確医療」と訳し、患者一人ひとりの特徴に応じた治療を行う「個別化医療」と同じような文脈で用いられる。

堀江　今は完全に逆ですね。将来の富を今、使ってしまっています。

柳澤　そうです、もってのほかです。私はもう現役を退いたものですから、自分自身が手を下してどうこうということはできないのですが、その一番の原因は社会保障なのです。他の項目の経費はずっと下がってきているのですが、社会保障費がどんどん膨れてしまって、今の赤字をつくり出す一番の元凶となっていると思います。

堀江　社会保障費は年々増え続けていますね。

柳澤　その中でも私が一番問題だと思っているのが、介護なのです。医療以上に介護に問題があると考えています。日本は国民を甘やかしているというのが、私の結論です。現職だった頃、友人達が「不必要な医療をして嵩んでいる医療費の部分は、介護にまわさなくてはいけない」と指摘していました。介護をすれば、医療費が減るという理屈だったのです。しかし結局、医療も介護も両方やってしまっているのです。

堀江　心配なのは、何か壊滅的な災害が起きて、たとえば東京に大地震が起きて、「もうしょうがないね」という事態になってしまわないかということです。被災地などもそうですよね。そのようなことで、リセットされるというのは少し悲しいですね。

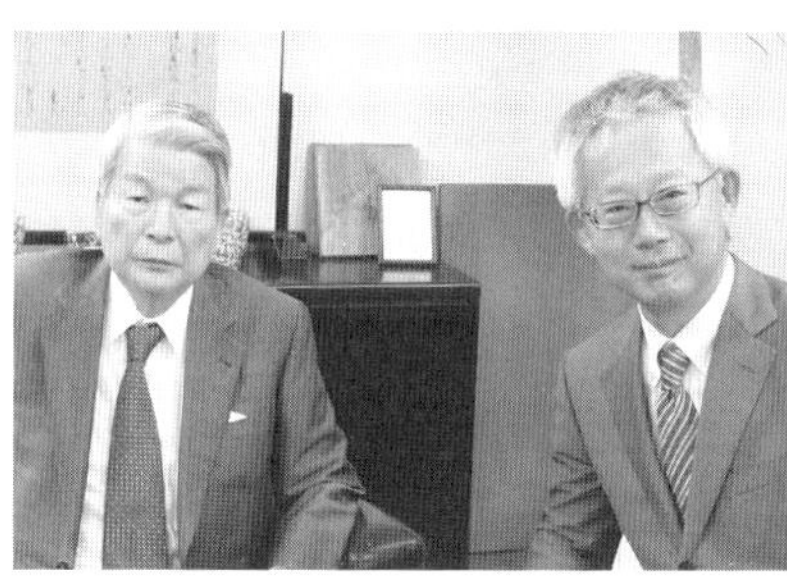

（二〇一七年七月収録）

泌尿器科の最前線より

棚橋　善克（泌尿器科医）

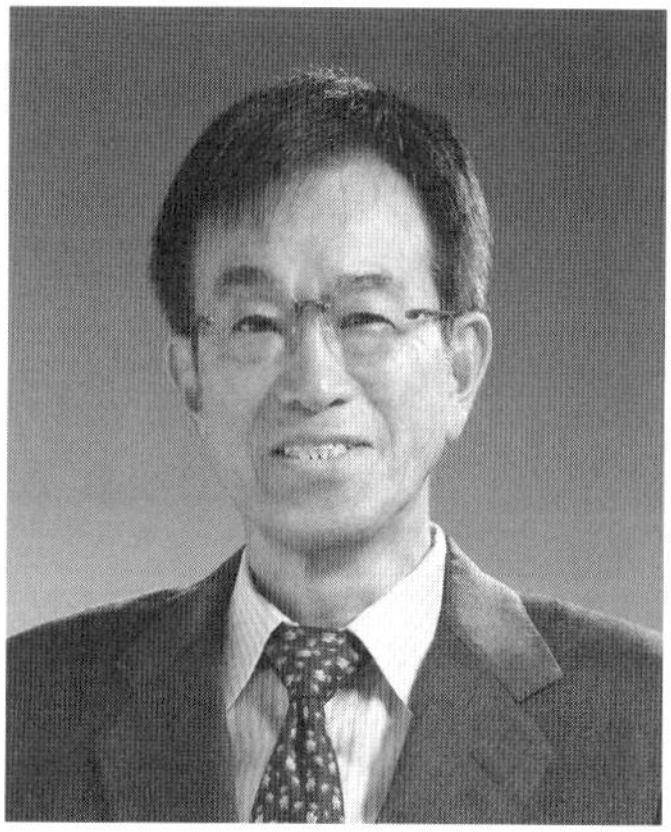

たなはし・よしかつ
泌尿器科医。1944（昭和19）年、東京生まれ、山形育ち。東北大学医学部卒業。東北大学客員教授などを経て、2004年棚橋よしかつ＋泌尿器科を開業。2012年日本超音波医学会特別学会賞、2013年日本内視鏡研究財団顕彰。東北セーリング連盟会長。患者さんに「明るく、前向きに」進んでもらうことをモットーに診療をしている。

画像診断とは

堀江　棚橋先生は画像診断を得意とされています。まずは、一般の読者の方にその説明をお願いします。有効性というところからうかがわせていただけますか。

棚橋　そうですね。私たち医師が患者さんを診る時は、まず患者さんの訴えを聞き、そして実際身体の中でどのような変化が起きているかを判断して診断を下し、その上で投薬や処置など適切な対応をするわけです。その身体の中がどうなっているかという判断は、長いこと打診や聴診などで行われてきました。それを、直接目で確認しようというのが画像診断です。切らずに身体の中を覗くということです。百聞は一見にしかずで、身体の表から見たり聞いたりするのと情報量は全く違います。ですから、正しく診療を進める意味では、画像診断は現代医学にとっては必須の手段といえます。

堀江　次に、画像診断にはどんなものがあるか、ご説明いただけますか。

棚橋　画像診断の中で最も歴史が長いのは、X線（レントゲン）撮影です。X線の透過度の違いで画像を描出します。この四〜五十年の間に発展したのが超音波で、身体の内部で反射された超音波の強さを映像化します。また、強力な磁場の中に身体をおいて、画像を描出するのがMRIです。このほか、放射性同位元素（ラジオアイソトープ）を血管内に注入し、その体内での集積・消退状況から映像を得る方法として、各種シンチグラム、PET－CTなどがあります。どの方法を選択しても、百パーセントの診断率にはとうてい及ばないので、いくつかの検査を組み合わせて、間違いが少なくなるように努力しているわけです。

このうち超音波、X線、CT、MRIなどの画像は断層像と呼ばれる画像です。断層像は身

MRI
（63ページ注釈参照）

PET－CT
PETとは、検査薬を点滴し人体に投与することで、全身の細胞のうちがん細胞だけに目印をつけることができる検査。CTとは、X線を使い身体を輪切りにして画像にする検査。PET・CTはこれらを同時に撮影できる機器で、検査時間が短縮できるほか、デジタルデータが残り、様々な角度の断面や、目的に応じた画面表示が可能となる。

体の中の詳細な構造を識別することが可能ですが、全体を考察するには、いくつもの断層像を重ね合わせて、元の立体的な構造に頭の中で構築しなおさなければなりません。

堀江　画像の読影力が問われるわけですね。

棚橋　そういうことになります。レントゲン画像は一枚の画像ですが、超音波やX線ＣＴのような断層像になってくると、何十枚、場合によっては百枚以上の連続した断面図を見なければなりません。そして、その一枚一枚の輪切りの像の中で、隅から隅まで抜かりなくチェックする必要があります。そうなると、見落としの可能性が出てきます。ですから、ＡＩで第一段階のチェックをし、そのあと診断医が最終的な判断をするということが、これから盛んになっていくのだろうと思います。

ＡＩ（14ページ注釈参照）

超音波・レーザーの黎明期

堀江　棚橋先生は、超音波が始まった最初の時期から関わっていらっしゃいます。最初はどのような感じで超音波をされていたのですか。

棚橋　たとえば膀胱のすぐ下に、前立腺という臓器があります。その診断法としては、古来、直腸内触診という方法が用いられてきました。直腸内に指を入れて前立腺の大きさや硬さを調べます。そして、自然界のものにたとえて、正常な前立腺はくるみ大、それよりも大きいと鶏卵大、さらに大きいと鵞卵《がらん》大などとも表現します。新米の頃に先輩から教わるのですが、鵞《が》鳥《ちょう》の卵なんて見たことないですよね。それでも鶏卵より大きいなと思うと、見たこともない「鵞卵大」と堂々とカルテに記載するのです（笑）。

堀江　私の先輩の医師たちも、そういう教育を受けたそうです。

棚橋　もうちょっと客観的判断ができないのかということで、造影剤を注入して尿道の状態を描出する検査が用いられるようになりました。医師が尿道に造影剤を全身の力を込めて思いきり注入し、尿道を膨らませた状態でX線撮影をするものでした。ですから、これはとても痛い検査でした。患者さんは一度だけの検査ですが、医師の方は沢山の患者さんの検査をするわけですから、X線の被爆線量もけっこうなものだったわけです。そうまでしても前立腺そのものを見ているわけではなく、前立腺のあたりの影絵を見ているだけの検査でした。前立腺で押しつぶされた尿道を見ている、あるいは前立腺で押し上げられた膀胱の変形を見ているだけだったのです。

それを何とかしようということで、超音波を使ってみては？　ということになりました。戦時中は潜水艦を探知するソナー（音波探知機）の研究が盛んに行われていて、そういう技術の蓄積がありましたから、それを活用して体内の画像を出そうということだったわけです。皮膚よりも超音波の減衰が少ない直腸にセンサーを挿入して、画像を描出しようとしたのです。試行錯誤の連続でしたが運良く実用化にこぎ着け、経直腸的超音波診断法と名付けました。

堀江　それはデンマークよりも前ですか。

棚橋　デンマークでは尿道にセンサーを挿入する方法が研究されていましたが、センサーの近くの前立腺が上手く描出できなかったのです。東北大学の方法では前立腺全体が明瞭に映像化されるため、アメリカやヨーロッパでも現地の大手医療機器メーカーを通じて販売されるようになり、世界中に普及していきました。そして、ＭＲＩやＣＴなどさまざまな画像診断法が発達した現在でも、この経直腸的超音波診断法は生検を含めた前立腺がんの確定診断に必須の検査法として世界中で使われ続けています。また、膣からセンサーを挿入すれば子宮や卵巣の状態が手に取るように分かりますので、名前を経膣的超音波診断法と変えて、婦人科領域でも世界中で活用されています。

この成果を上司が学会で発表したら、G大学の教授で前立腺の大家が「あなた、いくら頑張ったって、私のこの指にかなわない」とコメントしたらしいのです。上司はすごく憤慨していましたが、最近になって、その先生の言っていたこともある意味正しいと思うようになりました。なぜなら現在の画像診断では、かたちの変化は分かるけれど硬さの情報は得られない。しかし、特にがんの診断には、形態の変化だけでなく、硬さの情報も重要です。ですから、むかし、その先生がおっしゃったことも、ある意味要点をついていたのだなと、今になって思います。

堀江　東大にも阿曽先生という、私の恩師が同じようなことをおっしゃっていましたね。当時、超音波を開発している人たちは、研究がおもしろくて一日中部屋にこもっているわけです。それを見て、「そんな（超音波の）棒か何かを突っ込んで見なくても、触診すれば分かるのだから」と言っていました。やはり「患者を診よ」ということなのですね。東大の泌尿器科の超音波班には優秀な人が集まっていたのですが、阿曽先生には敵わなかった（笑）。イノベーションは患者にフィードバックしないと、技術のための技術になってしまう。

ところで、棚橋先生は内視鏡手術もお得意で、尿路結石の破砕法も開発されていますね。

棚橋　そうですね。内視鏡的に腎や尿管の結石を摘出する。その開発は一九七七年頃から始めまして、いろいろな工夫をしました。そのきっかけは、卒業して数年後に博士号をいただき、そのお礼奉公として、とある病院で大学からの派遣医師として一年間働くことになった時のことです。科長の先生から、「この患者さんの手術は、君がやりなさい」と割り当てられました。

でもその患者さんは、それまでに十三回、結石の手術をしていたのです。結石というのは尿管結石です。腎や尿管の結石は再発する人が結構多くて、日本人の統計では一生涯に尿路結石に罹患する頻度は五％程度ですが、一度結石ができた人の四十％程度が再発するというデータもあります。手術をすると、傷口は癒着して硬くなります。ですから、次の手術時にはできれば別のルートで到達することが求められます。十三回分も硬い部分が散在しているわけですから、いろいろシミュレーションをして最適なルートを設計し十四回目の手術をしたわけです。こんなに何回も手術を受けなければならないことに対して、本当に気の毒になりました。「これは放ってはおけない」、「なんとかしなければ」と真剣に考えたわけです。ちょうどその頃は、レーザーがいろいろなことで使われ始めた時期でした。「そうだ、強力な破壊力を持つレーザーを上手く使えないか？」と思いつきました。その当時は、日本国内にはレーザーの実験装置もほとんどありませんでした。そこで、防衛大学の宮川教授という日本のレーザー研究の草分的存在の研究室や、某電気会社の川崎工場などで実験をさせていただきました。動物実験を繰り返し、安全性を確認して臨床応用にこぎ着けました。身体にキズをつけずに、内視鏡とレーザーを使って手術ができるようになったわけです。

堀江　それまで、ずっと手術で到達していたものを一切使わずに、それ以外で治療するというのはものすごいことですよね。

棚橋　切らないで治療するということは、とても大切なことだと思います。親からもらった身体に傷をつけずに治療できるのであれば、それに越したことはないですからね。

堀江　あれも、潜水艦の探索技術がヒントでしたね。

棚橋　そうです。実はレーザーも、最初は兵器として研究されていたのです。最初の頃は、電

レーザー
物質の誘導放出によって生じる一種の可干渉性の光で、疾患の診断、観察、治療などに適している。一九六三年に米国のレオン・ゴールドマン教授が良性皮膚疾患に対してレーザー治療を行い成功。以降、医学分野におけるレーザーの活用が進んだ。

気から光への変換効率の良い「炭酸ガスレーザー」が、おもに研究されていました。炭酸ガスレーザーは空気中では遠くまで到達するのですが、水分があるとそこで吸収されてしまう特性があります。レーザーを使って敵の戦闘機を撃ち落とした最初の国は、イスラエルだと言われています。第四次中東戦争の時のことです。砂漠で霧がないからレーザーがよく通るのです。そもそもイギリスで開発が行われていましたが、霧や雨が多くてレーザーがよく伝送できない日が多いのです。もちろん、海の中では使えません。ファインウェーザー・ウェポン（晴天下兵器）と言われ、天気の良い日にしか使えないと見捨てられていました。それを、晴天の国イスラエルが一生懸命開発したのです。そのような伝統があり、今でもイスラエル製のレーザー治療機器が沢山製品化されているのです。

堀江　多いですね。イスラエルはそうした医学治療器のイノベーションのメーカーですね。一九八〇年から八五年くらいに、沢山のいろいろな器具が出てきましたね。

棚橋　東北大学は工学部と医学部が比較的近い場所にあったので、気軽に交流していました。今でいうと、医工学ということになります。医学部から工学部に課題を持っていくと、すぐに解決策を見つけてくれて、それがイノベーションにつながりました。

堀江　そのようなご苦労をされている時に、早く切って治療したほうがいいのではないかと、考えることはありませんでしたか。

棚橋　最初はありました。本当に試行錯誤でした。ただ、私たちが一生懸命努力して結石を摘出してあげると、患者さんも私たちの努力を理解してくださって、本当に喜んでくれるのです。東北大学では結石の内視鏡手術は、全身麻酔ではなくて局所麻酔でした。レントゲン室で、患者さんも一緒にモニター画面を見ているわけです。ですから、苦労して結石が取り出せた瞬間には、患者さんも、看護師も、レントゲン技師も、みんな一緒になって喜びました。そんなわけで、患者さんに、「何でこんなに時間がかかるのか」と責められたことは一度もなかったように記憶しています。

堀江　どの患者さんにも最良の治療をしたいけれど、新しい治療法の開発は何かプラスというか、特別な感覚をお持ちの方が多いかもしれないですね。画像の精度が良くなっても、それを正確に読むドクターがいなければいけません。

ＡＩと画像診断

棚橋　専門領域の画像でなくても典型的な画像は、パッと見て、パッと分かります。たとえばがん転移巣の胸部Ｘ線写真、腸閉塞の腹部Ｘ線写真などという典型的なものは、どんな医師が見てもすぐに分かります。一方で、自分では正確に判断できないけれど、でも何かおかしいのではないかという場合には、専門家に送るわけです。専門家に送る前に、あれこれ追加の検査をする場合もあるでしょう。よく分からない医者が、これは変だからＸ線ＣＴをしましょうなどと、いろいろ無駄なことをして時間やお金を費やす。場合によっては侵襲も加えてしまうかもしれない。それをＡＩが提言してくれるというメリットはありますよね。

堀江　そうですね。医者が分からないからもう一つ検査をするというのは、非常に問題ですね。

棚橋　Ｘ線を使った検査には、被曝線量の問題もあります。Ｘ線を大量に使うＸ線ＣＴなどは、撮影間隔に考慮を払う必要があります。結局、手術にしろ、診断方法にしろ、医学的判断は、「天秤の考え方」だと思うのです。ある検査あるいは手術によって得られるメリットと、そうしない場合とを比べて、メリットが上回っている場合にそれをやりましょうということになります。その天秤にかけることを医者が考えずにやると、大変なことになってします。

堀江　逆に、医者はひとりがその画像を見ているから、見落としてしまうこともあるかもしれませんけれど、勘というのがあります。そういうことを含めたＡＩがあるとおもしろいですね。

棚橋　これから盛んに行われようとしているビッグデータを集めて解析させると、一－二回しか検査をしていないのに、六ヶ月後、一年後の変化の可能性を、高い確率で予測することが可能になるかもしれない。そういう段階にＡＩが到達すれば、患者さんにとっても医者にとってもすごく良いことだと思います。

堀江　私たちが従来十年かかって得た技術は、ＡＩで一年くらいでできてしまいます。

棚橋　良いことなのではないですかね。基本的に医療というのは、誰が診ても、誰が検査をしても、同じような診断結果が出る。そして、誰が治療しても同じように治せることが理想的です。堀江先生がお得意とされている前立腺の「ダ・ヴィンチ」手術でも、術者によって結果は全然違うと思うのです。出来上がりは一緒に見えても、中身が実は違うという。しかし、なるべくそうしたギャップをなくしていくのが、私たちの使命です。

堀江　教育ですね。何とか耐えたり、しのいだりしながらもっていくというのがありますよね。

棚橋　本当にそうですね。あわてないというか。実は私は趣味でヨットに乗っているのですが、海に出て天候がおかしくなったり、予想したこととは違ったりすることがあります。たとえば、暗礁があったとか、あるいは突然ロープが切れたとか、突然何かしら起きるもので、そうした時にあわてず、落ち着いて対応しなくてはいけない。これは人生いろいろなことにも言えるのでしょうけれど。手術の時には想定しないようなことが起きることがあります。その時に落ち

ビッグデータ
インターネットの普及とＩＴ技術の進化によって生まれた巨大で複雑なデータの集合のこと。このデータを活用することで、新たな事業やイノベーションを起こせる可能性が広まっている。

ついて対応できるような訓練を、普段からしておく必要があります。しかし言うのは簡単ですが、実際はなかなかむずかしい。私が手術を教わった先生は、手術中に鼻歌を歌う時があるのです。

堀江　ほう。

棚橋　その時は、困難に直面した時だったのです。鼻歌を歌って自分を落ちつかせていたようです。その先生が鼻歌を歌い始めたら、これはちょっと……。絶対に失敗はできない。それで、気持ちを落ちつかせて次の手を考えるということですね。たとえば血管が損傷して出血をすることがあります。そういう時にあわてふためいて止血するのではなくて、そこをちょっと指でおさえて出血を一旦止めておきながら、次に何をやるのがベストかを考える。そういう対応ができる医者のほうが、すぐさま無考慮に反応する医者よりも良いのかもしれません。

堀江　そうですね。そこで、看護師さんに話しかけるとか。

棚橋　そう、誰かに話しかけるということは、医師にとってとても心を安らげ、落ちつかせられる動作なんですよね。

堀江　そうですね。

棚橋　数日前の新聞に、非常に興味深い記事が出ていました。前立腺の検査でＰＳＡを調べたら、基準値を少し上回っていた。しばらく様子をみたうえで、五年後に放射線療法を受けた。患者さんは「どうなるか、どうなるかと心配していた五年間がすごく苦しかった」と書かれています。「これだったら、検査を受けないほうが良かったのではないか」と。

堀江　ある一定の割合で、命を失う人がいるわけですから。そこがむずかしいですね。

棚橋　この記事には、問題点だけが書いてあって、メリットは省かれている。ここが少し誤解

ＰＳＡ　前立腺から分泌され、精液中に含まれている特異物質のことで、前立腺特異抗原の略。

を招くところですよね。

堀江　要するに、それ以前は、前立腺がんで亡くなる人が沢山いましたから。メディアには前立腺がんを早く発見して、手術は医者の利益になるという風潮があるのです。必要はないのにというような。あれが悔しいですね。

棚橋　私が患者さんだったら、早く見つけてもらって、その対応方法をいろいろ教えていただく。もちろんメリット、デメリットもありますので、自分も一緒に参加して、選択肢を選ぶ。そういうのがいいと思うのです。

堀江　そこが新聞には書かれていないですね。

臓器移植と人工器械

堀江　棚橋先生は臓器移植についてどうお考えですか。

棚橋　本当に切実に困っている人、移植をしてほしいという人は沢山いますよね。実は私が泌尿器科を選んだ一つの理由は、血液から老廃物を濾過するだけのフィルターの役目だけではなくて、血圧調節や、体液調節、骨の強化など、沢山の機能を持つ埋め込み型の代用腎臓（人工臓器）を開発したいと思ったことにあるのです。ＡＩが人間の知能を越えるのは二〇四五年頃だという、シンギュラリティの概念がありますが、その頃になっても、まだ本当の意味の人工腎臓は開発されていないと思われます。そういう過程の中で、毎日透析に通うことから解放されたいという切実な願いがあるとすると、臓器移植もやってあげなくてはいけないのかなというところがあります。ただ、一番の問題は、日本の移植環境なのです。移植には拒絶反応がつ

シンギュラリティ
（17ページ注釈参照）

きものです。欧米では、拒絶反応が起きると惜しげもなく摘出します。そしてまた、次の臓器を待つ。このようなことをするためには、死体腎移植が容易にやれる環境が必要だと思われます。日本では札幌で最初の臓器移植が行われましたが、死の判定のところでつまずいてしまいました。

堀江　少し急ぎすぎたのかな、あれから移植というのが、目の敵にされるようになってしまいました。なかなかやれない状況になって、すごく遅れているわけです。ですから、日本は死体腎移植というのはなかなかむずかしい。それで、血縁からのほうが適合性もあるので、親や兄弟からもらうわけです。

棚橋　せっかく健常な人（親族）のたった二つしかない腎臓の一つを分けてもらうので、「拒絶反応が出たから、すぐ摘出しましょう」とは、医師もなかなか言えないわけです。そういう問題点があり、成功率も低くなってくる。移植ではなくて身体に埋め込める器械をつくれないかと思うのです。しかし、単純なポンプ作用の心臓でさえなかなかできないですね。腎臓はフィルターの働きだけでなく複雑で、いくつもの働きがありますからむずかしいですね。

堀江　棚橋先生が泌尿器の医者になろうとした動機は、人工腎臓ができないかということでしたが、私もやはり腎臓移植に取り組みたいということから入ったのです。

棚橋　そうでしたか！　きっかけが同じというのは、偶然ですね。

堀江　当時は腎臓移植は、最先端の医療であったのと、あと、科の雰囲気ですね。腎臓学には興味がありましたが、どうも内科の人とは、とても気が合いそうにないと（笑）。不思議な人たちがいるのです。

棚橋　分かります（笑）。

最初の臓器移植
（55ページ注釈「和田心臓移植事件」参照）

堀江　あとは、誘っていただいたというのはあります。

棚橋　誘っていただくというのは大きいですね。私が画像診断を一生懸命研究するようになったのも、その研究グループからのお誘いがあったからでしたね。診療科の中で、泌尿器科、婦人科、整形外科、眼科、耳鼻科などは、自分で診断して自分で手術する時期を決めます。これらの科では、生理学的なこと、内科的なこと、外科的なこと、これを皆自分の科だけで対応していますね。基礎的なことから、診断・治療まで、何でも自分の手でやれるところが、泌尿器科をはじめとするこれらの科の魅力ですね。

堀江　泌尿器医療に関しては、日本の技術は世界の中でトップだと思いますね。もちろん先端医療のところもありますが、全体的にはトップだと思います。アメリカに比べたら、日本は上です。

棚橋　ただ、日本では厚生労働省の認可に時間がかかりすぎるのです。たとえば、同じ前立腺レーザー治療でも別の波長のレーザーを使おうとなると、日本ではあらためて治験をやりなおさなければならず、お金もかかるし、時間もかかります。一方でシンガポールや香港では、そのような制約がほとんどないので、新しい技術をすぐに取り入れることができます。

堀江　最近は前立腺肥大症の手術も、水圧の治療で五分間で終わってしまうといいます。

棚橋　水圧もすごいですよね。

堀江　何で、日本は医療機器の開発ができないのでしょう。

棚橋　私も医療機器の開発にはいろいろ携わったことがあります。診断機器は厚生労働省ですぐ認可してくれるけれど、治療機器に関してはなかなか認めてくれない。外国に輸出して、向こうで認められたあと逆輸入するとすぐ認められるという話もあります。何故なんでしょう

水圧の治療（ウォータージェット）
細いノズルから高圧で水を噴射し、金属加工をするように、内視鏡的に前立腺を蒸散する治療。低侵襲で効率よく前立腺肥大症を治療できる。本邦では未承認。

ね？　今のお話のウォータージェットで治療するというのも、実は日本でも三十年ほど前から研究されていたものです。でも、日本ではそういう前例のない新しい治療技術をなかなか認めてくれないので、欧米に先を越されてしまうということがあるのだと思います。

徒弟制度の経験が独自の技術を生む

堀江　棚橋先生は、今、開業されているわけですが、開業医という立場から見て、少し距離を置いてみると、大学医局の問題点は見つかりますか。

棚橋　問題点は、いくつかあるかもしれません。封建制度、教授の独裁などは、現在の価値観からみるとどうなんですかね。たとえば、車がきちんと走るためには、いろいろな技術が上手く組み合わされて、協調して働いているわけですよね。どこかの部品がおかしいと、車としては成り立たない。また、車ってそれぞれ目的があるわけです。人が乗る、荷物を運ぶ、あるいはレースで速く走るとか。目的に沿ったいろいろな機構も働いているわけです。そういう意味では今風の和気藹々というのも、決して悪いことではありません。でも、大学は研究機関でもあります。最先端の医療技術を目指して皆で「一生懸命やりましょう」というところからすれば、変に民主的にやっているよりも、司令塔がいて、かつ皆が協力的でないと上手く進まないかもしれません。

堀江　棚橋先生の時代は本当にイノベーションの時代なのです。現在の研修医制度というのが生まれたのは、医療の明治維新です。それまでは、大学医局が一つの基準で、終身雇用をやっていたのですけれど、研修医制度というのは医師一人ひとりが決めていいのだと。これが非常に大きくて、棚橋先生が今おっしゃったように、組織の中で頑張っていくというより個人の利益を追求したいという人が当然増えてきました。むかしはシンプルだったのが、今は結構むずかしいですよね。

棚橋　外科系医師は技術者ですから。スポーツと同様に、少なくとも最初の何年間か、これはもう疑問など持たずに言われたとおりやってみた方がいい。そうすると、ある程度の技術を覚えることができる。その後で、疑問を持ってみる。メスの持ち方、切り方にしろ、縫い方にしろ、もっと良い方法があるかもしれないけれど、最初から自分なりでは上達しない。スポーツもそうでしょう。型があって、それを馬鹿馬鹿しいと思いながらやっているうちに、だんだん上手くなっていく。そうすると、自分なりの技術が生まれてくる。医学もそうだと思うのですね。徒弟制度というのがとても重要で、それがないと短期間で技術を習得して、より多くの人を助けるというところまでいかない。いくらやっても試行錯誤はありますよね。山崎豊子さんの小説『白い巨塔』で、医局制度の悪いところが強調されてしまっていますが、良いところも沢山あるわけです。

堀江　山崎さんの小説は、極めて先駆的ですよね。極めて高度な話を彼女は書いていると思います。今でも、医療訴訟はむずかしいですね。尾ヒレの部分がいろいろあるけれども、そうではなくて、医療の中でよくあの小説を描いたなと思いますよね。

棚橋　構想力がすごいですよね。

山崎豊子（一九二四〜二〇一三）大阪府出身の小説家。毎日新聞社勤務のかたわら小説を書き始め、一九五八年『花のれん』で直木賞受賞、作家生活に入る。『白い巨塔』『不毛地帯』『二つの祖国』『大地の子』『沈まぬ太陽』など著作は全てベストセラーとなり、多くが映像化されている。

『白い巨塔』　一九六三〜六五年にかけて発表された、山崎豊子の作品の中でも特に傑作と名高い長編小説。浪速大学に勤務する財前五郎と里見脩二という対照的な人物を通し、派閥争いや医療ミス訴訟など、医学界の腐敗を鋭く追及した社会派小説。一九六六年の映画化以来、何度も映像化された。

心と手の温かさが患者の心を癒す

棚橋　私たちは泌尿器科という科を選んだわけですけれど、すごく幸せだったと思うのは、いろいろなことが日進月歩で進歩した。前立腺のがんも早期に見つかるようになった。前立腺肥大症もいろいろな手術ができるようになった。結石も簡単にとれるようになった。ＥＤも治す薬が出てきましたからね。むかしは診断はつくけれど、治せない。そんなことが沢山ありました。これは個々人の医師が悪いわけではなく、医学がそこまで進んでいなかったわけですが、医者にとっては悲しいことですよね。本当に自分の力がないような、「患者さんに申し訳ない」、そんな気持ちにさせられるわけです。そういう時代が長く続いたのに、今はスマートに診断をして、ちゃんと治療もできる。手術も傷口の小さい内視鏡手術も選べる。そのような時代になった医学の進歩は素晴らしいけれど、私は薬学の進歩もすごいと思っています。

堀江　そうですね。神経内科などは全く治療薬がなかったですものね。

棚橋　私たちの若い頃は、泌尿器科でも治療薬のない疾患が少なからずありましたね。それが、今はありますものね。すごいですよね。前立腺だって小さくなりますものね。

堀江　医学よりも、薬学は大きいですね。

棚橋　本当に薬学の力というのは素晴らしいと思います。

さて、いろいろな意見があっても、早期発見は素晴らしいことだと思うのです。その時点では、選択肢がまだいっぱいあって、自分の進路を医師と相談しながら決めることができます。でも発見が遅れてしまって、「もうこんなになっています。手の尽くしようがありません」。そうなってから見つかっても、これは悲しいですよね。ですから、どうなるかなという不安はあっても、

ＥＤ　Erectile Dysfunction の略。勃起不全。男性の性機能障害の一種で、勃起機能の低下を意味する。

まだ、手の打ちようがあるうちに見つかるということはすごく重要なことです。

堀江　前立腺がんの場合は、どこにがんがあるのか、七割は分かるのです。分からない三割の方が、不利益を得る可能性があるのです。全員が全員にあてはまらない。当然その中には、手術して良かったよねという人もいるし、手術したけれど、遅かりしと言う人も実はいる。そういう方々はマイノリティなのですが、そこの部分を理解していただくのはむずかしいのです。

棚橋　今、堀江先生がおっしゃられた話は重要なことだと思います。私たちの経験をもとに、まず薬物療法でやってみようとか、このタイミングで手術したほうがいい、とかの判断をするわけですけれど、先ほども出てきたＡＩでビッグデータを集めて解析させると、この状態だったらここで手術したほうがいいよ、という提言が得られる。もちろんそれを最終的に判断するのは患者さんの気持ちと私たちですけれど、ＡＩがアドバイスしてくれるのは非常に魅力的だと思います。

堀江　医者の負担を軽減してくれる（笑）。

棚橋　がんと診断され、医師から説明を受けた後、とても心配になり食欲もなくなり受診される方がいます。少し前向きの説明をしてあげると、安心される。皆ではないですが、若い先生の中にはエビデンス最優先で、「このがんでこのデータでは、あなたの五年後の生存率はこういう数字で」と言われると、ビックリしてしまうことも多いわけです。やはり相手の顔色を見ながら、「一般的にはこうですけれども、あなたの場合はこうですから……」とか、表現もやわらかくして言ってあげないと、治るものも治らないということはあるかもしれないですね。

堀江　ほんとうにそうですよね。

棚橋　先ほどもお話ししましたが、二〇四五年くらいには、ＡＩの方が人間よりも能力が優秀

エビデンス
医学においては、その治療法が選択されることや臨床結果などの科学的根拠、臨床的な裏づけを指す。エビデンスに基づく医療は「エビデンス・ベイスト・メディスン」と言い、医師の個人的な経験や慣習などに依存した治療法を排除し、科学的に検証された根拠のあるデータに基づいて医療実践する取り組みのことを言う。

になるという分岐点がくるのではないかと言われています。そうなっても人間がＡＩに勝てるのは、心を持っているところです。心や手の温かさとかを忘れてしまってはいけないと思います。いくら画像診断や内視鏡検査が進歩しても、実際に患者さんに手で触れて、よくお話を聞いてあげて、ということが抜けてしまうと、病気は治っても心は癒されないままということがあるのかなと思います。そして、「もし自分が患者さんの立場だったらどうか」ということを、常に考えながら進んでいかないといけないと思います。

堀江　全くその通りだと思います。

（二〇一八年四月収録）

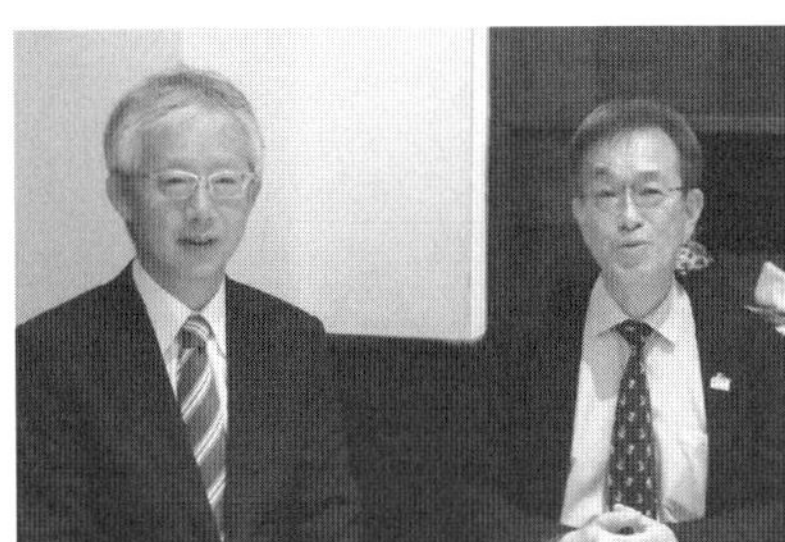

医療の急先鋒が目指すユートピア

武藤　真祐（医師）

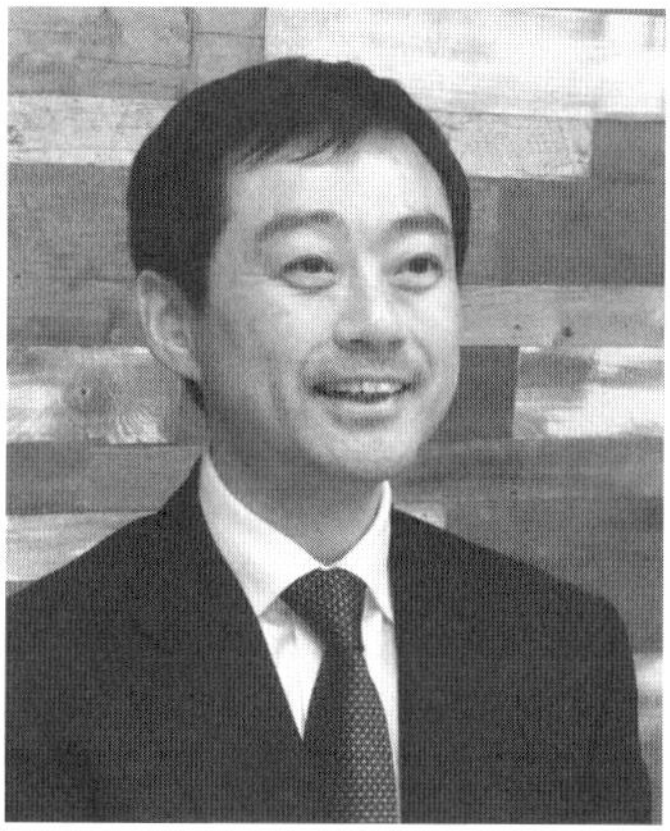

むとう・しんすけ
医師。1971（昭和46）年、埼玉県生まれ。2002年東京大学大学院医学系研究科博士課程修了。東京大学医学部附属病院、三井記念病院にて循環器内科、救急医療に従事。2004年より2年半、宮内庁で侍医を務める。2010年文京区に祐ホームクリニック開業。東京医科歯科大学大学院医歯学総合研究科臨床教授。2015年第2回イノベーター・オブ・ザ・イヤーを受賞。

医療現場と制度設計、そして科学技術

堀江　武藤先生を、フェイスブックでいつも拝見していましたが、シンガポールのインシアードに行かれるなど、絶えず考えられて、一つずつ実行されていてすごいなと思います。

武藤　自ら行って見て、そこで考えることが大事かなと思っているものですから。

堀江　シンガポールという国にもご興味があったのですか。

武藤　もともと、アジアで活動をしたいと思っていました。どこからスタートするのが良いかと考えた時に、シンガポールと香港という選択肢がたいがいあると思うのですが、ことばやカントリーリスクを考えた時に、シンガポールのほうが日本とは親しい関係だと思いましたし、当時はまだシンガポールもすごく勢いがありましたので、決めたのです。通い始めて一年半くらいで、そこの同級生と起業して、会社（Tetsuyu Healthcare Holdings）をつくりました。

堀江　それは、包括的な地域の中でのヘルスケアサービスのようなものですか。

武藤　そうです。二つのサービスをしていまして、一つは日本型の地域包括ケアをシンガポールの国の状況に合わせながら展開しようというものです。最終的には訪問看護師さんを雇用して、彼女らがいろいろな役割を果たすというモデルです。二つ目として、ＩＴのシステムをつくってきました。それは今、シンガポールの他の病院や老人ホーム、あと、上海の老人ホームといったところで使っていただいています。ヘルスケアにおいてリアルなオフライン的なサービスとオンライン的なサービスとの組み合せをどのように実現していくかということを、国をまたいで始めようとしています。

堀江　ＩＴのアプリケーションを提供するということはいろいろな人ができると思うのです

インシアード
フランス、シンガポール、アラブ首長国連邦に校舎がある世界最高峰の経営大学院。ハーバードと肩を並べる世界一、二のビジネススクールと言われている。

が、先生の場合はいつもツートラックというか、ヒューマンリソースのお考えに基づいておられますね。

武藤　もともと、基本的には医師として、目の前にいる患者さんを治したい、現場で何かをしたいという思いが強くありました。ですから、マッキンゼー（マッキンゼー・アンド・カンパニー）よりも、自分で開業するという道を選んだのです。ただ、それだけですと労働集約型ですし、自分の診られる患者さんしか診られない。そこをブレイクスルーする上では、一つの方法としては、政治的な方向に行って、世の中の制度を変えていくということがあると思います。そこには私も多少なりとも関わってはいます。しかし、もっと飛躍的に変えるものは、やはり科学的な技術だと思うのです。今の時代ではＩＴでしょうし、ＡＩや、いろいろな技術が入ってくる中で、その分野もやっていたい。医療の現場と制度設計、そして、もう少しドラスティックに変えていく科学技術。どれもやりたいというのは欲張りなのですが……。

堀江　先生は、いろいろな構図を見渡した上で、在宅医療という方向に行かれたのですか。

武藤　私が最初に在宅をしようと思ったきっかけは、永井良三先生に叱られながらも普通のキャリアパスからはずれてマッキンゼーに行ったことで、それであればリスクをとる人生のほうがいいと考え、大学には戻らずに、自分で何か新しく活動を始めたいなと思ったことです。また、少子高齢化の課題が日本ではもっと大きくなるのは明らかですので、この課題に対して、現場から何かしらの解決策を出すようなことをやっていきたいと思ったことも一つにはあります。さらに、医師としての自分を見つめ直した時に、循環器内科医でカテーテルの治療が終わった後よりは、患者さんやご家族の方とお話ししているほうが楽しかったので、自分にはそちらのほうが合っているのではないかと思って、二〇一〇年に「祐ホームクリニック」を開いたと

ヒューマンリソース
人間を単なる労働力と捉えずに、組織が持つ大切な資源、人材であると捉えること。

マッキンゼー・アンド・カンパニー
シカゴ大学経営学部教授のジェームズ・O・マッキンゼーにより設立された、アメリカ合衆国に本社を置くコンサルティング会社。世界六十ヶ国に百以上の支社を持つグローバルな戦略系コンサルティングファームであり、全世界の主要企業を対象に多数のコンサルティング・プロジェクトを手掛ける。

ブレイクスルー
障壁となっていた事象を突破して前進すること。

永井良三
自治医科大学学長、東京大学医学部名誉教授。専門は、臨床循環器病学、血管生物学。東京大学医学部附属病院第三内科助教授などを経て、一九九九年から同大学大学院医学系研究科内科学専攻循環器内科教授。二〇〇四年医学部附属病院長、〇七年より現職。〇九年紫綬褒章受章。

いうのが最初です。

堀江　なるほど。

武藤　もう少し進めて言うならば、在宅医療がこれからどんどん必要になるのを分かっていた上で、どこかの病院に行って、出来上がったものの中で変えていくというよりは、これからまだまだ大きな変化が起こっていく中で、新しいチャレンジをする余地があるところにいたほうが、可能性があると思ったのです。患者さんを現場で診たいという思いと、自分としても新しいことを始めたくて、開業したのです。

待つのではなく、自ら切り開く

堀江　医師、教師、牧師と、三つの職業がありますが、共通点があります。それは、広い意味でマイノリティに来てもらって、何かをするという点です。

武藤　なるほど（笑）。

堀江　要するに、医者というのは、基本的に診察室に患者が入るのを「待っている」人なのです。しかし、武藤先生は絶えず前に向かって、新しいところに行かれています。常に動かれていて、被災地でも医療をされて（二〇一一年に被災した宮城県石巻市に「祐ホームクリニック石巻」を設立、院長に就任）、大変なご苦労をされたかと思います。

武藤　私ももともとは保守的な人間だったのですが、私が人生の考え方を大きく変えたのは、大学院の研究室での経験でした。永井先生の勧めで、東大の分子細胞生物学の研究室に行ったのです。そこのボスは他から見たら非常に厳しい先生で、ずっと立って叱られることもありましたボスは「とにかく医学部はだめだ。たいした研究もしていないのに、国の予算を沢山持っていっている」と主張されるのです。先生は純粋な基礎研究者なので、「医学の研究なんて、AをBに変えたらどうだったという話ばかりだ。真理の追究になんて向かっていない」という考えでした。しかも「東大医学部が一番だめで、東大という名前だけで通っている」と。要するに「東大医学部のおまえは、本当にだめだ」ということです。加えて、そういう東大生を生み出している私の出身高校の開成は本当にだめな学校だと、ずっと言い続ける。つまり、今まで自分が拠り所にしていた価値観を完全に崩されるのです。

堀江　手厳しいですね。

武藤　すでにボスは、「Nature（ネイチャー）」に年に三、四本もの論文を発表されていて、圧倒的な実績があった方なので、研究者として頑張ろうと思う自分にとっては、絶対的な存在であったのですが、私は鬱のような状態になってしまっていました。自分のアイデンティフィケーションを考えないと、もう何もできなかったのです。そのアイデンティフィケーションが何であったかというと、自分が何かの組織に所属したり、まさに堀江先生が先ほど話されたように、誰かが何かをくれるのをいくら待っていても、それは非常に受け身であり、何かを創っていくことにはならないということでした。むしろ、どこかにいて安心していても、そこを完全に崩されたら同じ目に遭うのだと思いました。そうであれば、自分から外に出て切り開いていった方が、結果はどうあろうとも、まだ納得ができると思ったのです。乗っていた船が沈んでしまったら、その船のせいにしかできないけれど、自分でボートを漕いでいたら、だめでも自分のせいになる。そこが、自分の中では大きな転換点でしたね。ですから今は、ボスにとても感謝しています。

アイデンティフィケーション
帰属性・拠り所。

堀江　それはある意味、幸運でしたね。辛い経験であっても。
武藤　三十過ぎで相当辛かったです（笑）。
堀江　最大の危機でもありましたね。
武藤　「自分とは何なのか」ということを、考えざるを得なくて。その中で出した結論は、「自分で始めたことであれば、責任がとれる」ということです。
堀江　武藤先生はそうした人生の中で、被災地でクリニックを立ち上げ、在宅医療にも行かれて、シンガポールで経営マネジメントもされた。もともとマネジメントというか、コンサルティングにご興味があったのですか。
武藤　マッキンゼーに行った理由は、経営そのものに興味があったわけでは全くないのです。むしろ、問題の発見であるとか、解決を考えるとかいったことに興味がありました。それはすなわち、国立病院が独法化されていくとか、医療界がマスコミから医療訴訟のことでたたかれるとか、それこそ「立ち去り型サボタージュ」が言われ始めた時代ですから、よく分からないけれど、世の中は変わっていくなという実感からです。医師の立場が今までとはどんどん変わっていく中で、自分は何を考えていったらいいか分からないという危機感がありました。マッキンゼーに行ったのは基礎の研究室を経た後ですから、アイデンティフィケーションを考えていく中で、何を軸に判断していけばいいか分からなかったので、考えるためのスキルを身につけたいと思ったのです。それでマッキンゼーに行ったというのはありますね。
堀江　医者としてトレーニングを受けて、基礎の研究所では全く違う研究をされ、マッキンゼーはまた全く違う仕事ですよね。ご苦労されたでしょう。
武藤　そうですね。マッキンゼーにいる間に早稲田のＭＢＡを取得したり、公認会計士の勉強

立ち去り型サボタージュ
二〇〇六年に虎の門病院の泌尿器科部長の小松秀樹がその著書で使った言葉で、医療崩壊すなわち医師がリスクの大きい病院の勤務医を辞めてより負担の少ない病院へ移ることや開業医になること。

をしましたが、知識という意味では、少ししか身に付いていません。しかし、医者と同じで、習った後にいかに実践していくかというところが大事ですので、それは自分の組織、フィールドを持たないと実践はなかなかできないだろうということで、自ずと経営もせざるを得なかったということです。経営がしたかったわけでは必ずしもないのです。

堀江　私にとって、武藤先生の研究室と似たような経験は、東大医学部を卒業して、医師として希望に燃えていた時に、当時できたばかりの救急部に行った時のことです。後から考えると、東大病院中のならず者のグループだったわけですが（笑）、そこへ行ってはじめに言われたのは「おまえたちは何の役にも立たない」でした。実際に救急患者が運ばれた時に、挿管といって管を入れたりするではないですか。「おまえら十秒間時間をやるから、それでできなかったら、どけ」と言われて、実際に患者が来て、やろうとして一回だめだと、「おい、替われ」ではなくて、フィジカルに突き飛ばされてしまう。要するに「フィジカルに俺は何の役にも立たないのだ」と認識させられるわけです。今、大学教授になっている人などは、ある日突然、黒板に「馬鹿野郎」と書いて、しばらくいなくなったことがありました（笑）。すごい教育でしたけれど、ある意味、非常におもしろかったのです。その時に夜な夜な教育されたのは、東大内科撲滅論というものでした。「東大の医者は何の役にも立っていない。俺たちは止まっている心臓を動かせるのだ」と、毎日聞かされていましたから、内科病棟で心停止の患者がありますと、私たちはいつも偉い先生の前で「どけどけ」とか言って、蘇生してあげて、「あ、蘇生しました」とやっていました。

武藤　とてもよく分かります（笑）。

堀江　それ以来、私は東大病院に対する見方が変わってしまったのです。東大の外道になってしまって（笑）。

武藤　いや、本当に分かりますよ。結局、実力とはそういう中でしか身に付けられない。

堀江　それから、転機としては、二十八歳でアメリカに行ったことですね。研究もして、非常にいいオファーもあり、日本に帰るかアメリカに残るか、相当迷いました。アメリカでは、大学病院の医者というのは個人事業主なのですね。日本は組織労働者です。迷った末に、いざ日本に帰る選択をしてみると、企業の組織体とはまた違う大学病院の医局という組織体と、アメリカで見た個人事業主の自由さとが全く相入れなくなり、最終的には飛び出すかたちになってしまったのです。そうしましたら、帝京大学が拾ってくれて、ある意味中途半端な個人事業主でやってきて、好きなことはずっとやれてきました。

先生の場合は、シンガポールで起業されて、今は遠隔医療もされているのですね。

武藤　そうですね。最近は上海、北京、台湾でも始めました。私自身は外れた道を歩み出しているので、人と同じものをやるというのは、とにかく嫌なのです。しかし、グループ全体の成長も重要です。グループの中で一番攻めている急先鋒に立っているのは、私と決めています。また、できたものを誰かがきちんと引き継いで、形にして広げていくことができれば、こだわりがなくなります。幸運なのは、それらを一緒にやってくれる仲間が多くいて、私自身がいろいろなことをしていても、どこの組織でも共同代表者のようなかたちで携わってくれていることです。たとえばクリニックであれば、それぞれに院長などがいます。

堀江　そういう方たちが先生の考えに賛同して、集まってくれているのですね。

武藤　そういう面もありますね。非常に優秀な人たちが集まってくれていると思います。ありがたいことです。

堀江　チームづくりにあたっては、どのようなことを大事にされていますか。

武藤　フェアネス（公正さ）というのはすごく大事にしています。また、それの延長ですけれど、自分の弱み強みをはっきり言っています。私はここはできないので、あなたに任せるとか、ここまではできると思うので任せてくれとか。それはある意味フェアネスで、自分の限界をよく分かった上で、仕事をしています。

堀江　それは、サーバント・リーダーシップ（servant leadership）とはまた違いますね。カリスマ的リーダーシップともまた違う、新しいリーダーシップですね。マッキンゼーで学ばれた部分があるのですか。

武藤　いや、そこは苦しみながらつくってきたものかもしれません。二〇一〇年に数人で始めて、いろいろなことがありましたし、特に被災地の石巻に行った時に、地域の人たちとずっと仕事してきましたので、大変でしたが、それだけ見えてきたものがあったのかもしれません。

医療はどう変わっていくべきか

堀江　少子超高齢社会を迎えて、これからの医療は変わらざるを得ないと思います。もちろんいろいろな抵抗勢力などもあると思うのですが、医療はどのように変わっていくべきだと思われますか。

武藤　破壊的なイノベーションが医療であるのかという議論が常々あると思うのですが、日本くらい大きくなって、人口も多く、制度も長い年月をかけてできた国で、しかもそれほど思いきったことはやらないような国民性では、できないのではないかと思います。よほど国でもク

サーバント・リーダーシップ
アメリカのロバート・グリーンリーフ博士が一九七〇年に提唱したリーダーシップ哲学で、「リーダーはまず相手に奉仕し、その後、相手を導くものである」という考え方に基づく。サーバント・リーダーは、部下に対して奉仕の気持ちを持って接し、どうすれば組織のメンバーの持つ力を最大限に発揮できるのかを考え、主体的に協力してもらえる環境づくりに邁進する。「支援型リーダーシップ」とも呼ばれ、従来の「支配型リーダーシップ」とは相対する。

ラッシュして、ゼロからつくり直すようなことがない限りは。そうでなければ、破壊をしていくものはないので、結局、やや政治的にならざるを得ない。つまり、利害調整をしながら、少しずつ動くということになると思います。ただ、その中で何も新しいものは生まれないかと言えば、そうではなくて、いくつか新しいものを生み出す要素があると思うのですが、一つは圧倒的な技術の進歩ですよね。iPhoneが一つの例ですが、技術が間違いなく進歩していくと、医療への応用面でも今までにないものが出てくる。人間の生活を極端に変えていくほどの技術ともなれば、医療に影響を及ぼさないわけがない。たとえば、IT技術を使って医師と患者さんがデータなどでつながっていくというのは、時代の要請でしかありませんので、仮にいくら医療界が抵抗しても、これは間違いなく入ってくるでしょう。グローバルでは、もっともっと進んでいます。結局、科学技術の進歩が人間の行動や考え方をどんどん変えていく中で、医療も変わっていくのではないか、というのが一つあります。

堀江　なるほど。

武藤　もう一つは、やはり奇跡というのはあると思っていまして、何かものごとが生まれる時というのは、結局、時代と共に人の偶然の出会いみたいなものがあって、必然になると思っています。過去にもいろいろなものが生まれてきたと思うのですが、私はそこに未来を感じています。それぞれ皆が一生懸命やっていけば、必ず新しいものが生まれるのです。

例で言うと、今回のオンライン診療です。ある条件下では、医師と患者さんがインターネットを通して話してもいいではないかと、誰もがずっと前から思っていたと思うのですが、いろいろな理由で進んでいませんでした。しかし、一年ほど前に安倍首相が「遠隔診療を進めます」とおっしゃられて、日本医師会の横倉義武会長もITへのご理解が深くて、この件に関しては

横倉義武（一九四四〜）熊本県生まれ。福岡県医師会会長を務めた後、二〇一二年より第十九代日本医師会会長。一七年十月より、第六十八代世界医師会会長も務める。

皆、足並みそろえて「やるぞ」となったのです。私はそれほど貢献していないのですが、時を同じくして、福岡市医師会と福岡市と私たちで、遠隔治療の実証治療を始めたのです。この偶然が重なって、安倍首相と横倉会長という強いリーダーがいらっしゃる中で、福岡の結果を中医協の資料に使っていただいたり、いろいろご相談もいただきながらやれたので、苦労はありましたけれども、結構短い時間で決着することができました。

堀江　それは一種のシンクロニシティですね。

武藤　変化を起こすと言っても、ただ既存のものを全て破壊するような方法では、多くの人の理解を得にくいので、やはり今まで生きてこられた方たちの最も大事にしているもの、メンツとかだけではなくて、医者の倫理観であるとか、国の財政を大事にしなくてはいけないとか、誰もが反対しそうにないものを組み立てていくと、意外にその周辺にあるものは、多少丸く収まってくる面もあるかなと思うのです。軸になるものをやたらとひっくり返そうと思うと、それは一歩も動かないだろうと思っています。そのように進んでいくと、世の中は、良い方向に向かっていくのではないかなと思います。

堀江　私が今、所属している順天堂大学病院の泌尿器科でも、自分たちでウェブサイトをつくって、そこにQ&Aの小さなお問い合わせコーナーを設けましたら、結構、問い合わせがきているのです。ということは、そこで遠隔診療をスタートしようと思えば、できてしまうのです。順天堂としてはウェルカムだと思うのですが、ただ、最終的なソリューションは絶えず、「順天堂においでください」となりますよね。そうなりますと、医療のアマゾン化と言いましょうか、中身は検索できるかもしれないけれど、最終的には買って読む、順天堂に来るという発想になると、地域の病院はどうかと思うのです。そのようなことを、医師会は一番危惧するのではないかと思います。

武藤　医療相談と遠隔診療（オンライン診療）の線引きについては、今度のガイドラインで出ると思うのですが、医師が基本的に判断しているものは医療相談とはなかなか言えないグレーな部分ですが、「最初はきちんと対面で診療してください」といった内容になりつつあります。お隣の中国はどのような感じか知りたいと思って、最近まで中国で、中国人のお医者さんが中国人の患者さんとオンラインできるというプロジェクトを行ってきました。今、無料のオンラインのチャットのようなものが、ものすごく中国で使われているのですが、これを用いて相談を受け、最後に「では医者と話したいですか」と尋ねて、医師と話したその時から課金される、というモデルです。そのアプリを使っている人がどのくらいいるかというと、市場調査をしましたら、約六千万人、日本の人口の半分近くにのぼるのです。つまり中国は、医療事情が悪いような地域の人たちは、ＡＩを使ってでも、医療相談をしたいというニーズがあるということです。対面で診ることを大事にする日本と、医療へのアクセスが悪いので、まずオンラインでも受けたいという中国のような国では、当然求められるものも違っています。日本のほうが私はいいと思うのですが、世界では医療はそういう方向へどんどん進んでいるわけです。六千万人のデータが集まってきているという意味では、そこからできるＡＩの質は非常に高い。日本語バージョンみたいなものが出てきて、日本人がこうしたデータを使って、ゆくゆくは医療相談しないとも限らないのです。そうなってくると、今まで日本の医療界が提唱してきた「とにかく対面で診療する」「病院に来てほしい」という方法を使わない人たちが出てくるかもしれない。ですから、医療の中で大事にするものはしながらも、そういったＡＩも含めての開発とか、機会の創出をやっていかないと、結局、日本は置いていかれるだけになってしまいます。

堀江　レコード会社とｉＴｕｎｅの関係も同じですね。

武藤　最近思うことは、医療も含めて、これからの世界というのは、民間対独裁国家みたいなものが、ものすごく競争激化してくるのではないかということです。民間では、購買に関してはアマゾン、すなわちアメリカが全部持っていっている。ＬＩＮＥであれば、韓国が全部持っていっています。全てのデータは、だいたい海外が持っていっているのです。自由主義の中で出てきた巨大なプレーヤーが、覇権を争ってデータを取り合っていく中で、それでは、日本はどうなのか。日本人は個人情報が大事だと言いながらも、実はありとあらゆるデータが分析されている状態なのに、意外と気にしていないと思うのです。

堀江　レセプト情報だけ死守していますけれど（笑）。

武藤　それも分からないですよね（笑）。そのうちアップルとかが、「十分の一の費用で分析しますよ」などとなって、「いいんじゃない」という可能性だってないわけではない。世界の医療が変わっていく時に、日本の医療は今までのような大病院や地域医療などの、以前から変わらないモデルで対抗できるのかというと、分からない。私はそういうことも考えて、シンガポールや中国でいろいろなモデルを試してみて、日本に持って帰れるものは持って帰ろうと思ってやっています。日本で非常に新しいことにチャレンジするのはハードルが高いので、まずは海外で試したほうが、結果が早いのではないか、という結論に達したわけです。

医師の役割、ＡＩの役割

堀江　今、順天堂大学の入学試験ではひとり三十分くらい面接しています。よくＡＩが医療に

ｉＴｕｎｅ
アメリカのアップル社が開発、配布しているメディアプレーヤー。二〇〇一年に音楽再生・管理ソフトとしてリリースされた。ｉＰｏｄが発売されてからはその管理ソフトウェアとしての役割を持つようになり、その後のバージョンアップで動画ファイルの再生・管理などの機能が追加されている。

レセプト情報
患者が受けた保険診療について、医療機関が保険者（市町村や健康保険組合等）に請求する医療報酬の明細情報。

どのようなインパクトを与えますかという質問をすると、受験生からいろいろな答えが返ってくるのですが、ほとんどの学生が必ず、「患者さんに寄り添う医師の役割は変わりませんよ」と結ぶのです。「患者さんに寄り添う医師」ということで最近、私の印象に残っているのは、八十三歳くらいのおばあさんが、抗がん剤治療を受けた副作用で、間質性肺炎になって入院したということがカンファレンスに出たのですが、私は「なぜ、この人は抗がん剤治療を受けているの」と寄り添っている医師に聞くと、「患者が希望しました」という答えが返ってきた。「それでは、なぜ、希望したの」と聞いたら、「それは分かりません」と。それで、私はその患者さんのところに行ったら、わざわざ寝ていたおばあさんが、ベッドの上に正座して、「申し訳ありません」と言うわけです。「どうしたのですか」と尋ねたら、「私の不注意で、このような副作用が起きてしまい、治療が正常に遂行できなくなりました」と。医者のプログラムどおりに遂行できなくなったことを申し訳なく思っているのです。その前に担当医から副作用について聞いているかと問うと「聞いていない」というのです。「薬が効力を発揮するから、このような副作用も出ますけれど、あなたのせいではないですよ」と私はその患者さんに伝えたのです。「どうして、この治療を選択されるようになったのですか」と聞いたら、三つ年上のご主人が認知症で、「私は主人よりも先に死ぬことはできない」と。で、お医者さんが「抗がん剤治療をしたら長生きできるよ」と言っていたのです。この医師の判断は間違いではないですが、はたして「寄り添っている」と言えるのか。おばあさんが残された時間の中で、認知症のご主人の心配が少なくおふたりで暮らせる時間を大切にする方法は医学・医療だけでは解決できません。こうした例をみると、患者にとっては、寄り添う医師は、本当にAIのほうがいいのではないかと私は思ってしまったのです。たとえば、本屋さんに行った時に、店員さんに「これおもしろいですよ」と薦められて「あー、良かった」ということも当然あるけれど、そんな情報もなくて、アマゾンの中のほうが沢山の口コミ情報がある。医師の役割というのも、そういう意味でどうなのかなと。

武藤　先生のおっしゃるとおりで、韓国では、ＡＩドクターのようなものが進んでいて、人間の先生が患者に説明すると、「ＡＩにきちんと聞いたのか」という患者がいるくらいなのです。そういう時代になっている。日本もなるかもしれません。そういう意味では、医師の仕事は牧師のようになるのではないかと思っています。それは神という、圧倒的な存在がいるところでのプロフェッショナルのあり方です。「全ての遺伝子も考え合わせた結果、あなたがこうなるのは何パーセントです。もう三年以内にお亡くなりになるのは百パーセントです」となった時に、誰かが救っていかなくてはならない。メンタルのところをサポートするのはやはり人間なので、今まででであれば、医者が言っているので安心したとか言う人もいると思うのですが、これからの時代は、それは必ずしも医者ではないかもしれません。看護師さんや、カウンセラーなど、誰でもいいのです。そういう人の存在が必要になってくると思います。

堀江　医療の力と仲間の力、コミュニティの力というのは、今のところ過小評価されていますけれど、大きいのかなと思います。

武藤　ものすごく大きいと思います。ＡＩのほうが上手く役割を果たすかもしれないですよ。ＡＩスピーカーと話しているほうがはるかに快適ですよね。あれにＶＲがあれば、どこにいても疑似体験できます。人間にとってそれはどういうことなのかなとは思いますけれど。

堀江　私たちも、ＶＲで痛いところが何とかならないかと今、トライしているところです。強烈な、経験したことのない知覚刺激が入ってくると、痛みなどをブロックできるかもしれない

ＶＲ　バーチャル・リアリティの略。コンピューター上に人工的な環境をつくり出し、あたかもそこにいるような感覚を体験できる技術。

と思うのですよね。

武藤　全て、幸せも痛みも人間が感じとることですから。もしかしたら、「感じる」ということを人工的に修飾できたら、何かが変わるかもしれませんね。

自己実現と納得がもたらす幸せ――遠隔医療と在宅医療のその先に

堀江　武藤先生は、遠隔医療と在宅医療という広い意味での地域医療のその先に、どのようなことを見ているのですか。

武藤　日々考えながら進んでいるとしか言いようがないのですが、一番大事なのは、チープなことばですが、一つは「自己実現」だと思っています。病気に対する不安は誰もが持っています。在宅医療をしていて思うのは、「見える化」すると、はじめは皆、悲しむわけですけれど、ある意味、結構吹っ切れる人が多いのです。これからの世の中は、いろいろな意味でどんどんカスタマイズされて、それぞれにとって状況が「見える化」できる可能性があります。遺伝子の情報、日々の生活の情報で、多くの場合は分かるようになっていきますよね。私は、それを負と捉えるのではなくて、むしろ変えるきっかけが分かるというふうにポジティブに捉えたいと思うのです。たとえば人生一つとっても、寿命だけが全てとは思いませんが、ある程度予測が立つということは、一定の変化を促せる可能性があるということだと思うのです。

いずれにしても、医療従事者というのは、主従でいったら「従」だと思っていますから、医師としては患者さん一人ひとりが主体的に考えたり行動するきっかけを、いろいろなＩＣＴの技術をつくって持っていってあげたい。私たちがよく「パッシブ（受け身）からアクティブな

ＩＣＴ
Information and Communication Technology（「情報通信技術」）の略であり、ＩＴ（Information Technology）とほぼ同義だが、ＩＣＴは情報・知識の共有に着眼点を当てており、「人と人」「人とモノ」の情報伝達といった「コミュニケーション」がより強調されている。コンピューター関連の技術をＩＴ、コンピューター技術の活用方法を指す場合をＩＣＴとして使い分ける場合もある。

医療へ」と言っているのは、どんどん良い形で、個人個人が自己実現するよう持っていけたらいいな、ということがあるのです。

堀江　なるほど。

武藤　もう一つは、それも含めて結局、患者さんが「納得」することがとても重要だと思っています。納得するということは何なのかから始まって、納得することを患者さんと一緒に組み立てていくことが、さまざまな技術や知識を使ってできるのであれば、誰にとっても幸せなことだと思うのです。それをもたらす方法の一つが、在宅医療だと思うのですが、もしかしたら遠隔医療かもしれないし、もしくは新しいVRかもしれない。それらは全て道具にすぎないのです。その結果として、患者さんたちがどういうふうに人生を理解して進んでいくか、または変えていけるかというところを実現していきたいのです。それには科学技術や社会技術、はたまた文学や哲学など、さまざまな種類があると思うのですけれど、それをすることで、今、バラバラになっている技術や思想を統合していくことに、人間の未来や幸せがあるのではないかと思っています。私が全部できるなんて思っていませんので、この後、私が何十年生きるか分かりませんけれど、そこに何らかの寄与ができればいいなと思っています。海外に行くことや、新しいことをやるということの全ては手段であって、目的は、そういうユートピアを目指していくことができればいいなと思っています。非常にざっくりとした答えで恐縮ですが。

堀江　医療者にとって、患者の自己実現をどのようにサポートするかということは非常に大事ですよね。そして患者に限らず、人間全般としても、自己実現というのは今後ますます大きな問題になってくると思います。

武藤　人間とは弱い存在である、ということがとても大事だと思うのですが、そのことを忘れてしまい、私も人に対して怒ったりする時がどうしてもあります。人間とは、肉体的にも精神的にも弱く、その弱さを皆が許容して、お互いをサポートし合うような世界というのは、単純に考えてもいいと思うのですが、それを人の善意に任せるのではなくて、きちんと裏打ちできるものがあった上で、それを実現できる世界であるといいと思うのです。イメージとしては、一番下はものすごくクールというか、単なる技術の固まりで、だんだんだんだん、それが人間の温かみを帯びていって、最後に人が生活するところは、技術なんてむしろ関係がないというか、誰も気づかないようなところで機能していて、けれど、人々が自然とそういうふうになるような、多面的な世界ができればいいと思います。ヘルスケアというのはその中でも最も重要なピースなので、私としては、最下層の技術のところから一番上層の人々が幸せをどう感じるかというところを、行ったり来たりできればおもしろいと思うのですよね。

堀江　「自分を知る」ということでは、遺伝子のＩＴ化が進んできて、かなり細かく見えてきましたよね。この点については、先生はどのようにお考えですか。

武藤　いろいろな意見があると思いますが、きちんと受容ができ、かつ自分の中でマインドセットができるかという観点と、知って何かができる余地があるというものがあってはじめて、人はそれを受容していくのだろうと思うのです。いずれ遺伝子情報の利用化が進んでいくと、実際の治療につながっていき、より具体的なソリューションを提供し得るのであれば、そして、それをより受け入れられる形になるのであれば、私はどんどん進むべきだとは思います。先ほど申し上げたように、人間の弱さということになると、将来を知らないから好き勝手やっていられる面もありますので、あまりに将来を予測できるのも、これはこれで問題がある。将来を予測できるという非常に数学的な話と、そこに対して、もっと寄り添うとか、人文社会科学的なソリューションとがセットになって世の中に出て行くのであれば、大きな価値があると思うのです。いろいろな学問の体系が集まってくる中に、新しいソリューションがあると思うのです。

多様な経験や苦労が人に寄り添う力を生む

堀江　こうした時代背景のなか、これから医者になる人はどうしたらいいでしょうか。

武藤　いくつかあると思うのですが、「人に寄り添う力」というのはまちがいなく必要だと思います。どうしたらそういう力が身に付くかというと、一つは、やはり苦労することでしょう。これは間違いないと思います。人の弱みを分からない人にいくら寄り添えと言っても、自ずと限界があると思いますから。では、苦労するためにどうするかというと、多様なところに飛び込むしかないと思うのです。一つのところにいて、誰か来て下さいという人たち、ストレートで人生を生きる人たちは、いいように見えていろいろと失っているものもあるだろうと思うのです。無駄に見えることの中にも、後から解釈すれば、きっといいこともあると思います。多様性をあえて、自分の中でつくっていくようなところに、無駄でもいいから身を置いていくのは必要かなと思います。自分のニーズに基づき、身を海外でもどこへでも、もっていくといいと思います。

堀江　医師にはダイバーシティが必要ですね。

武藤　それから、新しいことをおもしろいと思えるかですよね。新しいことに飛び込むと今の生活が変化してしまうからやめようというのではなくて、来る変化を先に捉えていくくらいの、人生に対してポジティブに受け入れていく態度が必要だと思います。

ダイバーシティ　性別、年齢、信仰などにこだわらずに多様な人材を積極的に生かし、最大限の能力を発揮させようという考え方。

また、おもしろいという意味では、悲しみがあるから、おもしろみもあるような気もするのです。常に人の悲しみを背負いながら、新しいものを喜べるという感覚です。在宅医療をしていて良かったなと思うのは、開業しなかったら、あんなに沢山の人の死にも遭わなかったでしょうし、やるせなさや、辛さ、家族の葛藤というドロドロしたものを見ているゆえに、できる時に頑張っておかないといけないな、というのがエネルギーになっている自分もいるのです。そういう経験もなく、何となく表向き、新しいことをやりたいとか、起業したいという人というのは、やりきれればいいのですけれど、なかなか越えられない場合もあるのではないかと。いろいろな人の辛い思いを自分がどのくらい乗せて走ることができるかというふうに考えると、多様なことや辛いこと、見たくもないことというのをきちんとどこかで経験することが、エネルギーを生むのではないかなと思います。ですから今から医者になる人には、楽して生きるな、海外でも一年行って、ひどい目にあってきなさいと言いたいです。

堀江　学生にはこういうことを言えないですけれど、医者というのはいわば獏が悪夢を食べるような、人の不幸を食べて生きている獏みたいな動物でしょう。それを、どちらかというと、今の教育では、良い成績をとって、ある技術を得て、どこかまで到達した後は、クルーズコントロールまでしたいというか、元を取るというか、利息をとるというか、そういう発想がどうしてもあるように思います。働き方改革ではないですけれど……。

武藤　そうなってしまうのですよね。どれくらいグーッと縮むかで、その後、どのくらい伸びるかが違ってきます。辛さも含めて、どのくらい我慢して縮んでいられる時期があるか。人生の一時期だけではなくて、常にバネを短くしていくような経験を持ち続けられるような人は、必要な時には果てしなく、伸びて行けるのだと思います。縮む苦労を厭う人は、たぶん伸びない。

バネを伸ばせないと思います。そのほうが安全かもしれないとは思いますけれど、私としてはおもしろみも少ないかなと感じます。医者のむずかしいところは、結局、自己責任なのです。医者に限らないと思うのですが、個人で、その人が身に付けられなかったら、誰もカバーしてくれないのです。バネが伸びた段階でもずっと行かざるを得ないのです。また、誰かがグッと縮めてくれるかというとそうでもなくて、自分でよほど頑張って縮めない限り、伸びないのですね。むかしは、無理矢理辛い思いをして縮めていた人はずいぶんいたと思うのですが、今だと自分でやっていくしかないので、良い面もありますけれど、不幸な面もありますね。

堀江　今日は素晴らしいお話をありがとうございました。

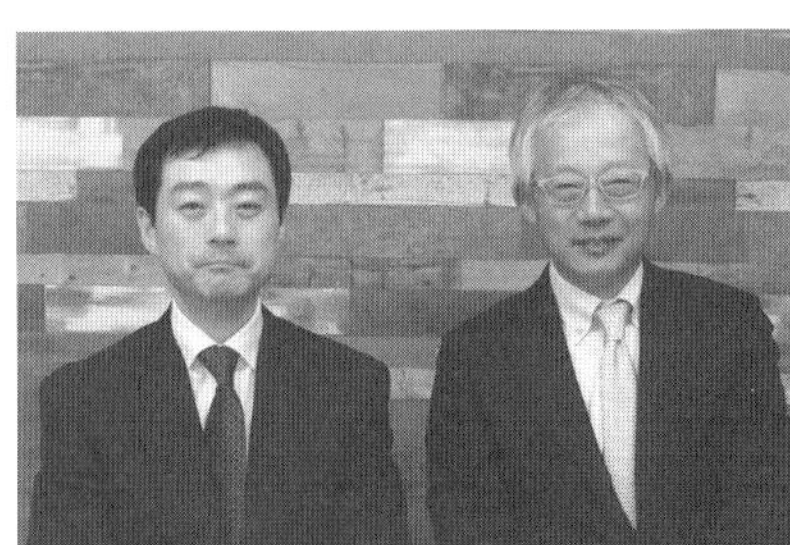

（二〇一八年三月収録）

生物学が解明する生命現象の本質

森　和俊

（京都大学大学院理学研究科教授）

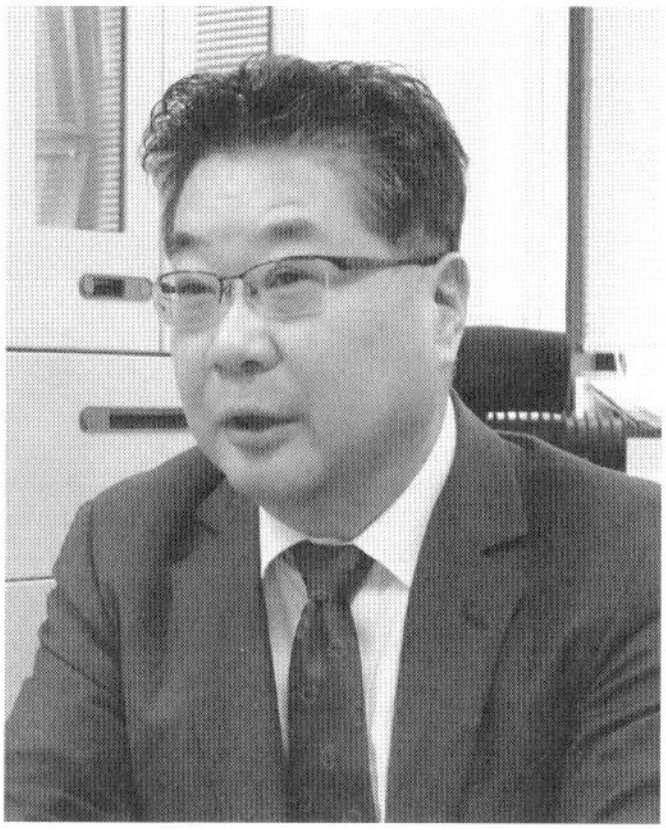

もり・かずとし
1958（昭和33）年、岡山県生まれ。1987年京都大学薬学博士。岐阜薬科大学助手、アメリカ合衆国・テキサス大学博士研究員、HSP研究所主任研究員などを経て、1999年京都大学大学院生命科学研究科助教授。2003年同大学院理学研究科教授。2014年アルバート・ラスカー基礎医学研究賞受賞。2016年恩賜賞・学士院賞。2018年、文化功労者に。

生物学はミステリー

堀江　今日はお時間をいただきまして、ありがとうございます。私がアメリカのテキサス大学に行っていた時に、森さんは分子生物学で有名なジョセフ・サンブルック教授のところにいらっしゃいました。当時ちょうど分子生物学が学問として確立して、その中心のところにいらっしゃったのですよね。その後、私はしばらく臨床医をしていましたが、数年前から、「森さんはすごいことになっている」といろいろなところから聞いて……。

まずサンブルック教授のところに行かれたのは、テーマがおありになったからですか？

森　テーマではなくて、とにかく分子生物学というものに魅了されたのです。大学一年の時に、分子生物学をやりたいと思ったのですが、当時、高校までは生物学は好きではなくて、生物は暗記科目、全部覚えないといけない科目に思えたのです。動物の細胞と植物の細胞の構造は違っていて、内部に同じようなものも存在するのですが、植物の細胞には壁があったり、動物にはないようなものが入っていて、大腸菌といったら、中には何もない。生物はそれぞれ種ごとに違う仕組みを使っているように見えましたし、細胞分裂といったら、糸がでてくるのですよ。当時はDNAなど教えてくれませんでしたから、「この糸って何？」となる。糸が出てきて、細胞が分裂しますが、この過程を細かく覚えないといけない。このような暗記科目はだめだと思い、私は理屈でできる物理化学系が好きでしたので、物理を目指していました。少し学力が足りなくて、目指していた京大理学部にはいけなくて、工学部の化学科に入ったのです。私は新聞を読むのが好きで、もともと物理をやりたかったのも、新聞でクォーク（素粒子のグループの一つ）の話を読んで、おもしろいな、物ってどこまで小さくなるのかなと思ったからなの

ジョセフ・サンブルック（一九三九〜）イギリス出身の分子生物学者。リバプール大学に学び、一九六九年、ニューヨークのコールド・スプリング・ハーバー研究所に勤務。その後、テキサス大学サウスウェスタン医学センター（ダラス）に異動。DNA腫瘍ウイルス、ならびに正常細胞と腫瘍細胞の違いに関する研究で知られる。

ですが、大学一年になると、新聞に突然、遺伝子というのが出てきたのです。高校生の時までは全然出てこなかったのに、遺伝子の記事が新聞に出てくるようになりました。なぜかと思ったら、利根川さんの影響なのです。

堀江　利根川進さんは、一九八七年にノーベル賞を受賞されました。

森　その十年前が、私が一回生の時で、この頃から利根川さんの仕事の紹介を兼ねて、遺伝子というのが出てくるのですよ。遺伝子って何だろうと入門書をあたって調べていくと、ＤＮＡというものがあって、子が親に似るのはＤＮＡを受け継ぐからだと。そして、遺伝物質であるＤＮＡと、生命活動の担い手であるタンパク質の関係を明らかにしたのが、分子生物学です。タンパク質というのは二十種類のアミノ酸が順番に並んでいるのですけれど、その並び方がＤＮＡに暗号として書き込まれていると書かれていたのです。ＤＮＡはＧＡＴＣと四文字です。タンパク質は二十種類のアミノ酸から成り立っているので、ＤＮＡとタンパク質を結びつけるには、四と二十だから、一対一の関係は無理です。組合せするしかないのですが、四×四とすると十六でまだ足りない。三文字の四×四×四でいくと、六十四通りになるので、ＧＡＴＣの中から三つの文字を並べてくると、これが一つのアミノ酸を指定する暗号になると書いてあるのです。たとえばＡＴＧと書いてあったら、メチオニンというアミノ酸ですよと。夢中になりました。小学生の頃からミステリーとヒストリーが好きだったので（笑）。暗号というのはミステリーの定番ではないですか。

堀江　暗号を解読すると犯人が分かる。

森　そうです。宝物の在り処が分かるというように、「生物って暗号を解きながら生きているのだ」ということに驚きました。それが最初で、もっと読んでみると、この暗号はヒトから大

利根川進（一九三九〜）
愛知県出身の生物学者。免疫グロブリンの遺伝子構造を解明し、一九八七年にノーベル生理学・医学賞を受賞した。

ＧＡＴＣ
ＤＮＡが保持する遺伝情報は、基本的には塩基配列の形で書き込まれている。遺伝子情報記述領域では、その遺伝子に対応するタンパク質のアミノ酸配列を表現する。塩基は、ＤＮＡではグアニン（Ｇ）、アデニン（Ａ）、チミン（Ｔ）、シトシン（Ｃ）の四種類があり、一文字略称で表すと、たとえば「ＧＡＡＴＴＣ」のように端から順に塩基を記述できる。

腸菌まで共通だというのです。今までは種ごとに違う仕組みが使われていると思っていたのに、DNAに書き込まれている暗号から見ると、これは共通ではないかと。生物にも共通した根本原理があるということに、びっくりしたのです。さらにおもしろいことに、共通であれば何が良いかというと、ヒトの細胞からヒトの遺伝子、DNAをとってきて、これを大腸菌の中に入れると、大腸菌はせっせとヒトのタンパク質をつくっていくのです。暗号が一緒だから。ATGはヒトでも大腸菌でもメチオニンという暗号になっているので、ヒトの遺伝子をきちんと正しく解読して、ヒトのタンパク質をつくってくれるのです。私たち、ヒトの細胞というのはだいたい一日に一回しか分裂しないのですが、大腸菌の細胞は二十分に一回分裂するので、二十分毎に倍、倍となって、ひと晩するとものすごい数になる。そうすると、要するに大量生産ができるということになります。

堀江　この時の、大腸菌の中にできたタンパク質は、きちんと立体構造はつくれるのですか。

森　この当時は、まだ立体構造などは、よく分かっていない時代でした。今はきちんと大腸菌でインシュリン（血糖値を調節するペプチドホルモンの一種）とかをつくっていますからね。当時は、現実の問題にはなっていなかったでしょう。ただ、こういうことに使えるのではないかということが書いてありました。遺伝子工学と言って、遺伝子を使えば工業利用ができるということでした。分子生物学は仕組みとしてもおもしろいし、人の役にも立つからやろうと思ったのですが、工学部の化学系ではできないので、転部したのです。京大には転部制度があるのですが、理学部はやはりむずかしく、薬学部なら当時はやさしかったので、二回生の時に薬学部に転部できました。薬学部に行って、少し生物に近いことをやっていたのですけれど、分子生物学は当時最先端の学問でしたので、薬学部には誰もやっている人はいなかったのですよ。

いつか分子生物学をやりたいと思っていましたが、なかなかできなかったのです。ですから、本格的にやるためにアメリカに行く必要がありました。大学の助手にはたまたまなれたのですが、そこでも分子生物学はできなかったので、やはり若いうちにアメリカに行きたいと思い、渡米を決意しました。でも、あちこちに手紙を出したのですが、すぐに雇ってくれるところがなくて。そんな中、サンブルック教授のところへは先輩が行っていたこともあり、雇ってくれたのです。三十歳の時でした。そこへ行ったら分子生物学はできるだろうと思いました。当時、タンパク質の立体構造の構築など、それが重要とは思っていませんでしたが、何でもいいから分子生物学をやりたいと思っていました。実際に行ったら、テーマがおもしろくって、居ついてしまったのです。

堀江　当時、『モルキュラー・クローニング（Molecular Cloning）』『分子クローニング：実験マニュアル』という実験書が生物学・医科学の中で中心的な本でした。それを書かれた三人の著者のひとりが、サンブルック教授ですね。

森　実験書、マニュアル本ですね。皆、この本を買って読みました。日本では海賊版でしたけれど。

堀江　そんなことがありましたね。

森　当時、洋書は高価でした。海賊版といって、勝手にコピーして、売っていたのです。

ライバルとの熾烈な競争

堀江　先生のブルーバックスの本『細胞の中の分子生物学』（講談社）を拝読しましたが、素晴らしい本ですね。ノーベル賞って、突然、ふっと沸いたように出てくるように感じますし、私も恥ずかしながら半分そのように思っていたのですが、細胞生物学の進歩の中でノーベル賞の研究というのはどこに位置づけられるのかということが、きちんと書かれていて、研究する時に最初にあれを読んでおけば、と思う人が多いのではないかと思います。

森　歴史物が好きなので、歴史にのっとって書いていています。私は今、理学研究科の教授なので、ものすごく授業が多く、学生を眠らせないためにはどうしたらよいかといろいろ工夫をしているのですが、学部教育をどうやっていくかということを考えた時に、「これや！」と思いまして、あの本を必死で書いたのです。ノーベル生理学・医学賞を受賞された大隅（良典）先生や山中（伸弥）先生は、研究所の教授になられたので、教授になられてからは大学の授業はほとんどされていないと思います。

堀江　戦国武将ではないですけれど、いろいろなサムライが本に登場します。

森　米カリフォルニア大学教授のピーター・ウォルター、この男とすごい競争になりました。そのあたりのことも、割とリアルに書いています。

堀江　この写真では、随分年をとっていますね。

森　私と四つしか違わないのですが、見た目はおじいちゃんなのです。彼のボスはギュンター・ブローベル博士という人ですが、「シグナル仮説」というのを提唱して、一九九九年にノーベル賞をもらっています。仮説は出したのですが、実態を明らかにしたのはピーターなのです。彼が大学院生の時の仕事で、私が大学院の修士一年の時に、ピーターがファーストオーサー（第一著者、実際に実験をした人）、ラストオーサー（責任著者）がブローベル博士の論文が、細胞生物学のメッカであったロックフェラー大学が発行する学術誌「JCB（ジャーナル・オブ・

大隅良典（一九四五〜）
福岡県出身、生物学者。東京工業大学栄誉教授。細胞自身が不要なタンパク質を分解する「オートファジー」の仕組みを解明した功績により、二〇一六年にノーベル生理学・医学賞受賞。

山中伸弥（一九六二〜）
大阪府出身、医学者。京都大学iPS細胞研究所所長・教授。二〇〇六年に世界で初めてマウスの皮膚細胞から、〇七年にはヒトの皮膚細胞から人工多能性幹（iPS）細胞の作製に成功。これらの功績により、一二年にノーベル生理学・医学賞受賞。

シグナル仮説
真核細胞内のリボソームで一律に合成されたタンパク質には、それぞれいずれの細胞内小器官へ運ばれその役割を果たすか、〝荷札〟が付いているという仮説。ブローベル博士によって提唱されたこの大胆な仮説はその後、全ての細胞内小器官への輸送について成立することが明らかになった。

セル・バイオロジー）」に三つ連続で出たのです。リボソーム（タンパク質とＲＮＡでできた構造体）という場所でつくられたタンパク質を小胞体に輸送する荷札を認識するタンパク質を見つけたのを知って、すごいな、すごい上の人がやっているのだろうな、と思ったら、まだ、大学院生だったので驚きました。当時は博士号をとっても、米国では博士研究員というのをやってからでなくては大学教員にはなれない。それも普通は助教授、准教授、正教授となるのですが、彼は形式的に一年間だけブローベル研で博士研究員をして、すぐＵＣＳＦ（米国カリフォルニア大学サンフランシスコ校）の正教授になったわけですから。

堀江　ものすごく若かったのですね。

森　若いけれども、力を持っていた。三十歳くらいで、正教授になったのですから、ものすごい実力者です。彼は最初シグナル仮説の研究をやっていたのだけれど、ボスがノーベル賞をとったら、その話題ではもう二度とノーベル賞は来ません。彼が、何か近くに美味しいものはないのかと見渡した時に、私たちが一九九二年に出した論文に目をつけて、これはおもしろそうだ、というので、こそっとこの領域に入ってきたのです。

堀江　そこから入ってきたのですか。

森　酵母を使って、小胞体ストレス応答における重要な分子としてＩＲＥ１を最初に発見した時が一番鍵でした。ＩＲＥ１は、小胞体に異常があると、その異常を感知するセンサー分子です。私たちは王道を進んでいましたから（一九九二年の論文で、この後の対談で登場する、寝ているシャペロンを起こすための太鼓を発見しています）、私たちが先に論文を出したら、彼は二番煎じになってしまいますので、私たちよりも先に出そうということだったのでしょう。世界最高峰の学術誌「Cell（セル）」にピーターがＩＲＥ１発見の論文を先に出してしまったのです。

ＲＮＡ
リボ核酸の略称。伝令ＲＮＡ、運搬ＲＮＡ、リボソームＲＮＡなどに分類される。リボソームでは、タンパク質とリボソームＲＮＡが協調して伝令ＲＮＡの〝暗号〟を読み取ってアミノ酸を繋ぎ、タンパク質を合成する。

小胞体
細胞内小器官の一つ。タンパク質の製造工場として働く。

小胞体ストレス
タンパク質がそれぞれに課せられた役割を果たすためには、それぞれに固有の立体構造を形成しなければならない。この仕組みに齟齬が生じ、小胞体に構造異常タンパク質が蓄積した状態。小胞体ストレスは細胞機能に重篤な影響を及ぼすため、全ての真核細胞には小胞体ストレスに適切かつ速やかに対応する術・小胞体ストレス応答が備えられている。

ＩＲＥ１
新たに作られたタンパク質が正しい立体構造をとっていないときに重要な働きをするタンパク質。細胞内小器官である小胞体に存在する。

でもその論文は、遺伝子を発見したというくらいで止まっていて、遺伝子の特徴についての解析はほとんどなかったので、私たちの論文は二ヶ月遅れだけれど、同じ「Cell」に出してもらえたというわけです。

堀江　二番目に出しても普通は載らないことが多いですよね。

森　普通はだめなのですが、ピーターが無理やりねじ込んだだけで、こちらの方に重厚なデータがありましたから、例外中の例外です。その後も同じ遺伝子を同じ時期に発見したけれども、先に彼に論文を出されたりとか、そういうことがありました。

堀江　著作でも、そこのところはすごくおもしろくて、ピーター・ウォルターという人が敵のようで、佐々木小次郎みたいな人物で登場してくるのですよね（笑）。

森　私さえいなくなれば、彼の一人天下になるのです。最初のうちはかなりきつかったですよ。小胞体の異常を感知するセンサーIRE1を発見すると、次には転写因子を見つけないといけません。この転写因子の発見も競争で、彼に先を越されて「Cell」に論文を出されました。一九九六年の十月か十一月に彼の論文が出て、その一ヶ月くらい前に彼が学会で発表したのを日本の先生が聞いてきて、電話をくれまして、「ピーターが転写因子をとったと言っていたぞ」と伝えてくれました。もう終わりかなと思いましたが、話を聞いているうちに、センサーが異常を感知したことをどのように転写因子に伝えるかに関して、全く同じ現象を見ているのに解釈が違うということに気がついたのです。それで、私の解釈が間違いだったらもう終わりだけれど、間違いかどうか、決着がつくまでもう少しやろうと思ったのです。そして十一月に、日本での国際会議で話をさせてくれる機会があり、ピーターと同じ現象を見つけたけれど、解釈が違うという話をしました。そして十二月のサンフランシスコでの直接対決（米国細胞生物学

遺伝子の発見
遺伝子の塩基配列を明らかにすること。遺伝子はA（アデニン）G（グアニン）C（シトシン）T（チミン）の四つの塩基によりコードされている。

転写因子
DNAに結合して伝令RNAを合成する調節を行うタンパク質。

会でのシンポジウム）では、先ほどの本では徳川家康や武田信玄が出てくるところですが、私の異論を聞いたピーターが自身の解釈をさらに補強するデータを持ってきていたのです。ほとんどの人が、ピーターのようなすごい人と、私のような無名の者が戦えるはずがないと思っていたのですが、いざ戦ってみると、「MBC（モレキュラ・バイオロジー・オブ・ザ・セル）」という学術誌に私の論文を出すことができたのです。彼は自分のアイデアにのめり込みすぎてしまって、間違った解釈に陥りました。戦いに一年かかりましたけど、結局私の解釈のほうが正しかったのです。

堀江　他の人も追試をしてきたのですか。

森　当時はピーターと私のふたりだけでしたね。この対決はどうなるのだろうかと、他は固唾を呑んで見守っていました。ピーターは結構なやり手で、競争相手を潰していた男でしたので、どうせ森は負けるだろうと思われていたと思います。でも、私はへこたれずにやっていました。

堀江　そこで、一変、彼は負けを認めたわけですね。

森　間違いは認めましたが、負けを認めてはいません。私が「MBC」の十一月号に出したほぼ同時期に、人に誤りを正されるのが嫌だから、自分で誤りを正した論文を学術誌「カレント・バイオロジー」に出したのです。当時始まったばかりのインターネットのオンライン・システムを使って、投稿の受理から発行まで、約一ヶ月という早技でした。

堀江　では、即、動いたのですね。

森　ほぼ同時期に、自分で直してしまったのです。指摘されたのではなくて、自分で誤りに気がついて、論文を直したというふうに見せかけることもできる男でしたからね。

堀江　当時は、情報というのは、まだ電話とかが多かったですよね。

追試
発表された内容が正しいか、別の研究者が実験をして確かめること。論文にねつ造がないことを示す証拠になる。

森　海外の雑誌も航空便ではありましたが、郵送です。最初の頃は毎月一回、「Cell」が届くと、目次をザーッと見て、ピーター・ウォルターの名前がないかどうか確認していたくらいです。その後、酵母の研究を発展させるため、私たちはヒトの小胞体ストレス応答の研究に取り組み始めました。彼は優秀でしたけれども、酵母にしか使えない方法で転写因子をとったので、酵母の世界に留まりました。私たちは上手くヒトの世界に転出できて、そこでまた良い成果を挙げました。それは彼には一切できないことでしたので、そこで初めて、もう私たちを潰せないと認めたのです。

堀江　ピーター・ウォルターは結局、ヒトの方までいけなかったのですか。

森　ヒトの方には、全然いけませんでした。酵母の仕組みが分かったら、それをもとにヒトの仕組みを知りたいと思いますよね。当時、私は会社にいましたから、この仕組みを使った創薬を目標としていました。酵母でやっても創薬にはなりません。ヒトは異物がくると、抗体というミサイル（タンパク質）をつくって、撃墜します。免疫反応ですね。この抗体をつくるプラズマ細胞というのは、タンパク質をものすごく沢山つくるのです。そしてタンパク質の品質管理能力がすごく高いと、当時から思われていました。ですから当時から、もしこの酵母のシステム（小胞体ストレス応答）がヒトでも重要な役割をしていたら、きっとそのプラズマ細胞で、この仕組みは使われているだろうと考えていました。酵母では、仕組みはおもしろくても、それがどれだけ重要か分からないので、ヒトの世界にもその仕組みがあることを証明して、しかも重要な役割をしていてほしいなと願いながらやっていたようなものです。

堀江　それが現実のものとなった。

森　はい。この仕組みが、役者の顔は少し変わっていますが、基本的には同じ仕組みが、抗体をつくる時に重要な役割をするのです。その仕組みがないと、抗体がつくれない、病気に勝てないというものです。この論文は、二〇〇一年の十二月二十八日の「Cell」最終号に出ました。それで皆が、これはおもしろくて重要だ、ということに気がついたのです。この肝心要を私が解明したので、ピーターは、これはもう私を潰せないかな、と思ったようです。

堀江　利根川進さんは、抗体を遺伝子的に見つけてノーベル賞をとられたわけですけれど、そこから先が分かっていなかったわけですよね。

森　最終的にどうなるかというのはね。

堀江　それを、森先生が問題を解いたということですよね。

森　それで、ピーターは私を潰せなくなって、それまで、結構意地悪もあったのですが、審査員というのは名前も出ませんから、彼がやったかどうかは証拠がないのですが、別の論文はすごく苦労して出しました。でも私たちふたりの夢が現実になったので、翌年、二〇〇二年五月の「コールド・スプリング・ハーバー・ミーティング」で、ピーターと私は和解したのです。

堀江　そうですか。

森　そこで乾杯をして、それからは会えばハグする仲になりました。二〇〇五年に私はワイリー賞（アメリカ・生命医学の賞）をいただきました。ワイリーというアメリカの財団なのですが、後追いだけれども新しい賞をつくりたいといいまして。選考委員長は、ピーターの元ボスのブローベル博士なのです。和解した後ですから、ブローベル博士がふたりにとらせたらどうだろうかと考えたのでしょうね。和解していなければそうならなかったでしょうが。授賞式でもピーターが滔々と自分の説をしゃべって、次に彼がやらなかったヒトの世界を私がしゃべるという、コンビネーションとしてはたぶん良いだろうということになって、それからは彼と一緒に、こ

コールド・スプリング・ハーバー　アメリカ合衆国ニューヨーク州のロングアイランド西部北岸にあるリゾート地で、医学・生物学の重要な問題が議論される会議が開催されている。

のワイリー賞を含め計五つの国際賞をいただきました。二〇〇九年にガードナー国際賞（カナダの医学賞）、二〇一四年にラスカー賞（アメリカ・アルバート・ラスカー基礎医学研究賞）とショウ賞（香港の科学の賞）。そして、昨年、ブレイクスルー賞（アメリカの生命科学賞）、これも一緒にいただきました。

電子顕微鏡による飛躍的な進歩

堀江　細胞生物学の中では、いろいろ重要なことがありますよね。その中でも森さんの仕事が世界の一番中心にきているというのは、皆がこれが一番大事だと思っているのでしょうか。

森　歴史的な流れを汲んでいますからね。戦後の細胞生物学は、電子顕微鏡を使うことによって、すごく発展したのです。もともと普通の光学顕微鏡で細胞を見ると、核とミトコンドリアくらいしか見えないでしょう。核の中にＤＮＡがあって。ゆとり世代の高校の教科書だと、細胞はものすごく簡単にされていて、桃のようになっていて、桃の種のように真ん中に核が鎮座し、まわりにピーナツみたいなミトコンドリアが浮かんでいるというものでした。普通の顕微鏡で見えるものしか教えてはいけないような時代だったのですが、細胞は生命の基本単位なので、そんなに簡単なもので生きていけるはずはないのです。それが一変したのは、電子顕微鏡という新しい顕微鏡を使ったからです。細胞の中にいろいろな区画（細胞内小器官）があることが分かって、それらの区画はそれぞれ役割分担をしていることも分かりました。ロックフェラー大学の三人の細胞生物学者（アルベルト・クラウデ、クリスチャン・ド・デューブ、ジョージ・エミール・バラーデ）が第一世代の研究者で、電子顕微鏡を駆使していろいろな細胞内小器官（オルガネラ）を見つけ、どのような役割を果たしているかということを明らかにしたことによって、細胞のイメージが大きく変わったのです。この三人の方は、一九七四年にノーベル賞を受賞しました。さらに、当時からインシュリンの作用は分かっていて、膵臓からインシュリンが出ると血糖値が下がって、ごはんを食べても血糖値が元に戻ります。その時に血液中をまわっているインシュリンは膵臓の細胞の中でつくられているはずですが、一体どこでつくられるのだろうかというのが疑問でした。そういうことを研究しているうちに、細胞の中にはこの黒い点みたいなもの、原子密度が高くて、黒く見える粒子があることが分かって、これをリボソームというのですが、ここでタンパク質がつくられるというのをこの人たちが見つけました。さらに、このリボソームという黒い粒子には、単独で存在しているものと、小胞体という区画の膜にくっついているもの、二つがあるということに気がつきました。さらにインシュリンみたいなタンパク質は小胞体膜にくっついているほうでつくられて、そこからゴルジ体（真核生物の細胞内にみられる小器官の一つ）というものを通って、外に出ていくのだと。

堀江　それを、いわば第一世代の人が明らかにした。

森　そうです。こうして、どこでタンパク質がつくられて、どうやって細胞の外に出るかというのが分かった。次に、インシュリンはどうして小胞体膜にくっついているリボソームでつくられるのかということを明らかにしたのが、先ほどお話ししたブローベル博士です。これには理由があると。インシュリンには小胞体膜に連れていかれるための荷札がついていて、荷札があるからこの膜についたリボソームでつくられて、そこから小胞体の中に入るのだと証明されました。ブローベル博士は第二世代の研究者を代表して一九九九年に単独でノーベル賞を受賞されました。次に、タンパク質はどのようにして膜で囲まれた異なる区画間（小胞体とゴルジ体）

を動いていくのかということが疑問になった時に、第三世代の研究者が船、フェリーに乗っかっていくことを突き止めました。つまり、小さい袋の中に閉じ込められていくのだということを明らかにしたのが、八〇年代からの三人の方（ランディ・シェクマン、ジェームズ・ロスマン、トーマス・スードフ）で、五年前（二〇一三年）のノーベル賞なのです。最後に、このフェリーに乗る時に、タンパク質の形が良くないとだめだということが分かってきて、形の問題がとても大事なのだとなりました。フェリーには良い形のタンパク質しか乗れない。良い形になれなかったら、どうするのだということを研究し、われわれはこの流れの中にずっと乗っかってやっているので、今、評価が高いというか、九〇年代から始まった大きな歴史の流れの一番中心的な時に、たまたま私がアメリカに行って、そこで研究実験し、帰ってきてからもピーターと競争しながらこの仕組みを明らかにしていったということが評価されているのです。

老化と細胞

堀江　今度、森さんに「抗加齢医学会」で、講演していただくことになっています。加齢というのは、そもそもＤＮＡの暗号に書かれていないと思うのです。ＤＮＡに書いていないところで起こることを何とか修復しようとするのが、抗加齢医学だろうと、勝手に解釈しているのですが。先生の小胞体ストレス応答も老化によって調子が悪くなりますよね。これは何で調子が悪くなるのですか。

森　やはり、反応性が悪くなるから老化が起こるのですよね。基本的には老化の仕組みを調べるためには、寿命が短い生物のほうが調べやすいので、三週間で一生を終える線虫や、二ヶ月で終えるハエなどを使って研究することが多いのですね。実際、小胞体ストレス応答が上手くいかない時には寿命が短くなるという論文が出ています。それで、反応性が悪くなって、なかなか修復ができなくなりますから、異常なタンパク質が蓄積していって、いろいろな害をなすだろうと思っています。ですが、私たちが発見したATF6というセンサー分子は、無脊椎動物では働いていないのです。脊椎動物、背骨ができると、ATF6が機能を獲得しまして、一番重要な役割を果たすようになります。ですから、無脊椎動物の研究成果をそのまま私たちにあてはめられないのではないかということで、最近はこの老化問題を、メダカを使って研究しています。メダカには背骨があって、ヒトと同じ仕組みを使うので、これで老化の研究ができないかなと思って準備はしているところです。

堀江　どうして背骨と関係があるのですか。

森　コラーゲンです。私たちには骨が沢山あって、主成分はコラーゲンですよね。コラーゲンを沢山つくるというのは、細胞にとって、小胞体のすごい負荷になるということを明らかにしているのですが、その時にシャペロンという、形を整える役割を持つタンパク質が働くのです。タンパク質が入る小胞体の中では自分ひとりではなかなか形はとれないのですよ。最初はヒモなのですが。

堀江　シャペロンとは付き添いですか？

森　ルノアールの《ムーラン・ド・ラ・ギャレット》という絵をご覧になったことがあると思いますが、西洋の貴族社会では、お嬢さまが一定の年齢に達すると、社交界デビューします。シンデレラが舞踏会に行って、王子さまに見そめられるように。でも社交場へひとりで行くと、変なふるまいをして、じゃじゃ馬だと言われると大変だから、最初のうちはよくマナーをわき

ATF6
脊椎動物の小胞体ストレス応答において中心的な役割を果たす小胞体ストレスセンサー兼転写因子。通常、小胞体膜に埋め込まれているが、小胞体ストレス（構造異常タンパク質の蓄積）を感知すると、シャペロン遺伝子の転写を活性化する。その結果、構造異常タンパク質が修復、小胞体の恒常性（機能）が維持される。

シャペロン
他のタンパク質分子が正しい折りたたみにより立体構造を獲得するのを助けるタンパク質の総称。

まえたおばさんが付き添うのですよ。「今は何をする時ですよ」という指示をしてあげて、正しくふるまうようにしてあげて、一人前になるのを助けてあげる。そのような人がいるのです。それをタンパク質の世界でもやっていて、アミノ酸がずっとつながったヒモ状でできてくるのですが、これでは役割を果たせないので、きちんと形をとる時に粗相しないように、シャペロンが寄り添ってあげて、良い形になるように導くのです。このプロセスが上手くいかないと困るので、私とピーターが見つけたのですが、センサーが働き、形の変なタンパク質をきちんと直せるように、シャペロンを増やしてあげるのです。シャペロンが手助けをしてあげても上手くいかなかったら、人手が足りないと小胞体は思うのです。人手を増やしてあげればいい。そのためには、核というところに情報を伝えて、転写因子という太鼓奏者に、小胞体がまずい状況にあると知らせます。普通は、余分なシャペロンは核の中で寝ていると考えてください。寝ているから足りないので、寝ているシャペロンを叩き起こす役割の人がいて、センサーが非常ベルを鳴らすと、太鼓を叩く人（転写因子）が出てきて、太鼓を叩いて、「寝ている場合じゃないよ。起き上がって来いよ」と言って起き上がらせて、小胞体の中に補ってやるという仕組みなのです。

堀江　これを、ピーターと競争しながら見つけられた。

森　そうです。やはり大事なのは、進化上、背骨ができたところから細胞の仕組みが変わってくるというところです。最初、単細胞生物の酵母では一つだったセンサーが、多細胞生物の線虫だったら二つになる、最後、背骨ができたものでは三つになる、だんだんとこの仕組みは、進化に伴って巧妙になってくるのです。それだけの必然性があったのだと思います。背骨にとって、コラーゲンが一番大事なのです。一番タンパク質として沢山あるのです。タンパク質がどのくらいあるかというと、私は体重七十キロなので、十五パーセントくらいがタンパク質で、つまり十キログラムくらいのタンパク質を使っているのです。そのうちの一番多いのが、コラーゲンなのです。細胞の外に出ていって、細胞を守っている、それが二十五パーセント、二・五キロくらいコラーゲンを持っているのです。ですから少しコラーゲンを食べたからといって、二・五キロが変わるわけではないのです。沢山つくるので、この時に形を整えるために、シャペロンがいっぱいいるということが分かってきました。

堀江　老化してくると、コラーゲンの転写量もさることながら、シャペロンの量も増えないのですか。

森　シャペロンの量も増えにくくなるのではないかと思います。ただ、私は実際にはまだ研究をやっていませんし、きちんと論文も読んでいないので、そこはよく分かっていないのですが、一般的には反応性が悪くなってくると言われます。

堀江　細胞って、ターンオーバー（生まれ変わる）してきますよね。どうして、反応が悪くなるのですか。

森　そこは私には分からないですね。老化の現象は。ターンオーバーしているはずだけれども、どこかに、何かきっかけがあるのでしょうね。

堀江　たとえば、アルツハイマー病にしても、結局、目立ったタンパク質の異常は言っていますけれど、何でというところが、分かっていないのです。

森　今、遺伝性のものを言っているだけで……。

堀江　パーキンソン病などは良い例です。

森　私も論文を読んだからといって分かるわけではなく、自分でやってみないと、何も分から

アルツハイマー病
不可逆的な進行性の脳疾患で、記憶や思考能力がゆっくりと障害され、最終的には日常生活の単純な作業を行う能力も失われる。脳の細胞が壊れて起こる中核症状と、行動・精神症状とも言われる周辺症状があり、患者には病気であるという認識がない。

ないのですが、小胞体ストレスが生理的に発生する原因は何かということをつきとめてくると、コラーゲンだったと分かりました。そこをやって、これから徐々に病気の方にシフトしてきています。アルツハイマー病では、異常タンパク質が溜まるのは細胞の外ですし、パーキンソン病では細胞質です。これらの病気の解明にすぐ取り組むことはむずかしいので、小胞体に異常が起こりそうなところから始めてみよう思ってやっているところです。

革新的な技術・ゲノム編集

堀江　今、研究手法はゲノムプロジェクトとか、ＡＩとか、いろいろありますよね。そうすると、研究の現場というのは変化してきているのですか。

森　どんどん革新的な技術ができてきています。一番大きくなったのは、ゲノム編集です。今までできなかったことができるようになりました。ゲノム編集は、私たちの方向性を大きく変えています。基本的にメダカを採用したのはなぜかというと、最初は酵母で研究をして、その成果をもとに、マウスやヒトの細胞の研究をやったのです。マウスでノックアウトマウスというのをつくってみると、ＡＴＦ６という、私たちがとったセンサーをノックアウトすると、生まれてくることもできないということが分かったのですが、すごく早く死ぬので、なぜ、生まれてこられないかも分からなかったのです。マウスは胎生で、お母さんのおなかの中で育つので、とり出して戻すということができない。あまりにも早く死ぬとなぜ、死んだのか分からない。

堀江　でもノックアウトしないとその分子の働きは分からない……。

森　それがやれるのは、卵生の魚なのです。メダカでやって最初のうちは大変でしたけれど、

ゲノム編集
ゲノム上で任意の遺伝子を改変する技術。ゲノムとは、遺伝情報の集合体のこと。

ノックアウトマウス
研究対象の遺伝子を破壊したＥＳ細胞（身体のどのような細胞にでも分化する能力を持った万能細胞）を基にして作り出したマウス。研究対象の遺伝子が機能せず、その遺伝子がマウス個体の中でどのような役割を担っているか解明できる。

ゲノム編集で、どんどん技術が簡単になって、ノックアウトメダカをつくるのも簡単になりました。今までは、細胞レベルで遺伝子破壊をするというと、ノックアウトマウスをつくってきて、そこからノックアウトした細胞をとってくるという、大変な作業が必要でした。ノックアウトマウスをつくるのは何年がかりという仕事だったので、なかなかできなかったのです。しかし今では、シャーレの中で飼っている普通の細胞でゲノム編集すると、ノックアウト細胞ができるのです。あれはもう革新的な技術です。それで研究が速くなりましたし、どんどんいろいろな技術ができてきて仕事が速くなりました。物理のような遅い世界ではなくて、生命科学では進歩が非常に速いですね。アインシュタインの宿題がやっと解けたみたいな世界ではなくて、どんどん技術革新が起こっていますから、それについていくのは結構大変ですけれど、むかしは夢だったことがいっぱいできるようになりました。

日米の研究環境の違い

堀江　サイエンスの世界ではどうしても勝ち負けがありますね。

森　酵母の時はピーターと激しい競争をやっていましたが、ヒトの仕組みに移った時には結構優位的に先端を走れていました。しかし、マウスの経験がなかったので、ノックアウトマウスをつくるところで、追いつかれてしまったのです。でも、幸い同着になった。同じ号に載ったから良かったのですが、その後、このままマウスでいったら、用意ドンで競争するとやはり外国のグループには勝てないかなと思って、このままいったら後追いにばかりなってしまうし、と考えた時に、魚でやろうと思ったのです。マウスでできないことができるのではないかと考えました。しかし、システムを変えるとデータが出るまで時間がかかりますから、学界から最近、何かパッとしないと言われた時代もあったのです。戻ってくるのに六年くらいかかりました。

堀江　それは長いですね。

森　結構大変でしたけれど、人の後追いになってはいけないという思いがありましたので、何とか耐え忍びました。ちょうどゲノム編集が出てきたおかげで、どんどん良くなったのです。上手くいかない時にデータを捏造したらアウトなので、厳しいからといって安易なほうに走ると、一生が終わってしまいます。苦しい時にどうやって耐えるかが試されるのだと思いますね。

堀江　外国の人と用意ドンでスタートすると勝てないというのは、環境に原因があるのですか。

森　やはり向こうは、特にアメリカであれば、お金まわりが違いますしね。ハワード・ヒューズという航空王、石油王の超お金持ちがいたのですが、遺産でハワード・ヒューズという財団をつくっていて、多くの著名な研究者は、そこから研究費を得ています。ピーターもそうなのです。潤沢な資金があって、継続性もあるのです。日本はというと、継続性がないのです。五年ごとに科学研究費が切れてしまうとなかなか大変で、五年ごとに何か目新しいことをしなくてはいけない。日本の大学院は修士課程が主体で、そのあと企業に入る人が多いです。向こうは博士研究員が主力なのです。その先、博士号をとるまでに貯えた力を発揮させてみて、それから大学のままいくか、大きな企業に行くか、ベンチャー企業に行くかと分かれていく。博士研究員が主力でやっているので、それはもう十分経験を積んだ人がやっているので、研究が速いですよ。用意ドンで競争をすると、そちらのほうが速いですよ。こちらは学生が主体で、学生教育を兼ねていますので。学部のないＵＣＳＦ（米国カリフォルニア大学サンフランシスコ校）では、ピーターなどの優秀なスタッフは、学部教育をしていないのです。ほとんど授業がなく、研究だけしているわけです。いろいろハンディがあって、今、日本の大学は厳しいですから。定員削減があまりにも厳しくて。私の所属教室では、六人いる教授のうちふたりが辞めても補充できないのですよ。

堀江　そうなのですか。

森　ポイント制度になっていて、人数はここまでにしないといけないという上限が決められているのです。

堀江　京大の理学部でそういうことがあるのですか。

森　どこも厳しくて補充できないから、このままいったら学生教育がどんどん薄くなっていくだろうという危機なのですが、やっと二年前、大隅先生がノーベル賞を受賞された時にいろいろ言ってくださったので、基礎研究を強化する科学予算がずっと横ばいだったのが、来年度は少し増えるという話が新聞に載っていました。それがどの程度増えるかは分からないのですが、少しは増えるでしょう。それは大隅先生が「長期的な視野で見なくてはいけない」とか、私たち現場の人間がずっと思っていたことを言って下さったので。それまでは社会福祉費はどんどん上がっていくから、他は落ちるのだから、横ばいだったらいいほうだと思えというようなところがあったのです。外国はどんどん予算が増えていますが、日本だけは横ばいで、博士号取得者の数も減っているという話なので、本当に危機を感じます。私たちの今の成果は九〇年代からの仕事なので、その頃はまあまあやれていたのですが、だんだんだんだん苦しくなってきています。

堀江　海外留学生も減っているのですか。

森　行っても、帰ってくる場所がないのです。定員削減となると、一番割を食うのは若い人なのです。教授は授業をしなくてはならないですから削減できません。定員削減で若手のポジションがどんどん減っていくと、海外に行ったら、もう帰って来られないのではないかという不安があって、行く人が少なくなる。厳しくなると思います。本当に、何とかしないといけない。

堀江　先生がアメリカに行かれた時よりも、今は海外に行きにくくなっているのですね。同じポジションのところにも戻れない。

森　今、アラフォー世代が苦しんでいますね。二十一世紀になって、大学院の重点化ということで、定員がすごく増えたのです。将来はもっといろいろな人材が必要だろうと、定員を増やして博士課程に行かせて。私が学生だった時には博士研究員という制度が日本にはなかったので、大学に残りたい人はオーバードクターといって、塾の講師などをしながら、空きを待っていた時代がありました。その後、博士号を持っていたら、博士研究員にはなれて、給料をもらいながら研究はできるという制度ができたのですが、それで「ポスドク（博士号を取得した後の研究員）一万人計画」といって、一万人をポンと増やしたのです。将来の空港の需要みたいに、ここに空港をつくると、何万人利用しますよという甘い見通しで、いろいろなベンチャー企業もできて、はけるでしょうという甘い予測のもとにポスドク一万人つくったら、今、一万五千人くらいいると言われてますが、その四割くらいは生命科学関係で、その六千人のポジションはないのです。定職につけなかったら結婚もできないのではないかとか、いろいろありますので、それを見ていると、若い人は萎えてしまいますよね。

堀江　それはそうですね。あれはなぜ、一気にあんなに増やしたのですか。

森　もっといろいろな産業が起きて、人が要るだろうと思っていたら、日本人はやはりベンチャー指向が少ないのです。向こうの人は、一人立ちしたいという思いが強いからベンチャー企業がどんどんできて、成功例も沢山あって、失敗しても個人は責められないし、再起することもできますが、日本だと、一回失敗すると、バッテンをつけられてしまう。その精神性みたいなものがあるのではないでしょうか。日本でも少しベンチャーが出てきてはいますけれど、やはり寄らば大樹の陰や、年功序列的な考え方のほうが強いですから。自分が自分が、という精神性はあまりないですよね。

堀江　先生がアメリカから戻られて入ったＨＳＰ研究所の由良隆先生のところも、今でいうベンチャーなのですか。

森　研究費の半分は国からきて、半分は民間企業からきたという、産官共同プロジェクトで、完全なベンチャーではないですけれど、組織としてはアメリカ的でしたね。普通アメリカだと教授がいて、あとはポスドクが横一列に並んでいる感じです。ＨＳＰ研究所では所長がいて、管理職の人がひとりいましたけれど、あとは十人のポスドクが横一列に並んでいるという感じでした。組織的にはアメリカ的な雰囲気で、違和感なくできました。大学に入るとまたヒエラルキーがありますから、自分の自由にはできないです。ＨＳＰ研究所で、最初はひとりでやっていて、ふたり目の研究者をもらって、後はアメリカ式に自分の勢力を広げていきました。上手くいくと人を呼び寄せてきて、最後は五人までいきました。

堀江　当時としては画期的ですよね。

森　そこは唯一、私が小胞体ストレス応答の研究を続けられる世界でしたので、すごく感謝しています。その時は研究資金も潤沢でしたし、思いどおり自由にやらせてくれましたから、それは本当に由良先生のおかげなのです。

ＨＳＰ研究所
一九九三年春に、七年の時限付きで、医薬品副作用被害救済・研究振興基金(厚労省所管)が住友製薬、日本たばこ産業など民間四社と共同で京都市に開設。熱ショック・タンパク質（HSP：Heat Shock Protein）の利用を研究した。所長に由良隆京都大学名誉教授が就任。ＨＳＰはがんや自己免疫疾患、脳梗塞などに密接に関わっているとされ、同研究所では、ＨＳＰとその遺伝子の機能を明らかにし、新たな治療薬や診断薬の開発、有用なタンパク質の効率よい生産を目的としていた。小胞体内の主要シャペロンもＨＳＰの仲間。

創薬への応用

堀江　森先生が生命現象における本質的な問題を解かれた、すごい問題を解かれたという情報は、私たち素人にはだいぶ遅れて入ってきました。そして、ノーベル賞に最も近い賞と言われているラスカー賞という、世界的な賞を受賞されたと。

森　研究というのはだんだんと流れていっているのです。突然、ポッと出るわけではなくて、先人の知恵を活かしながら次の段階に発展した時に、そこで錨を下ろして、立ち止まって、その問題を解決してきたのです。多くの研究分野では誰がやったかが分からないのです。今、ガードナー賞の選考委員をしているのですが、今は隆盛になっているのだけれど、誰がこの流れをつくったかというところが評価されるのです。十の貢献、二十の貢献をした人がいっぱいいるのですが、既に一あったものを十や二十にしたのはあまり評価にならなくて、ゼロだったところを一にする、ここから流れが始まったというところに、賞をあてるのです。小胞体と病気の関係を明らかにした研究者は他にもいるのですが、われわれが分子を見つけた後から入ってきたというのでは評価が低いのです。一番最初のところをやる。大隅先生のオートファジーも、第一世代の人が見つけた話なのです。電子顕微鏡を使った世代の人がオートファジーという現象を見つけていたのですが、誰も手が出せない、仕組みにはせまれなかったのです。第二、第三世代と私たちには流れているのですが、オートファジーには手はつけられなかったのに、大隅先生は私たちと同じ時期に、突然酵母を使ったら仕組みが分かるということを発見した。その結果、ノーベル賞受賞となった。このあたりのところが、私の場合も一応評価していただけているのかなと。流れをつくって、一応一発目だけではなくて、その後も貢献してきたと思っていますけれど。

堀江　よくノーベル賞をとられる方には、ノーベル賞のラボに居た方が多いというのは、そういうところがよく見えるということがあるのでしょうか。

森　流れみたいなものがありますからね。

堀江　ところで、がんの細胞では、小胞体ストレス応答はどうなっているのでしょう。

森　がんの時は、この小胞体ストレス応答を悪用しているのですよ。小胞体ストレス応答が活性化すると、治療が効かない。ですから小胞体ストレス応答を止める薬を使えば、抗がん剤となるのではないかと。そこで、今、ＡＭＥＤ（国立研究開発法人日本医療研究開発機構）に、「これで創薬します」と言ったらお金をもらえました。

堀江　人の役に立てて、しかも予算がつく。

森　ならば両方やろうと（笑）。自分がやりたいことをやるために、応用もやるということでやって、今、四十万化合物のスクリーニングが終わりました。小胞体ストレス応答が抗がん剤のターゲットになるということは、もう十何年も前から分かっていて、これをやっている人はいっぱいいるのですが、日の目を見ていないのです。良い化合物がでていなくて、ヒットが何もないのです。これはちょっと悲しいかなと。小胞体ストレス応答を開拓した者としては、やはり愛が足りないのではないか、見方が足りないのではないかと。自分たちの視点でやって、今までやられたこと以外のやり方を提案したら採択されて。これは今、正念場ですね。本当に良いものがとれ

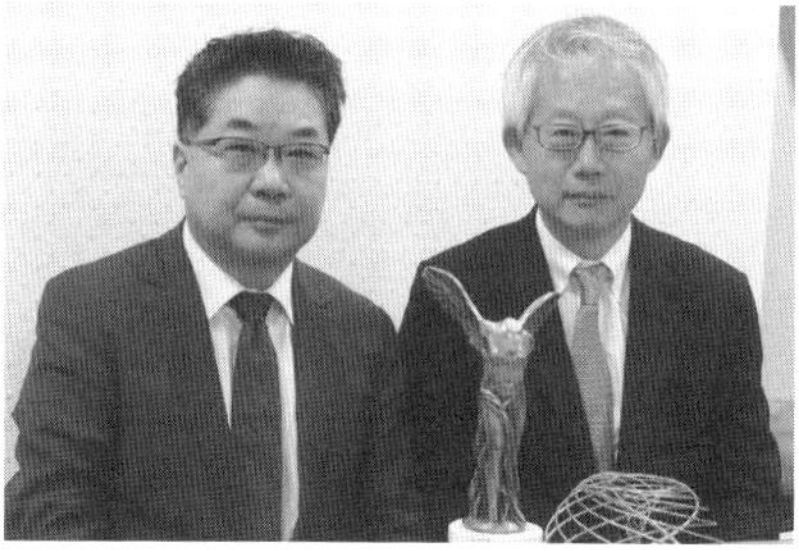

たという、約束はできない、分からないです。

堀江　これは画期的ですよね。あとはアルツハイマー病とかにも応用できるのかも分からないですね。

森　ええ、良い化合物がとれればよいのですが。

堀江　こういうお話を聞くと、人生百二十五年というのも遠くはない。いずれなるのかなという気はしてきますね。

森　健康寿命ではないので、寝たきりで百二十五年生きてもどうしようもないですが。

堀江　本日は、本当にエキサイティングなお話をありがとうございました。

（二〇一八年二月収録）

潜伏キリシタンが紡いだ いのちの系譜

前田　万葉（カトリック大阪教区大司教・枢機卿）

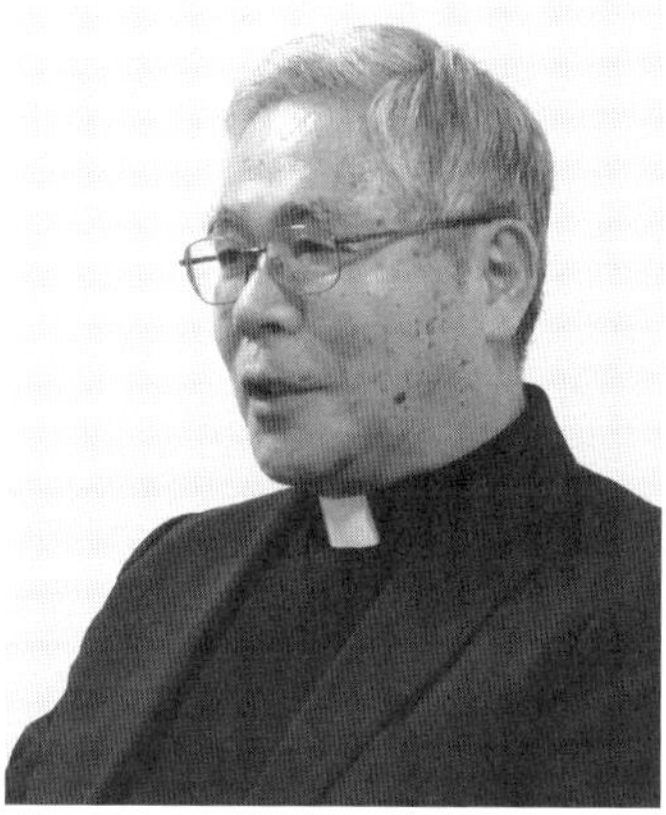

まえだ・まんよう
1949（昭和24）年、長崎県生まれ。祖母方の曽祖父一家はキリスト教弾圧時代に迫害され、3人が殉教。祖父は人々から猛反発を受けながらも、信仰の道を守った。1975年サン・スルピス大神学院卒業、司祭叙階。2011年司教叙階。2014年大阪大司教着座。2018年バチカン教皇フランシスコの最高顧問である枢機卿に任命される。

長崎におけるキリシタン

堀江　前田大司教（二〇一八年六月、枢機卿に就任）の俳句のご本『烏賊墨の一筋垂れて冬の弥撒』は、内容はもちろんですが、装丁も素晴らしい本ですね。

前田　おかげさまで、カトリックの書籍出版社のドン・ボスコとか、サンパウロとか、携わっていた神父様たちも「装丁から何から立派な本ですね」と大変褒めていました。

堀江　ご本にありましたが、ご一族の信仰は苦難の歴史そのものですね。仲知《ちゅうち》とおっしゃるのでしたか、その地域の方々がむかしからの信仰をずっと持たれていたというのは。長崎というところの特徴なのですか。

前田　そうですね。長崎自体がキリシタンとのむかしからのつながりがあって、平戸に来たザビエルからの影響で、平戸はもちろん、平戸から長崎の大村藩のほうにキリシタンは移住したり、有力な豪族が移ったりしているのです。それで、長崎一帯に広まりました。その後その大村藩で、迫害を受けたり、ひどい話ですが、人口制限政策で、長男だけにしてあとの子どもは見捨てろというようなことがありました。そういう迫害を受けた人たちはキリシタンが多かったのです。

堀江　ある種、少し違いますが、イギリスからアメリカに移住したピューリタンと少し似ていますか。

前田　やはり、難民みたいなものです。人権的にも、信仰の自由においても、今でいう難民ですよね。

堀江　その中で、直接比較するのはむずかしいでしょうが、仏教で解決できないからこそ、皆

大村藩
現在の長崎県大村市に藩庁をおき、肥前国彼杵《そのぎ》地方を領した藩。代々大村氏が治め、十二代当主大村純忠は日本初のキリシタン大名となった。しかし、その息子で初代藩主大村喜前《よしあき》は、洗礼を受けるも徳川幕府のキリスト教禁教の動きにより、藩を存続させるため、日蓮宗に改宗した。

さんキリスト教を信仰されたわけですか。

前田　いろいろな政治的な政策もあったのでしょう。松浦（平戸）藩にしても、大村藩にしても、領主は西洋のものがほしかった面も確かにあるかもしれませんが、信仰的にキリスト教に傾倒して、受け入れたいという思いもあったようです。全国どこでも領主がキリスト教になると、多くの領民がなる。高山右近の場合がその代表的なケースです。そのような状況で、キリスト教徒が増えていった。先ほどの話でも、移民などがあったせいもあって、長崎のほうから命からがら逃げてきたキリシタンたちを、仏教徒やキリスト教徒でない人が助けたりしています。そういう人の力を借りて野崎島の野首や瀬戸脇（舟森）に逃れていった。むかしからのつながりが、お互いにキリスト教徒ではなくても、子孫たちにも語り継がれている。そういうつながりなどの中で、五島、長崎では、キリスト教が続いていったのです。

堀江　長崎に原爆が落ちたというのは、信者の方にはさらに、衝撃がおありになったのではないですか。

前田　私の母も結婚する前に、長崎の三菱に勤めていました。母は、運良く何かの陰にいたのか、生き延びて八十八歳近くまで生きました。周りの人はほとんど亡くなったらしいです。でもやはり、被爆者ですから病身でした。突然、身体が腫れたり、指が固まってしまったり、いろいろな症状が出ていましたね。最後は白血病にもなっていました。

堀江　実は、私の祖母はプロテスタントです。私の医学部の恩師は今もお元気ですが、奥様がキリスト教徒で、奥様が亡くなった後に八十代くらいになって洗礼を受けられたのです。人生の最後になってキリスト教を信仰する方が多い気がします。そうした宗教的な気持ちというのは、これまで全く自分の中になかったのですが、興味を持っていろいろ読んでみると、キリス

松浦（平戸）藩
現在の長崎県平戸市に藩庁をおき、肥前国松浦郡と彼杵郡の一部、および壱岐国を領した藩。平戸は九州の西北端にあり、フランシスコ・ザビエルによってキリスト教の布教が始まった地でもある。平安時代から明治まで松浦氏が代々藩主としてこの地を治め、特に戦国時代から江戸初期には、日本唯一の国際貿易港として栄えた。

野崎島の野首と瀬戸脇（舟森）
野崎島は長崎県五島列島の北東部に位置する島で、現在は北松浦郡小値賀町に属する。江戸時代は松浦（平戸）藩領で、一七一六年に島の西側に位置する小値賀島の商人・小田家が野崎島中央部に野首地区を開拓。一八〇〇年頃より、大村藩領から難を逃れた潜伏キリシタンが移り住んだ。また、島南部の瀬戸脇（舟森）にも、一八四〇年頃より潜伏キリシタンが移住し集落を形成した。

ト教には、これだけ多くの人が信仰するエッセンスというか、源が何かあるのだなと、ある意味、不思議な気持ちになりました。

前田　そうですね。死後のこと、現代的に言うと終末論でしょうか、死とは何かとか、死後にどうなるといったようなことを今はあまり言いませんけれど、私が子どもの頃は、救いとか滅びとか、死の瞬間は大切だとか、永遠の罰を受けないようにとか、いつ死んでもいいように準備をしておきなさいとか……むかしのことばで言うと、完全な痛悔《つうかい》、不完全な痛悔まで教えられていました。完全な痛悔というのは、神様の教えに背くことをしてしまった、不完全な痛悔というのは、今、死んだら地獄に行ってしまう、といったようなことばです。

堀江　仏教でもそれに近い教えはありますね。あの「地獄絵」は、子どもに強烈なインパクトがあります。

前田　そういう教えがキリシタン時代から子孫にずっと伝えられ、引き継がれてきたのではないかと思います。漁師は満月の時には漁ができないからと、五島などでは舟を引き返していました。そして漁に行く前に、どんな頑丈な若い男でも教会に行って、「赦しの秘跡」を受けて、それこそ、いつ死んでもいいというような清められた状態で漁に出るのが慣わしのようになっていました。

堀江　仏教の場合は、亡くなるということ自体、もう一回また新たな生がどこかで始まるみたいな、終わりがない部分もあります。死ぬということ自体は、キリスト教ではどのように考えられているのですか。

前田　仏教でも極楽と地獄があるように、カトリックでは天国と地獄というのがあります。天国の絵と地獄の絵があって、その絵を見せながら、このようなことになってしまったらいけな

赦しの秘跡
カトリック教会における七つの秘跡のうちの一つ。洗礼以後に犯した罪を告白し赦しを願うことにより、神から罪の赦しが与えられる。

極楽と地獄
極楽は、仏教の説く、あらゆる仏の中でも最高位の仏とされる阿弥陀仏の浄土のこと。この上なく安楽な世界をいい、阿弥陀仏を信仰する者は、死後ここに生まれるとされる。一方、地獄は、六道（人間がその悪業の結果として輪廻転生する六つの世界）の一つであり、現世で悪業をなした者がその報いとして死後に長大な苦しみを受ける場所とされる。

天国と地獄
キリスト教の説く死後の世界。キリストを信じ、徳に生きたとされる者の魂だけが天国に入り、神のもとで祝福され無上の喜びを永遠に享受できる。一方、キリストを信じず罪を犯して地獄に堕ちた魂は神の領域から閉め出され、苦しみを味わうとされる。カトリック教義では天国と地獄の間に、呵責により浄罪された後に昇天を許される場として煉獄がある。

いから、いつ死んでもいいように準備しておかなければいけないとか、神父になれば天国直行だとか、そのようなことを教えられていました。天国へ直行のような神父ばかりではないかもしれませんが（笑）。教えとしては、神様から喜ばれる生き方をしなさい、と。それは、男の子は神父になること、女の子はシスターになること。それが、たいがいの子どもたちの夢でした。「将来何になりたいですか」と聞かれると、「将来は神父さんになります」、そのようなことでしたね。

祖先の殉教と聖職者への道

堀江　皆さんの中で、そのような意識があるのですね。牧師さんも、教師、医師もどれも「師」がついていますが、考えてみますと、非常に共通するところがあると思うのです。どれも社会の中で、医者であれば、患者さんに病院なりに来てもらって、治療する。牧師さんも信者の方とかに教会に来ていただいて、お説教やいろいろなお話をされる。教師は、子どもを学校に集めて教える、というようにです。逆に言うと、一般の職業の人が、あまりやらないことなのだろうと思うのです。私の中では、よくわざわざそのような仕事についたなということで、「師」がついているのではないかと思っているのです。田を耕して稲をつくるとか、魚を捕るとか、物をつくるとか、商売するというように、出かけて行く仕事に就くのが普通の人だと思うのですが、牧師さん、カトリックでは神父さんですが、その存在は医師とも何か似ているところがあるのかなと思います。

前田　よく言われていたのは、神父は魂の医者だと。永遠の救いのための医者だとよく言われていました。

堀江　医者は部分的にしか治せないですけれど、神父さんは人生全般を扱うわけで、そういう意味では、非常に大きな存在です。神父さんが先にあって、そこから教師とか、医師が分かれるのかなという気がします。

前田　長崎方面の平戸とか、五島とか、キリスト教信者が多いところでは、神父は魂の教師だから一番偉いのだ、神様の前での一番大切な仕事をするから聖職なのだ、というようなことはよく聞いていましたし、そのような考えはあると思うのです。しかし、たとえばこの大阪は、教会ではそのようなことも通じるかもしれないけれど、社会一般にはあまり通らない。信仰というものが、堀江先生のようにだんだん分かってくると、そういうことかと受けとめることができるようになると思うのですが。

堀江　前田大司教は、なぜ神父になられたのですか。

前田　実は私も本当は、本気で神父になるとは思っていなかったのです。皆が小さな頃には「神父さんになります」と言っていても、実際に神学校に推薦されるのは、その主任神父の推薦が必要です。ですから行きたくても、親がやりたくても、主任神父が推薦しなかったら、神学校には入れなかったのです。仲知の小学校の同級生のほとんどの人が神学校に行きたいし、神父になりたいと言っていましたが、行けるのは何人かなのです。当時、五島の仲知では同級生が三十六人いて、高校に行ったのが三人くらいだったと思います。三人のうちふたりが神学生、ひとりだけ神学生ではなくて高校に行った子がいましたが、後は皆、漁師とか集団就職です。私自身も主任神父から推薦されなかったのですよ（笑）。

堀江　それはまた、大司教ともあろう方がどうしてですか。

前田　どちらかというと私も疑い深いほうで、「本当に天国ってあるの？」とか、「神様っているの？」とか、「何でミサに行かなくてはいけないの？」と言っていたのです。ですから私は、トマスと呼ばれていました。聖トマスというのは十二使徒のひとりで、キリストの復活を疑った。キリストの死後、使徒たちが集まっていた時に、復活したキリストが現れたのですが、その時トマスはいなかったのです。皆が「キリストと出会った」と言った時に、トマスは「自分は信じない」と言いました。ですから、「何で教会に行かなくてはいけないの？」とか「神様っているの？」と質問したり、ミサに行かなかったりしていた私は、田舎では「このトマスが」と言われたのですよ。ただ、トマスにはきちんと役割があったのです。トマスは自分で体験して、実際にキリストの復活を確かめてみたところに、価値のある信仰者だと思います。私も小さい頃、家が教会のすぐ近くだったのですが、毎朝のミサに一週間のうち一回は寝たふりをして、気づかないふりをして行かなかったり、寒いとしぶしぶ遅れて行ったりしていました。

堀江　それで主任神父さんから推薦がなかった。

前田　そうなんです。ミサはラテン語で唱えていました。ですからミサをサボっていた私はミサ使いをさせられず、ラテン語も知らないまま神学校に行ったのです。何で行けたかというと、私の父は神父になりたくて神学校に入っていたのですが、家を継いで欲しいという祖母の強い願いで叶わなかったので、だから自分の代わりに十一人の子どもの中から誰か神父になって欲しいと思っていたのだと思います。そして、どうしても私を神学校にやりたかった。けれど、当時の主任神父は私を推薦しなかった。それで、父は自分が神学生だった頃の先輩に頼んで、私を推薦してもらったのです。その先輩は、隣の教会の主任神父をしていました。そういうわけで、私も受験ができたのです。

堀江　その方が大司教になられた（笑）。神学校はどちらにあったのですか。

前田　長崎です。今でも、人数は違いますが、あります。私たちが入ったのが昭和三十六年。中学一年から高校三年まで、だいたい百名くらいはいました。ところが、今は中学一年から高校三年まで十数名くらいしかいないと思います。

堀江　そんなに少ないのですか。

前田　五分の一くらいになってしまいました。神学校に入っても、神父になれるのは十人にひとりだと言われていました。いろいろな理由で辞めていくのです。私も少年期は、「なぜ信者にしたのか」とか、神学生の頃は、「なぜ神学校にやったのか」など、親への恨み言を何度か口にしました。しかし、今は、信者であって良かった、神父になって良かった、全ては親から、そして先祖から代々受け継がれてきた信仰の遺産のたまものだと思っています。

堀江　ご先祖の中に殉教された方がいらっしゃるそうですね。

前田　私の先祖は、父方の曾祖父紙村年松が、家族九人とも久賀《ひさか》島の牢に入れられて拷問を受け、三人の妹は殉教しています。母方の曾祖父白浜岩助は、野崎島野首で、平戸藩だったため平戸牢での責め苦によって、死ぬまで手首に綱痕が残っていたといいます。そして、父方の祖父前田峯太郎は、キリスト教への偏見が強く残っていた時代に改宗し、周囲から猛反発を受けながら命懸けで信仰を守りました。こうして親から語り伝えられてきた先祖の真の信仰が、私の司祭職の大きなエネルギー源になっています。

堀江　ご本の中にある句「六坪牢いまも窄《さこ》には汗の列」は、その殉教に関わる作ですね。老若男女二百余人を、わずか六坪の牢屋に押し込め監禁したという……。

前田　曾祖父の年松が捕えられた牢のことです。明治政府のキリシタン弾圧によって、久賀島

久賀島
五島列島の島の一つで、現在は長崎県五島市に属する。江戸時代を通して流刑の地とされ、罪人による開拓も進められた。一七九七年以降、大村藩領であった西彼杵半島の外海《そとめ》などから五島への移住が始まると、多くの隠れキリシタンが来島、入植した。

牢屋の窄
一八六八年、明治政府が久賀島のキリスト教信者約二百人をわずか六坪（十二畳）ほどの狭い牢屋に八ヵ月間にわたり監禁した「牢屋の窄」事件では、飢えや病、拷問のために三十九人が死亡し、出牢後の死者三人を加えると四十二人の信徒が命を落とした。

の信徒たちが捕らえられ、六坪（十二畳）ほどの牢屋に監禁されました。時には外に出され、激しい火責め、水責め、算木責めの拷問を受けました。子どもは大人の身体に挟まれて足が付かない状況で息絶えていき、ずるずる下に滑り落ちていく。大人たちは救い上げることができず、亡骸に虫がわいてという状況だったといいます。この牢内の人間密集地獄が八ヶ月も続き、四十二人もの殉教者がでました。この地では今も人知れず、何十年も、小さな殉教祭が続けられています。ここに建つ信仰の碑や記念堂までの坂道には十字架の道行が設置されているのですが、毎年夏が来ると、道をふさぐほどの草木が茂ってきます。それで年に何度か掃除に行くのですが、ある夏に行くと、教会の青年たちが汗だくになって草木を取り払って道を通りやすくしていました。そして巡礼する人たちも、この上り坂を汗をかいて登っていく。その状況を「汗の列」といって、夏の季語として使ったのです。

堀江　そういう方々の犠牲の上に、現在の信教の自由があるのですね。

十字を切る意味

堀江　ご本の中には、十字を切って亡くなった方の話も出てきますね。ご臨終に際して、全く反応がないなかで大司教が両手のひらに十字架の印による塗油をされた瞬間に、その方は右手を大きく動かして二度三度と十字を切ったという。

前田　本当によくあることで、やはり小さい時に教えられていました。十字を切るというのは、これで救われるという、最後に神様に赦しを願うという行いです。そのようなことがあったので、カトリックには七つの秘跡というものがあるのですが、臨終時には「終油の秘跡」を授け

算木責め
江戸時代に行われた拷問の一つで、石抱きともいう。三角の材を並べた、算盤《そろばん》と称する台の上に人を正座させ、膝の上に重い石板をのせて、白状しないと徐々に石の数を多くして責めつける方法。

終油の秘跡
カトリック教会における七つの秘跡のうちの一つで、逝去の前に神父が行う塗油式のこと。

るのです。ですから、病院や自宅に駆けつけて、行ったりしていました。額と両手、両足に塗油をするのですが、意識も何もない人が、手のひらに十字架の印をしていた時に、ご自分で十字を切ったりして、この人はこれで救われたと、私自身、本当に安心したことがありました（今は「病者の塗油」と言い、死の危険にある人が授かる）。

堀江　お家で亡くなる方にされるわけですね。

前田　家だけではなく、病院でもそうです。こんなこともありました。ある日、どうしても神父様に会いたいという人がいて、「四十年間、秘跡を受けていないので、来てくださいますか」ということで、行きました。ご臨終間際で、秘跡を始めたのです。そうしましたら、病室に「何をしているのですか！　どこかの新興宗教か何かでしょう」と言って入ってくる人がいるのです。それはその方の奥さんだったのです。本人はものすごく望んでおられるので、かわいそうでしたが、ものすごく文句を言われて、退散してしまいました。ただ、最期に十字を切る姿を見て大丈夫だと思い、帰ってきました。亡くなられて、奥さんは仏教だったので、お坊さんがお葬式をされました。教会でも、追悼をしてあげました。自分がカトリックだということを奥さんに言っていなかったのか、奥さんは事情を知らないままです。そのような状況で、最期の秘跡も授かれない。ただ、「最後の最後に完全な痛悔をしなさい」と教えられたのは、そういうことなのかなと思いました。

堀江　十字を切るというのは、神様に赦しを乞うわけなのですか。

前田　そうですね。神様との和解でもあるし、いろいろな意味がありますね。その人の気持ちにもよりますから。どのような気持ちで十字を切るかにもよると思うのです。赦しを乞うためや、何かお願いする時もあるでしょうし、自分がキリスト教徒だと示すために十字を切ることもあるでしょう。

堀江　スポーツ選手でも、こう十字を切る人がいますよね。ここ一番の時に、神様にお願いしているのかなと思っていました。

前田　人によっては本当にお呪《まじな》い的にする人もいるかもしれないし、自分が優勝できるようにとか、あるいは、全て神様に任せますとか、優勝しなくてもとにかく神様のご加護がありますようにとか、人それぞれですよね。

原罪とは

堀江　中途半端な知識で申し訳ありませんが、「原罪」ってありますよね。もともとの罪という。これは、どのようなことをおっしゃっているのでしょうか。

前田　創世記の中にありますが、アダムとエヴァは神様に、エデンの園のどの木の実も食べて良いけれど、園の中央にある木の実だけは食べないようにと禁じられたのに、それを食べた。ということは一つは、神様中心ではなくて、自分中心になるということです。中央にある木の実というのは、中心は神様だということを示していて、それを怠ったら、絶対にだめだという意味でもあると言われているのです。中心にしっかりと神様を置きなさい、それを怠ったらもう、滅びですよということなのです。ですから人間というのは、もともと自分中心的な性《さが》というか、傾向を持ってこの世に生まれた。「原罪」というのは、アダムとエヴァの流れというものを、人間一人ひとりが持っているのだと。その原罪を、「洗礼の秘跡」によって取り除いてもらうのです。洗礼というのは、アダムの命からキリストの命に生まれ変わって、神様を中心に生きる、新しい人生をいただくという意味です。洗礼を受けて、原罪の絆から解かれるという、そのような意味の秘跡が「洗礼の秘跡」です。もともと原罪というのは持って生まれているから、完全に逃れることはむずかしい。しかし、新しい命をいただいているので、神様を中心にして生きる、そういったお恵みも、力もいただいているというわけです。

堀江　逆に自分を意識する人は、それは人間のもともとの良くないところがあらわれているということでしょうか。

前田　利己主義とか、自我が強いとか、自分中心の生き方しかしないというのは、もともと原罪の結果だと言われています。

堀江　祖母が亡くなった時に、彼女はプロテスタントですが、教会で、そして、家にも信者の方に来ていただいて、讃美歌を歌ったり、一年祭とか、お祭りをしました。仏教のお葬式は、その人のためというよりも、周りの親戚とかのためのような感じがするのですが、キリスト教ですと、その人を送り出すという、個人的な温かい感じがします。一方、仏教は一つのセレモニー、儀式的なことが主になるので、一人ひとりの人間にフォーカスしているのは、キリスト教なのかなと思っています。周りの人に全部右に倣えだったら、あまり宗教心がなくても生きていけると思いますが、私はひとりで生きると思った瞬間から、これは大変なことで、やはりそこに信仰が生じてくるのかなと、漠然とそういう気がします。

前田　キリスト教では「帰天する」、天に帰ると言います。人間として死は、この世的には確かに悲しい、寂しいけれど、自分が目指していた神様と一緒になれるのだということですから、表現はあまり良くないかもしれませんが、祝いといえば、祝いです。誤解されることが、時々あります。葬式で歌を歌う。悲しい歌もあるけれど、永遠の命に対する讃美と感謝と慰めと、神様に対する讃美です。そして、この人が完全に清められていないならば、この人の罪をお赦しくださいと、皆で、とり継ぎの祈りをしたりします。そういう意味では、仏教と少し違うところもあるかもしれないですね。私の兄弟は十一人いるのですが、嫁いだ先とか、お嫁さんをもらってその親兄弟とか、親戚とか、もちろん仏教の人たちもいます、プロテスタント、キリシタン……他の宗派の人たちもいたりして、いろいろと出会いがありますね。

堀江　讃美歌というのは、皆さん、むかしから歌っているのですか。

前田　そうですね。その時代、その時代で、讃美歌が違いますが、今は典礼聖歌といって、作曲家であり指揮者の髙田三郎さんや新垣壬敏《つぐとし》さんらが新しく作曲して、歌われています。むかしはカトリック聖歌集とか、グレゴリオ聖歌とか、ヨーロッパから入ってきた歌を日本語に訳して歌うことが多かったのですが。今は、作詞作曲を日本人がしていますね。外国からのメロディにそれぞれの国のことばを入れて、歌ったりしているものもあります。メロディが出ると、それぞれの国の人が歌えるのです。韓国人も歌える。ヨーロッパ人も歌える。違う国、言葉でもメロディは同じですから。プロテスタントも、カトリックも同じメロディの歌はいくつかあります。

堀江　韓国にカトリック大学校という非常に大きい大学がありますね。医学部がとても大きくて、われわれの順天堂大学病院とも深い関係があります。

前田　韓国はカトリック教徒が多いのです。それぞれの教区でも大学を持っている、医学部を持っている教区もあります。日本でもイエズス会は上智大学などを持っていますが。ソウルにもそうした大学はあります、修道会経営とか。日本のカトリック教会は小さいですが、大阪教区など、持っている大学がありましたが、結局は経営が立ち行かなくなって他の人の手に渡っ

髙田三郎（一九一三〜二〇〇〇）
愛知県出身の作曲家、指揮者。幼少より教会に通い、四十歳で洗礼を受ける。一九六二〜六五年の第二バチカン公会議で成立した典礼憲章に基づき、それまでラテン語で行われていたミサが各国語で行われることになるに伴い、典礼聖歌作曲に着手。晩年に至るまで約二百二十曲の典礼聖歌を作曲した。

新垣壬敏（一九三八〜）
フィリピン生まれ、沖縄県出身の作曲家。白百合女子大学教授、東京カトリック神学院講師、東京純心女子大学特任教授などを歴任。髙田三郎に師事し、「典礼聖歌集」「カトリック典礼聖歌集」内の数々の聖歌を作曲した。

イエズス会
一五三四年、宗教改革に対抗してスペインのイグナティウス・デ・ロヨラによって創立され、一五四〇年に教皇認可された、カトリック司祭修道会。耶蘇《やそ》会ともいう。同会士ザビエルは日本へ初めてキリスト教を伝えた。現在も世界各地で教育・布教活動を行っている。

てしまったりして、結末は大変でした。今、教区で持っている大学は日本にはないですね。病院では、大阪のガラシア病院というところがありますが。

堀江　それは細川ガラシアからきているのですか。

前田　そうです。

高山右近にみるキリシタン大名の信念

堀江　高山右近という方もおもしろい方ですね。

前田　高山右近はこの大阪とも関係があります。昨年二〇一七年の二月七日に、大阪城ホールで列福式がありまして、今年は一周年で、二月三日にここ大阪で、感謝祭をしました。

堀江　実際には、マニラまで行かれて。

前田　最後はマニラで亡くなられましたから、今回も二月三日にマニラに五、六人の司教たちが行きました。マニラの大聖堂で、感謝の祭をしています。日本でももちろんしないといけないですから、私は日本に残ってここ大阪でしたのです。ところで、高山右近の生まれた地の豊能町高山というところがあるのですが、豊能町の人たちが高山右近の記念碑をマニラのトマス大学に寄贈したのです。その祝別式に町民が行くというので、私に祝別をしてくれというので、四月には私も一緒に行くことになっています。

堀江　高山右近は迫害されても棄教しないので、マニラに行かざるを得なかったのですね。潜伏キリシタンについて知るにつれ、原マルティノや中浦ジュリアンなどもそうですが、なぜ、そのようにひどい迫害を受けても棄教しないのだろうと。宗教の力って、非常に強いもの

細川ガラシア（一五六三〜一六〇〇）安土桃山時代のキリシタンで、明智光秀の次女、細川忠興の妻。名は玉、ガラシア（伽羅奢）は洗礼名。本能寺の変後に幽閉されるが、後に豊臣秀吉に許される。高山右近らの影響で受洗。関ヶ原の戦いの際、家臣の手で最期を遂げた。

高山右近（一五五二〜一六一五）安土桃山時代のキリシタン大名。十二歳で洗礼を受ける。二十一歳で高槻城主となり、織田信長や豊臣秀吉に仕え、後に明石城主となる。黒田官兵衛ら多くの武将をキリスト教に導いたが、秀吉の伴天連《バテレン》追放令に従わず領地を没収され、加賀の前田家のもとで二十六年を過ごした。一六一四年に徳川幕府の禁教令で国外追放され、翌年フィリピンのマニラで没した。

和田惟政（一五三〇〜七一）室町時代末期の幕臣。摂津高槻城主。信長に宣教師フロイスを紹介するなどキリスト教の保護や布教に努め、キリシタン文化の高槻定着の端緒を開いた。

です。

前田　確かに宗教の力もあるでしょうけれど、もう一つ、平和や人権への思いもあると思います。高山右近は領主でしたから、本当の国というのはどのようなものかということをよく考え、戦いの虚しさというものも感じていたと思うのですね。彼は二十歳そこそこの時に和田惟政《これまさ》の家臣でした。息子の和田惟長《これなが》の時代になった時に、高山右近の父親と高山右近を暗殺するために戦いになり、右近と惟長は切り合って、結局、ふたりとも傷を負ってしまいます。高山右近は何とか命をとりとめたのですが、和田惟長は亡くなったのです。もとは親友だったのに。そして右近は非常に悩み、苦しむのです。信教の自由、人権問題、平和問題もあったと思うのです。本当の平和とは何なのかということと、神様中心、イエス・キリストを本当の主君として生きていくというその一心が、信仰と平和、その両方にあったと思うのです。ですから結局、豊臣秀吉の禁教令の時も、徳川家康の禁教令の時も、きっぱりと断って、難民生活となったのです。もちろん最終的には信仰があったと思うのですが、それを最後までできなかったキリシタン大名も多かったのです。黒田官兵衛なども苦しみ抜き、結局最後まで、信仰は持っていたと思います。彼らも完全に捨てたわけではないのです。

堀江　そういった方々というのは、世襲で受け継いで大名になったわけではなくて、父親あたりから出てきて、一家を成した人たちが多いですよね。そのような人たちがキリスト教を信仰したというのはおもしろいですね。織田信長もきっと、理解があったのですよね。あれだけ仏教のほうは攻撃しましたが。

前田　織田信長はキリスト教に理解があったようですが、見方によっては、いろいろな顔が出てきますから。

禁教令　豊臣秀吉は当初キリスト教容認の立場をとっていたが、一五八七年に宣教の制限を表明（伴天連追放令）。一五九六年にも再び禁教令を発布した。禁教は江戸幕府により本格的に遂行され、徳川家康は一六一二年、全国的に禁教令を発布。翌一三年も伴天連追放文を発令して宣教師を国外追放、各地でキリシタン弾圧が開始された。

黒田官兵衛（一五四六～一六〇四）安土桃山時代の武将、キリシタン大名。織田信長に仕え、後に豊臣秀吉の軍師として活躍。高山右近の勧めで教会に通い始め、キリスト教の布教に努めるも、秀吉の伴天連追放令に従い棄教した。

織田信長（一五三四～八二）戦国時代から安土桃山時代にかけての武将・戦国大名。一五七三年、足利義昭を追放し室町幕府を滅ぼす。近江に安土城を築き天下統一を目指すも、京都の本能寺で明智光秀の謀反にあい自刃。キリスト教に対しては宥和的な政策をとり、その統治下では多くのキリシタン大名が生まれた。

堀江　辻邦生という人の小説『安土往還記』では、教会をつくる時に織田信長の加護を受けるという話がありました。

前田　そうですね。教会をつくることに対しては、結構、許可を与えましたね。

堀江　小説では、安土に素晴らしい教会をつくるということがありました。

前田　神学校までつくって。

堀江　徳川幕府は、最初の段階で強烈な仕組みをつくったのですね。キリスト教を禁止するというのは、宗教勢力の力を削ぐ以上に、個人の意思を認めない、という気がします。明治時代まで禁教がずっと続いていたわけですね。

前田　厳しい監視体制が敷かれていましたから。キリスト教もそのような時代が来ることを見越して、きちんと信仰を守っていくことができるような組織をつくる指導をしていました。日本で、キリスト教が禁教下で二百五十年も続いたというのは、信徒で生き続ける組織をつくったからということもですが、真実の信仰心があったからだと思います。長崎に、都々逸《どどいつ》調の歌がずっと伝わっています。私も子どもの頃から聞いていましたが、「沖に見えるは パーパ（ローマ法王）の船よ 丸にやの字の 帆が見える」とか、これ五七五でやっていくと、七七七五なのです。それで、ずっと希望を持たせて守り続けたのだと思います。どのような意味かというと、必ずローマ法王から使わされた船が来る、ということです。特に五島などは、沖から船がやって来るわけですから、船が来るたびに（もしかしたら、もしかしたら）と希望を抱くわけです。ローマ法王からの船がやって来るということは、秘跡を授けてくださる神父がやって来る。「丸にやの字の帆が見える」の〝や〟というのは「マリヤ」の〝ヤ〟ですよ。むかしの人は「マリア」ではなく、「マリヤ」と言っていたから。「マリア様」が印してあった。ですから、信徒再

辻邦生（一九二五〜九九）東京出身の小説家、フランス文学者。一九六八年に上梓した『安土往還記』は、争乱のさ中にあって純粋にこの世の道理を求め、自己に課した掟に一貫して忠実であろうとする「尾張の大殿」織田信長の心と行動を豊かに描いた長編で、文部省芸術選奨新人賞を受賞した。

発見のマリア像もあります。

堀江　信徒を発見したプチジャン神父のことですね。

前田　はい。信者は「マリア様はどこですか」とまず、聞いた。そして、「結婚はしていますか」と聞いた。神父かどうか、見分けるいくつかのポイントがあったのです。神父を、そして秘跡を待ち続けたその一心が、二百五十年も待ち続けたのではないかと思っています。神父がいなくても教会は続くということではないのです。

堀江　むかしも、たとえば戦国時代も聖書で教えを伝えるのですか。

前田　日本語を話せる、日本語に訳せる伝道師たちが、イエス・キリストを「天主様」と訳したり、愛を「ご大切」と訳したり、いろいろな方法で訳しています。不完全ですけれども、日本語にしないと分かりませんから。特に平戸出身の、琵琶法師だったロレンソ了斎がよく説教しました。宣教師たちから聞いて、日本語でそれを伝え、教えていったのです。高山右近も、ロレンソ了斎から教わったのです。高山右近のお父さんも、お坊さんと宣教師を論争させて、結局、自分はキリスト教のほうがいいと思い、自分から望んで洗礼を受けたのです。お坊さんはもちろん日本語ですが、宣教師は通訳がいないと話せないですから、その通訳はロレンソ了斎がしたのだろうと言われています。

堀江　天正遣欧少年使節（伊東マンショ、千々石《ちぢわ》ミゲル、中浦ジュリアン、原マルティノ）も信仰心で行っているのですよね。

前田　信仰心と、それから宣教師たちが「私たちはこれだけ頑張って宣教している」のだと証明するために連れていったという説もありますが、その両方があったと思います。四人にしても、特に中浦ジュリアンなどは、とにかくローマに行きたいという気持ちが非常に強かったと

信徒発見とプチジャン神父（一八二九〜八四）ベルナール・タデー・プチジャン。フランス出身のカトリック宣教師。パリ外国宣教会会員として幕末の日本を訪れ、後半生を日本での布教に捧げた。一八六五年、大浦天主堂での「隠れキリシタンの発見」（信徒発見）に立ち会った。

ロレンソ了斎（一五二六〜九二）戦国時代から安土桃山時代にかけての日本人イエズス会員。琵琶法師として生計を立てていたが、一五五一年にフランシスコ・ザビエルの手により洗礼を授かる。精力的な布教活動を行い、キリスト教の拡大に大きな役割を果たした。

天正遣欧少年使節　一五八二年、九州のキリシタン大名の名代として、イエズス会の企画によりローマ教皇グレゴリウス一三世およびスペイン国王フェリペ二世のもとに派遣された四人の少年使節。ゴア、リスボン、マドリードを経て八五年ローマに入り、九〇年長崎に帰国した。

思いますよ。神父になりたいという気持ちがものすごく強かったですから。ペテロ岐部などは、歩いて行っているのです。イスラエルの聖地に日本人で初めて行ったのも、彼だろうと言われています。ローマまでずっと歩き続けて辿りついて、神父になっている。命がけですよね。本当に神父になりたいという一心だったと思います。ですから天正遣欧少年使節にしても、宣教師たちにしても、当時のキリシタン大名にしても、本当にローマに行きたかったのだろうと思います。

堀江　当時ローマを見た少年たちの、その後の歴史は厳しいものでしたね。

前田　帰ってきて、いろいろな運命を辿ります。神父になったり、殉教したりしています。唯一キリスト教を棄てたと言われていた千々石ミゲルも、つい何ヶ月か前に、お墓を掘りかえしたら、ロザリオが一緒に出てきた。ですから、彼も棄教していなかったという証明になったわけです。

堀江　かたちだけ棄教したふうに見せかけたということですか。

前田　私の先祖も、口先だけでもいいから「やめる」と言ってくれと言われて、取調べの時に「キリスト教をやめます」と口にしますが、結局、本当にはやめていない。当時の平戸藩は、彼らを責めることをしたくなかったらしいのです。「われわれだってこういうことをしたくないんだ。頼むからやめると言ってくれ。そうすれば解放するから」。お互い殺したり、殺されたりするのは良いことではないし、話し合ってやめるということになり、解放されて帰って、その罪滅ぼしのために教会をつくることをずっと計画していて、何十年か後だけれども本人たちがつくっているのです。そのような話を、親たちから聞いていました。天気の良い時に、野崎島から平戸が見えるのです。教会の周りの松並木から見えて、涙を流しながらそういう話をして

ペテロ岐部（一五八七～一六三九）安土桃山時代から江戸時代初期にかけてのキリスト教司祭。キリスト教徒の両親の間に生まれ、一六一四年、江戸幕府によるキリシタン追放令によりマカオへ追放されるが、その後司祭になるべく独力でローマへ向かう。途上、日本人として初めてエルサレム入りを果たしたと言われる。

いたと聞いています。ですから、千々石ミゲルのお墓からロザリオが出てきたというのもうなずけます。誰かが入れてくれたか、遺言で頼んでおいたかしたのではないかと思います。

信仰とは何か

堀江　人はなぜ、神を信じるのか、信仰するのか。今、大司教が話されたような気持ちで信仰している人がそう沢山いるとは思えませんが、神社仏閣や教会に行って、祈って、何かの時に神頼みをする。信仰とは、何なのですかね。深く信仰の気持ちで祈る人は、そう多くはないと思うのですが。

前田　やはり、信念と同じで、どのくらいの気持ちがあるのかということが、信仰が強いとか、浅いとかいうのと関係してくるのかもしれません。神様に対する感謝の気持ちも、人それぞれだと思うのです。私の家の場合は、改宗する時にいろいろな苦労があって、しかし、仲知の人たちがかくまってくださったおかげで、他は全て仏教であるのに、前田峯太郎だけがカトリックになったのです。ですから、仲知の人たちへの感謝、カトリックのお恵みをいただいた感謝、そのために、神父をつくろうと。しかしまた、その感謝の気持ちというのが強ければ強いほど、力を得ます。私も神学生として、だいぶ迷ったことがあります。そのような時に一番の力、支えとなったのが、先祖の信仰です。前田家に対して、そして私に対して「神父になれるよう祈っとるけんね」と言ってくれる故郷の仲知の人たちのことを思うと、やはり、やめられないと思ったのです。神父になることが恩返しだという気持ちが、私を神父にならせたのです。しかし、同じ神学校に行っていた兄弟でも、違う道に進んだり、信仰は捨てていないけれど、なかなか教会に行こうとしない者もいます。同じ信仰ですけれども、強い弱いというよりも、信仰の受けとめ方なのかもしれません。信仰の質もまた、違うかもしれない。本当に「神様、神様、お願いします。こうしてください、ああしてください」というものを信仰と思っている方もいるかもしれないけれど、信仰というのはそうではなくて、「神様のお望みどおりにお願いします」というものです。私の思いのままではなくて、イエス様が言ったように、あなたの思いのままにという、それが本当の信仰じゃないかなと。神様にとってみれば、私だけではなく沢山いるのですから。この人の願いだけ聞きいれるわけにはいかない。ですから、何が大切かということを神様に選んでいただくのです。「神様の思いのままに」ということが、本当の信仰ではないかなと思っています。信仰の強さ、弱さもあるし、信仰の質、どのような信仰であるかというのもあります。それが上手くかみ合った時に、そのような状況でも信仰できるということになっていくのではないかと思います。

堀江　神社とかで拝むというのは、自分なり、家族なりが健康でいたいとか、仕事が上手くいくようにとか、子どもの進学が上手くいくようにとか、何か自己本位のことをお願いしていますよね。キリスト教はよく「汝の隣人を愛せよ」と言いますけれど、これはもう少し広く、他人のことを考えるということなのですか。

前田　キリスト教でも、本当にお願い事を「叶えること」が信仰で、カトリックの神様のほうが効き目があるとか、そのような表現をすることがあります。仏教でも、願い事を叶えてくれる宗派に入るとか。ですから、カトリックだから完全に「あなたのお望みのままに」というのがカトリックの人たちの信仰だ、祈りだということは言えないのです。本当は「祈りは、そういうものではないのですよ。信仰とは、そのようなものではないのですよ」と教えたいけれ

汝の隣人を愛せよ
キリスト教における重要な律法の一つで、マタイによる福音書五章、ルカによる福音書六章に記されている戒め。自分に敵対し迫害する者をも愛するよう説いたイエス・キリストの言葉。

ど、本当に願い事が叶うことが一番と考える人がカトリックにもいるということは否定できません。実際にカトリックでもそのような人たちに会ったことがありますから。たまに私が式とか行事でミサをしていると、信者の皆さんが「祝福をしてください。神父様、明日、息子が高校受験なのです。娘が大学受験なのです。祝福してください」とかね（笑）。「それを叶えるかどうかは、神様にお委ねして、必要なお恵みを」と、そこまで言ってあげないといけない。もしも不合格だったら、主に祈っても落ちたとかね。そんな信仰だったら、本物ではないですから。もう少し教理をきちんとやらないと、そのくらいのことは分かるはずですが。

堀江　病気になるといろいろなものに頼りたくなります。信仰のある方のほうが、見るとやはり強いというか、恐れが少ない部分があるのかと。私たちから見ると、そのような気がしますよね。

前田　そうですね。本当に信仰が強い人はそのような祈りもするけれど、叶えられなかったからといって、へこたれないですね。それはそれで、神様がお望みだからと。まだまだ、自分にこの病気が必要なのだと捉えていく人もいるし。

堀江　信仰のある人のほうが、未来に対する不安が少ない。信仰のない人、宗教のない人はやはり、未来への不安がある。たとえば、がんになりましたと言うと、ものすごく不安なのですよね。もちろん、命が短くなるのも不安なのだけれど、必ずしもそれだけではない。いろいろなものが制限されるとか、とんでもない苦しいことが起きるのではないかとか、そうした不安が非常に大きいですよね。

前田　やはり病気になった時の年代のこともあるでしょうし、置かれている状況によっても悩みが違うでしょうし。本当に今もう子どもが産まれたばかりで、若くて、たとえば、三十代で、がんと診断されたとなると、大変ですよね。子どものこと、残された家族のことも考えなくてはならない。自分の命もまだ三十歳そこそこなのにとか。ところが、もう八十歳になった人ががんになったというのとでは、悩み、苦しみが全然違うと思うのです。そういう時に、八十代の人ががんになったけれども、神様の意でしょうからというと、すごい信仰のようですけれど、そういうことだけではないと私は思うのです。人それぞれ、そのような状況の中でどのように受けとめていこうかという時に、宗教が支えとなることができるということはあると思いますね。神様を信じている人のほうが、信じていない人よりも、すがることにしても、力を得ることにしても確かに役に立つとは思います。何も信じていなかったら、ただ、災難としか受けとめられないかもしれない。

堀江　そうすると、後悔はしなくていいような。人間というのは、後悔が多いですよね。そういう信仰があると、後悔する部分が少なくなるのかなと、何となく思います。

前田　そうですね。後悔というのも、後で納得できるようなこともまた、あるのではないかと思います。でもそれは生きてさえいれば、ということもあるでしょうし。ただ、死んでしまったり、立ち直ることができなくなった時に、どのように捉えることができるかどうかだと思います。

（二〇一八年二月収録）

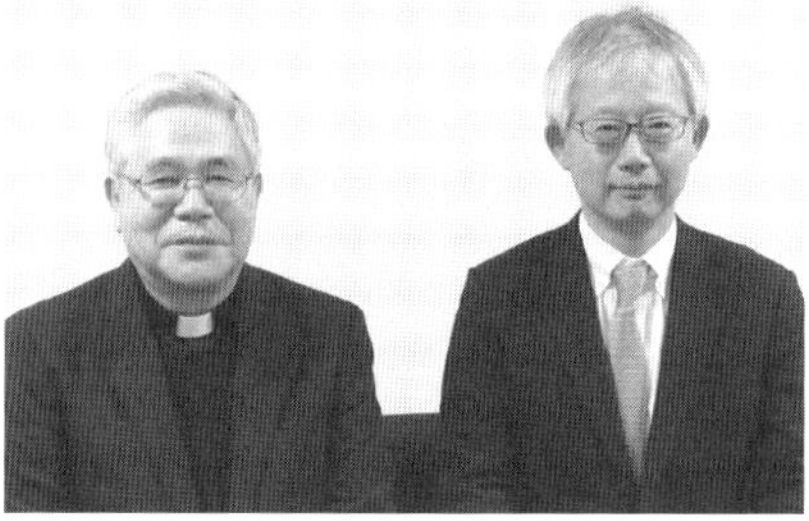

自然に生きる

玄侑　宗久

（作家・福聚寺住職）

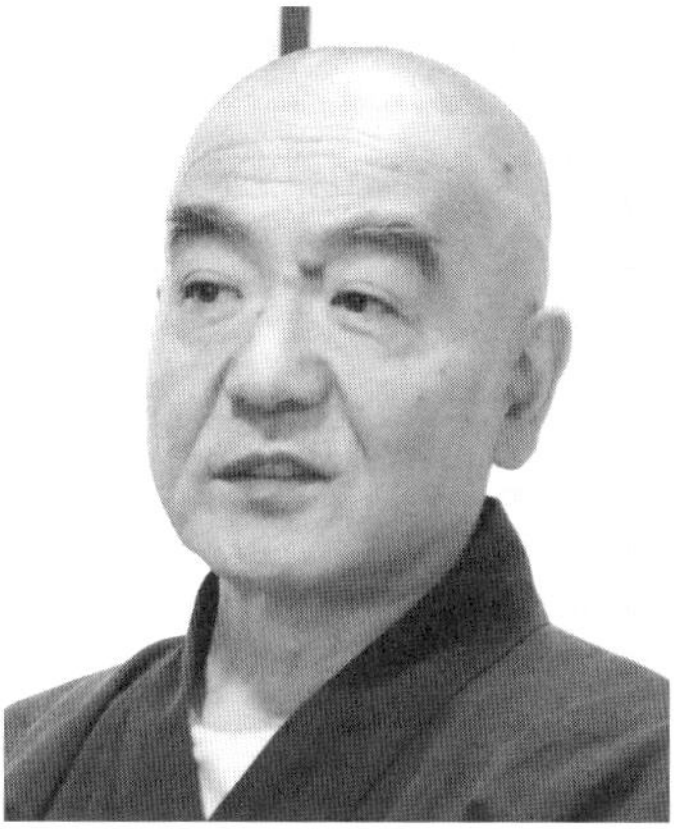

げんゆう・そうきゅう
作家。1956（昭和31）年、福島県生まれ。慶應義塾大学中国文学科卒。さまざまな仕事を経験した後、京都・天龍寺専門道場に入門。『中陰の花』で芥川賞。僧職の傍ら、精力的に執筆活動を行う。福島県三春町臨済宗福聚寺第35世住職。著書に『アミターバ　無量光明』ほか多数。

東洋的な人生観

堀江　アンチ・エイジングという言葉はふさわしくない、むしろウィズ・エイジングなのではないかと、編集の方に言われたとか。

玄侑　最近やはり長生きというのが、欲望化しているというか、目的化しているのを感じるのです。目的化してしまうと一種のストレスにもなるでしょうし、結果的に長生きする人というのは違うのではないかという気がしますね。

堀江　最近アメリカの雑誌で、たとえば化粧品会社が「アンチ・エイジング」という言葉を使うのは「やめよう」という署名を、集めています。というのは、「あなたお若いですね」というのが、特に女性の場合は褒めことばに響きます。しかし、それは本質的なものではない、女性に対する褒めことばとして好ましくない。アメリカで「アンチ・エイジング」に対し、そのような運動があります。それも老けて見えたくないという欲望なので、そうした欲望が透けて見えるのが問題かなと。

玄侑　東洋的な人生観というのは、生まれた時は神様の子どもで、もの心ついて、知恵づいて、汚れきってしまう。私は、それがだんだん加齢とともに、また神様に近づいていくというような感じを持っているのです。西洋的なアダルトがトップにくるような考え方とは違うので、年をとるのが楽しみというふうにならないといけないのではないかという気がするのですよ。老人ホームのようなところに行っている西洋の人たちと話をした機会に、「まだ、働きたくないのですか」と聞いたことがあるのですが、「とんでもない」という反応でした。「十分働いたし、もう働きたくない」と言うのです。やはり、死ぬまで働きたいというのは、日本の神話もそうですけれど、天照大神も田を耕しているという、そのような国ならではの労働観なのでしょうし、「死ぬまで働いていたい。現役でいたい」という日本独特の、晩年にもう一度花開く、楽しみな晩年というイメージでしょう。そういう人生観からすると、アンチ・エイジングということばには抵抗がありますね。

堀江　禅宗もそうだと思いますが、山に尊師を尋ねていくと、童子の格好で登場する、人生について教えてくださるお師匠さんがいますね。

玄侑　すごいものはすべからくとんでもない格好で現れてきますね（笑）。普賢菩薩も乞食の格好で現れる。乞食が来た時に、蔑んで相手をしたら、結局、普賢菩薩には会えないわけです。おもしろいですね。

堀江　今は皆、何とかして自分の持っている可能性を最大限に活かしたいと思っている。これは、生きる、死ぬということだけではありません。他人よりも得をしたいという欲望が強い。

玄侑　スキルアップして身につけて、自分が大きくなるという考え方自体が、東洋的ではないと思うのです。生まれた時に十分なものが揃っているのに、余計なものをどんどんどんどん身につけてきたので、人生の後半でそれを手放すことで、掴める手ができるというか、「虚」の部分ができ、いつでもどこでも対応できるようになるというのが晩年の自由さというか、そんな気がします。歳を重ねる度にいろいろなものを無くしていくというのは確かです。社会的な立場もそうだし、収入も、友達もそうです。どんどん無くしていくということで、「虚」のスペースができて、それが、仏教でいう「慈悲」とか、人を受け入れる土壌となるのではないですか。こちらが虚でなければ、受け入れられないので、手放さないと虚ができないというふうに感じますけどね。それに抗うのは不自然な気がします。

普賢菩薩
普賢とは、仏の慈悲のきわみという意味で、理・定・行の徳を司る菩薩。釈迦如来の脇侍として、文殊菩薩とともに祀られることが多い。白象に乗って、仏の右側に侍す。

堀江 手放すというのは、与えるということにもつながるのですか。

玄侑 そうだと思います。与えることで何かが減るとは思いませんから、ラクに手放せるのでしょうね。

堀江 私は男性ホルモンの作用を研究しています。ヒトの基本形は女性で、男性ホルモンがあってはじめて、男性は男性になるのですが、この男性ホルモンの値は男性だけではなくて、女性にも大事です。これまでは年齢とともに、男性ホルモンの値は下がってくると教科書にも書いてあったし、調べて統計をとると、実際に平均値は減ってくるのです。ただ、最近分かってきたのは、この男性ホルモンの値にはかなり個人差があるのです。活動している人とか、社会につながりを持っている人は、かなりホルモンの値が高いままでずっと推移していきます。社会から離れてしまうと、たとえば定年になって、仕事を辞めて、ただ漫然と家にいると、男性ホルモンの値は下がってきます。一方他者との関係性において、「与えている」人というのは、ホルモン値が高いのではないかという感じがするのです。たとえばボランティアをしている人というのは、男性ホルモンの値は高いのです。同じ与えるといっても、小言を与えるのは「悪い」〝与える〟ですが。

玄侑 何か、宗教的なところに通じてしまいますね(笑)。

堀江 ブッダのことばを読むと、「与える、与える、与える」と書いてありますね。キリストのことばにも与えるということばがでてくる。与えるというのはどこからくるのでしょうか。

玄侑 『法句経』でも「布施」は第一の徳行、「知足」は第一の富というふうに言います。与えることで減るとは思っていないのです。「りやく」ということばがあり、現代社会では「りえき」と読みますが、要するにプロフィット(Profit)の訳語に使われてしまったわけです。「りやく」が生じて大きな池にプールされる。行いの結果、最初にプールされていく場所は「功徳池」と呼ばれるのですが、もう一回、それが本人に降りてくるということがたまに起こるわけです。その場合「功徳」と呼びます。これをしたので、これが授かったと。プールしたものがどこに降りるか、誰に降りるか分からない。別に自分が良いことをしたわけではないのに、あそこにお参りに行ったら、何か良いことがあったということを「りやく」と呼ぶのです。誰かが行った善行の結果が、それと関係のない人に降りてくる。「りやく」というのは、誰も損をしないのです。ところが「プロフィット」の訳語になってしまったせいで、誰かが損をした結果、別の誰かにまわっていく「りえき」ばかりが目につきますが、本来「りやく」というのは、誰も損をしない、素晴らしいものなのです。

堀江　ゼロサム社会ではなくて、皆がプラスになり、誰かが損するということではない。

玄侑　上座部仏教圏では、「功徳」を積みあげていくことで、後生を良くするという考え方がありますが、大乗仏教圏では、「りやく」といって、自分の行いが、自分に返ってくるのを期待しないほうが良いとされている。しかし、五億の人に「りやく」がまわるという、それはやはり、喜びですね。

堀江　広い意味で、社会に貢献するという教えですね。

玄侑　インドというのは、福祉的な考えを非常に古くから持っていたところです。京都の祇園というのがありますが、あれは「祇樹給孤独園《ぎじゅぎっこどくおん》精舎《しょうじゃ》」というインドの公園だったのです。「生活に困っている人はここに来なさい」と。余裕のある人は、そこに置きにいくわけです。要らない人と要る人が、そこで交差して上手く交換できる。それが基本だったのです。

堀江　「祇園精舎」というのは、そこからきているのですね。ご住職は若い頃にずいぶんいろいろな新宗教を含めて、イスラム教にもモルモン教にも触れられたと書かれていますね。

ゼロサム社会
アメリカ合衆国の経済学者レスター・カール・サローの著書（一九八〇年刊）の題名。経済成長がない社会では、経済全体での所得分配は全体でゼロ・サム（和がゼロ）になり、ある者が利益を得ると、誰かがその分だけ不利益をこうむることになる。先進国はこの状態にあり、著者はインフレ、エネルギー、環境、所得格差などの経済問題を検討し、分配の公正について社会の合意をつくりださねばならないと主張している。

玄侑　ええ。偉そうなのですが、一度、宗教全体を俯瞰してみたかったのです。何が共通しているのだろうということが、気になり続けていました。それに夢中になっている人たちがいるわけですから、統一教会にも、ものみの塔にも、それなりにおもしろさがあるのだろうと。天理教の教会に通ったり、東京に出て行ったら、真っ先にイスラム教のモスクに行きました。とにかく共通項を見てみたかったのです。お茶でもそうですが、たとえば茶碗を何回まわすとか、どうでもいいことではないですか。裏と表と藪内とに行ってみれば、共通するものが見えます。その結果、そこだけ外さなければよいのだなというものが見えますよね。それと同じようにいろいろな宗派は、違いはあっても、何が共通しているのかということを知りたかったのです。

堀江　そうでしたか。

動物の寿命と生のあり方

玄侑　堀江先生は腎臓のご専門とうかがいました。最近、ほとんどの猫が腎臓病で死ぬのです。猫の寿命は本当は三十年くらいあるのにと言っている人がいます。腎臓病さえかからないようにしてあげるか、治してあげれば、猫本来の寿命くらい生きると。要するに、寿命まで生きている生き物は少ないわけです。たとえば、アフリカ象が七十八年で、アジア象が七十五年といっても、動物園のような良い環境の中で、その位生きることは可能ですけれど、自然界の象は柔らかい草ばかり食べていられないので、竹とかをバリバリ食べますよね。象は歯が五回だけ入れ替わり、奥に八本、臼歯があるだけで、後は牙しかないのだそうです。この臼歯で噛むわけですが、堅いものを食べ続けていると、歯がだめになるので、入れ替わるのです。五回入れ替

裏千家・表千家・藪内流　いずれも茶道の流派の一つ。表千家と裏千家の家祖は千利休。本家の表千家に対して分家の裏千家の名は、今日庵が表通りの不審菴の裏にあることに由来する。

わって、最後の臼歯がすり減ってきたら餓死するしかないのです。自然界では餓死している象がいっぱいいるというのです。猫などは飼われているわけですから、比較的良い環境なのですが、一方では、人に飼われているせいで、塩分を摂りすぎて、腎臓病になっているという。その辺はどうなのですか。

堀江　人の寿命にも理論的な期待値があります。細胞が分裂する時に、ＤＮＡの端っこに、少し余分な部分があるのです。

玄侑　テロメアですね。

堀江　そうです。そのテロメアが分裂する時に減っていくということで、ある程度テロメアが減るとそれ以上細胞が分裂できない、つまり新陳代謝ができない。そこから計算してみると、人は百二十五年というのが、一つのマックスであろうと。実際、戸籍がはっきりしている方で世界で一番長寿の方は、百二十五歳です。ですが、ほとんどの方はここまで到達できない。私がやっております抗加齢医学というのは、人はなぜ、百二十五歳よりも前に人生が終わるのかというのを研究する医学で、こういうことを防ぐと、もう少し元気で長生きできますということをお伝えしています。たとえば、塩分は血圧を上げるので良くないと言われていましたが、今は塩自体が、身体の中に入ると身体を錆びさせているというのが分かってきまして、塩というのは摂らないにこしたことはないと言われていますね。猫の場合は、市販のキャットフードには必ず塩分が入っています。実は獣医さんが見る動物の医学の延長上にヒトの医学があるはずなのですが、獣医の間ではよく分かっているけれど、医者はよく知らないことも多いのです。たとえば犬も前立腺がんになるのですが、僕ら医者は、犬の前立腺がんの研究をよく知らない。本当は、人と犬の前立腺がんを比較するとおもしろいのですが。

テロメア
ギリシャ語で「末端」を意味し、真核生物の染色体の末端部にある構造。染色体の末端を保護する役目をもつ。ノーベル賞を受賞したアメリカ合衆国の分子生物学者エリザベス・H・ブラックバーン博士らによる「テロメア」の研究では、このテロメアを伸ばして、細胞を若返らせ、がんを防ぐ可能性を追究している。

玄侑　動物の場合は注目されるけれど、人間の場合は注目されないことというのはありますものね。ライオンは、虫歯になったら死ぬしかないといいます。動いている動物に噛みつけなければ、もう死ぬしかないですよね。それでも彼らはある程度生きますけど、蟷螂は冬を越しませんよね。冬を越さないで死ぬのですが、実は寿命ではないのです。結局、動く虫がいなくなるので、餓死するのです。蟷螂に、ハムを少し切って、揺らしてやると、「パッ」と掴んで食べてみたら、悪くないと。それで、何年も生き続けている蟷螂がいるらしいですよ(笑)。

堀江　それはおもしろいですね。

玄侑　オオクワガタとかもまだ、寿命は分からない。生きていく条件が環境の中になくなってしまうのが原因で、死んでいく動物は沢山いますよね。

堀江　蝉などは短命ですね。

玄侑　短命というか、地中のほうがあれだけ長いということは、私たちは地中での蝉の生を無視していますが、地中のほうに生の中心があるのではないか。なぜなら、生の大部分を地中で暮らしているわけですから。その期間を注視してみないと、最後はおまけみたいなものでしょう。今頃の季節、山繭というのが、かえるのです。お蚕さんの原型になった緑色の繭です。辺りに山繭があるので、採って来て置いておくと、蛾がかえるのです。巨大な蛾です。その蛾はもう一切、食べられない、飲めない。幼虫の時にとった楢、椽、樫の葉の栄養分が保つ間だけは生きていられるのですが、その間に交尾して死ぬわけです。蝉よりも短いくらいですね。蛾になってからは全然食べられないわけですから。その前の生のあり方というのも、私たちは最終的に蝶になった時が檜舞台のように感じるのですが、何かもっと前に違った充実感があるのではないですかね。

堀江　生のあり方が大きく変わるわけですものね。
玄侑　何か、山繭の生き方を知って、ちょっと感動したんです。要するに食べるのも、飲むのもなくて、繭からかえったら、交尾するだけで、死んでいくしかない。その蛾の顔は欲望という感じではないのです。交尾して死ぬだけという、そこにおける交尾というのは、人間のそのような行為とは全く違います。この間、何かこういい顔だなと、思いました。
堀江　そうですか。究極の生き方ですね。
玄侑　フランスとかドイツは、蝶と蛾の区別をあまりしないでしょう。日本人は蝶ちょはいいけれど、蛾は嫌だといいますが、フランスでは両方〝パピヨン〟なのです。ヘルマン・ヘッセの『クジャクヤママユ』(『少年の日の思い出』の初稿)という短編小説があるのですが、お金持ちの少年が、孔雀山繭という目玉が四つあるような蛾の標本を見て、虜になってしまうのです。そして盗んでしまう。盗んで、見つかりそうになって、ポケットに入れてしまう。それで、もう台無しになってしまうわけです。その罪悪感に悩む少年を母親が慰めるのですけれど、結局、その傷は深くて、昆虫採集を止めてしまうのです。
堀江　小説の最後は、今まであった昆虫の標本を少年が壊してしまう。
玄侑　そうです、そうです。そういう少年の悲哀みたいなものにあらためて注目すると、すごい作品だと思います。

ヘルマン・ヘッセ
(一八七七〜一九六二)
小説家、詩人。ドイツ生まれ。一九二三年、スイス国籍を取得。平和主義者として戦争批判を行った。代表作に『車輪の下』『春の嵐』など。一九四六年、ノーベル文学賞受賞。

自然に生きるとは

堀江　動物にどのようなところから興味を持たれたのですか。

玄侑　やはり動物の一種として人間を見ておいたほうが無難というか、賢明だと思います。私たちの「禅」というのは、特に猫とか犬は尊敬の対象なのです。猫はどのようなところから放っても、パッと着地するでしょう。あのようなあり方は武道でも尊敬に値するし、記憶に悩まされないところが一番だと思います。私たちの頭は常に概念化してしまうわけです。犬はわずかに概念を持っています。右左という概念を記憶に残せるようです。ソーセージを入れたのはこちらの器か、こちらの器かと言うと、向かって右だなと、犬は覚えるのです。ところが、覚えてしまった犬を抱き上げて三回位まわすと、もう分からなくなる。猫ははじめから記憶しない。何かあの辺で入れたな、匂ってきて、とにかく現場主義ですから、概念に縛られない。そういうところが羨ましいのです。過去のことをわざわざ記憶して、ストレスにしている人間からみたら、犬、猫は尊敬の対象ですね。記憶は最大の煩悩です。

堀江　逆に記憶はないほうが……。

玄侑　清らかでしょうね。それは不可能でしょうけど。

堀江　認知症の方は古い記憶はありますけれど、今の記憶は持てなくなりますよね。

玄侑　そうですね。ですから、禅が目指しているのは、結局、記憶をなくすことはできないので、習慣化して無意識化することでしょうね。無意識にできるようになった時に、それは身に付いたということになり、身に付いた時には頭から抜けるわけです。その状態になっていくほかないだろうと。もともと持っている自然というのがあって、いわゆる「ネイチャー（Nature）」ですが、それに習慣化して、身に付いたものも加えられるのだと。それも含めて、この衝立に描かれているような〝龍〟で表現するのですが……。禅寺にはよく天井などにも龍が描かれていますよね。

堀江　龍で表現する。

玄侑　龍というのは自然の象徴です。どう動くか分からないのが自然ですが、禅はその自然に味方してもらおうと、太鼓を鳴らして、ガラガラガラと雷の真似をして、龍を呼び、儀式を成功させようと考えるのです。

堀江　なるほど。

玄侑　禅では自然というのが大きなテーマで、生きていくことについても、自然でありたいというのが基本にあると思うのです。ところが、何が自然であるのか、分からない。私たちが、（それは、不自然ではないか）ということまでも、自然は想定しているのではないか。結局、私たちには分かりきれないのが自然だと思い定めてしまったのが親鸞さんたちで、一方で、何とか自然もある程度は拡張ができるのではないかと考えるのが、禅ですね。

堀江　禅の場合は、知覚というか、よく一体化といいますけれど、たとえば職業をずっとやっていると、考えないでできるようになるということがありますよね。たとえば外科医であれば、若い時はこうやって、それからああやってとステップで考えるのが、今は別に何も考えないで、スーッと手術ができる。自然にできるようになります。

玄侑　はい。そんなふうに身に付くということも、やはり自然の一種だとは思います。

堀江　ただ、禅の場合は身に付ける行為、意識して身に付けようとするのは、あまり良くないのですか。要するに、トレーニングをしないで、自然に身に付くのが良いと。

玄侑　成長に伴って、脳のニューロンに鞘ができて、ロジカルな思考や計算はできるようになりますけれど、一方で脳の中が裸線ではない状態になってしまうことで、直観力は鈍る。大人になっていく過程で、自然と中学生ぐらいから鈍くなっていくわけですけれど、それをとり戻

ニューロン
生物の神経系を構成する神経細胞で、情報処理と情報伝達面において機能する。

すために瞑想的な脳の使い方をする。それが坐禅であったり、読経だったりすると思うのです。それはやはり、身に付けるというよりも、とり戻すという感じですね。

堀江　本来持っている人間の力をとり戻す。社会の中で脳の力が変化してしまっているものを一回、元のかたちにしていくということですか。

玄侑　あえて医学的に言えば、脳波が幼稚園児くらいから、シータ波からアルファ波に変わってしまい、中学生からベータ波になってしまう。そうやって大人の生活をしていくのですが、私たちは経を唱えるだけで、アルファ波に回帰できるのです。坐禅に熟練してくるとシータ波までいくわけです。それは一つの回帰です。睡眠というのは確かに大事ですが、私たちの道場の暮らしでは、人間の欲望をコントロールする時に睡眠を減らすのが、一番のコントロール法なのです。睡眠が満たされて初めて食欲がでて、睡眠と食欲が満たされて、性欲にいくわけですから。もとのところで不足状態ですと、次にいかない。そのような意味では、一番コントロールしやすいわけです。その時、睡眠の不足を補うのは何かというと、多くの時間をアルファ波で過ごすからだと思うのです。むかし、日本テレビがクルーを連れてイギリスのあるおばあちゃんに密着取材に行ったことがありました。三十年間眠っていないというおばあちゃんがいるという。それは嘘だろうと、スタッフが密着して、脳波とかいろいろ計りながら取材したのですが、結局寝ていない。しかし起きている時間の大部分を、アルファ波で過ごしていたのです。私たちはありがたいことに、経を読み始めれば、スッとアルファ波に変わります。坐禅してもそうなります。ですから省エネ運転ですね。ああでもない、こうでもないと思考している時というのは、コンピューターのように脳がヒートアップしていくわけですが、おそらく坐禅とか、瞑想、読経の時間というのは、脳の負担は非常に少ないのではないですか。

シータ波・アルファ波・ベータ波
シータ波は深い瞑想やまどろみの状態で出る脳波。アルファ波はリラックス状態で出る脳波、ベータ波は緊張した状態の時に出る脳波で、日常生活ではこの脳波が出ている。

堀江　逆に、負担が少ないだけではなくて、経とか、坐禅の時間を経験されると、新しいパワーとかがついてくることも可能ですか。
玄侑　気持ちいいし、何も考えていないので、直観力は増していくのだろうという気はしますね。それも、だからするということになると、本来の行為と違うので、そのようなことは知らなくてもいいのかもしれませんが。
堀江　坐禅も真似事みたいに何回かしたことがありますが、まず、坐ること自体が大変です。数を一から十まで数えるということが、できそうでできないのです。
玄侑　数を数えるというのは、伝統的なやり方ですが、方法論としておかしいと思います。瞑想状態に入るのと、数を数える脳の機能は矛盾します。ですからもう「ひとつ、ふたつ」と数えなくていいです。変化し続けるものに意識をおいて、その変化を追うのが瞑想状態の脳です。仏教の瞑想法に「ヴィパッサナー」と「サマタ」というのがあり、それぞれ『摩訶止観』の「観」と「止」と訳されたのですが、「観」のほうの瞑想法は、変化し続けているものに意識をのせてやるのです。呼吸というのは確かに変わり続けているのですが、私が一般の方に勧めているのは、ビジュアルに置き換えてみることです。息を吸った時に、喫水線がここまで下りてくる、下りてくる喫水線の部分の筋肉が緩んで、酸素が補われて緩んでいく実感を持ちながら、瞑想していく。ビジュアルに置き換えないと、すぐに意識は離れてしまいます。

脳波と坐禅

堀江　今のお話で非常に興味深いのは、年齢によってあるところから、脳波が変わってくると

ヴィパッサナー
仏教における主要な二つの瞑想の一つ。観行ともいわれ、物事をあるがままに観察し、沈んだ心を活気づける。

サマタ
仏教における主要な二つの瞑想の一つ。止行ともいわれ、集中力を育て、高ぶった心を静める。

摩訶止観
中国の天台宗の開祖である智顗《ちぎ》が講述し、門人の灌頂が筆録した隋代の仏書で、天台摩訶止観、止観ともいう。天台宗の根本的な修行である止観すなわち瞑想法を体系的に記述し、実践上の宝典とされる。

いうことですね。遺伝子の修飾（エピジェネティクス）というのですが、遺伝子の暗号そのものはいくつになっても変わらないのですが、遺伝子を動かすスイッチやスピードは、年齢や環境、生活習慣により変わってきます。これはスイッチを調節する因子がＤＮＡに直接くっつくのです。たとえばお母さんのおなかの中にいる時に、お母さんが虐待されると、子どもの男性ホルモンをつくる遺伝子が修飾されて、男性ホルモンが少なくなってしまいます。この遺伝子の修飾は一回起こるとその後の人生でも変わらない、つまりリセットされないと考えられています。ｉＰＳ細胞ではすでに起きている修飾が外れてリセットして細胞が先祖返りする現象ですので、ノーベル賞が与えられたのです。脳波に関係する遺伝子も年齢とともに修飾が次々に起こって、脳波が変わっていくと思うのですが、お経を唱えたら幼い頃の脳波に戻るというのは不思議ですね。遺伝子にくっついたコケや汚れみたいなものがお経で振り落とされてしまう、としたらいささか突飛ですが、ｉＰＳ細胞を自分でつくっているようなものかもしれません。脳だけではなくて、他の身体の部分にも作用する可能性もありますね。

玄侑　脳波と坐禅と読経の関係については、最近では生理学者の有田秀穂《ひでほ》先生という方が研究されています。セロトニンがメインテーマだったように思いますが、あのように検証していただいてありがたく思うと同時に、少し抵抗があるのです。

堀江　そこだけに還元するものではないですよね。書物を読んだだけですが、坐禅を極めると、大悟《だいご》といって、悟りというか、ずっと笑っていられるような、すごく頭がクリアになる現象がありますね。あれは興味ありますね。

玄侑　禅における大悟とかは、いわゆるヴィパッサナーではないような気がします。方法論としてはサマタに近い。要するに意識を何かに集中していくのですが、集中というのは限界がき

遺伝子の修飾
遺伝子はデオキシリボ核酸（ＤＮＡ）という物質から構成されており、ＤＮＡから伝令ＲＮＡがつくられ、伝令ＲＮＡからタンパク質がつくられる。この活動を制御するものの一つに、ＤＮＡの化学構造の変化があり、これを遺伝子の修飾（エピジェネティクス）と呼ぶ。遺伝子の修飾は加齢や生活習慣によって起こると考えられている。

有田秀穂（一九四八〜）
東京都出身の脳生理学者、医師。セロトニン研究の第一人者。セロトニンが心身の健康と幸福に関係する脳内物質であると主張する。

セロトニン
脳内で働く神経伝達物質の一つで、感情のコントロールや精神の安定に関わる。セロトニンが不足すると、脳の機能低下やストレス障害、鬱の原因ともなる。

大悟
仏教の言葉で、迷妄を脱して真理を悟ること。

ます。たとえば、公案というのをいただきますよね、非合理な問題が出されます。富士山を荒縄で縛ってもってこいとか。どう考えてもそのようなことはできないのです。できないのですが、もってこいと言っているのですから、何とかしなければならない。考えるというよりも、問題に意識を集中し続けていく。そうすると、意識の主体の側が溶け出すというのですか、そのようなことが起こるのです。

堀江　ほう。

玄侑　それはちょっと不思議です。普段こうして見える、聞こえるというのは、どうしても私というものが関わってつくる事態なわけですけれど、どう考えても私が見ているような気がしない、私が聞いているような気がしない。私が不在になってしまうような体験をします。あれはやはり指導の下で行わないと、ひとりでするとなかなかそこまで行けません。そのような無茶なことを普通は考え続けませんし。ひとりで考えているとしたら、危ないですよね、それ自体が。

堀江　今、マインドフルネスが流行っています。

玄侑　もともとは仏教由来ですし、天台宗の『天台小止観』の中にも入っているのですが、それを宗教色なしにして、マインドフルネスというふうにやっているだけです。特にあれは、インドの最も古い瞑想法の一つであるヴィパッサナーの方法論です。

意味のある偶然――偶然と必然の中間

堀江　志賀直哉の『焚火』という小説があります。主人公の息子はちょうど雪の山道を来て、ふっ

公案
禅宗において、参禅者に対して修行の課題として示される、優れた禅者の言葉や行動を記した問題。

マインドフルネス
仏教由来の瞑想法で、今、この瞬間の自身の精神状態に深く意識を向けることのために行われる。ストレス軽減や集中力の向上に役立つ心的技法と見なされ、二〇一〇年代半ば頃から欧米を中心に流行している。

天台小止観
中国の天台宗の開祖である智顗が講述し、弟子の浄辨が記録した、小冊の坐禅作法の書。『摩訶止観』が「大止観」と呼ばれるのに対して、「小止観」あるいは「童蒙止観」と呼ばれる。

と眠くなり、凍死してしまう直前に、お母さんがそれを感じて、皆を起こして捜索隊を出すのです。うっかり間違えると自分たちも死んでしまいますが、皆もそのことに何の疑問を持たずに、捜索に行くのです。そうして、息子に出会うことができた。一種のシンクロニシティですね。志賀直哉はそのような話が好きだと感じます。飼っていた犬を、住んでいた奈良に置いて東京に引っ越してくる。ある日、バスの中から、その犬らしき姿を見かける。名前を呼んでみたら、その犬だった。人知が及ばない、何か偶然みたいなものがあるのだろうと言っているのです。

玄侑　ユングの言う「意味のある偶然」、シンクロニシティという言葉ができあがる前に、彼は「意味のある偶然」という考え方をするのです。世の中を偶然と必然に真二つに分けてしまうと、偶然と考えたら何の教訓も引き出せないし、必然と考えたらきつすぎることがあるわけです。それで、その中間に「意味のある偶然」というのをもってきたのです。ユングが出しているたとえ話というのがおもしろい。洋服をつくってくれるように頼むのですが、テーラーはブルーの服を頼まれたのに、間違えてブラックの服をつくってしまうのです。ブラックを目にした時に、「私はそんな色は頼んでない」と断ればいいのですが、内心（ブラックか）と思いながらも、とりあえず受けとるのです。それから間もなく、身内でお葬式がでる。それで、そのブラックで仕立てたものを着て出かけるのです。それは「意味のある偶然」になります。今の志賀直哉の話で思ったのは、また別の文脈ですけれど、マリアナ海溝まで行けるという潜水艦がある。マリアナ海溝まで行ったら、いかなる通信手段も通じません。何かあった時の連絡手段はどうしていると思いますか。どのような方法をとっているかというと、潜水艦の中に子うさぎを飼っているらしいのです。アメリカのペンタゴンに親うさぎがいる。それで、異常事態が起こった時に、艦内にいる子うさぎの首を刎ねるのだそうです。そうすると、ペンタゴンの親うさぎが半狂乱になるらしいのです。

堀江　興味深い話ですね。

玄侑　それが、植物でもあって、紫陽花というのは挿し木しますよね。挿し木してある程度育った時に親木を燃やすと、子木は全部枯れてしまうのです。何が言いたいかというと、親と子の気はつながっているという考え方があるのです。これはたとえば、中国の朱子学の創始者である朱熹という人が強く持っています。また、仏教で言うと位牌というのがあり、儒教では神主というのですが、これは、子どもが呼び出せば、親はそこに来てくれるという、親と子の結びつきは特別なのだという考え方なのです。

堀江　よく虫の知らせというのは誰もが感じますよね。

玄侑　やはりあると思いますね。本堂で法事をしていても、たとえば四十九日に、三歳くらいの子どもが来ていて、亡くなった「お祖母ちゃんがいるよ」と言うのです。これが、五歳になったらないのです。見えるというのは三歳くらいまでです。やはり、脳が特別な状態なのだと思います。

堀江　アウシュビッツ収容所で子どもたちが亡くなる時に、蝶を描いている絵があります。子どもは亡くなる時というのは自分で分かるみたいなのですが、自分が蝶になるというイメージを持つというのは、世界共通なものがあるみたいですね。

玄侑　ギリシャ神話のプシュケが蝶になり、魂の意味を表すようになりますね。蝶ちょというのはそういうものなのでしょうね。日本では逆に、万葉集に蝶ちょが出てこないのです。ここまで徹底的に出てこないのはおかしい。要するに、タブー意識があったのではないだろうかと。

堀江　いなかったわけはないでしょうからね。

プシュケ
古代ギリシャ語で「息」や「呼吸」を意味し、転じて「生命、命、心、魂、蝶」を意味するようになった。ギリシャ神話では美の女神アフロディテ、エロスなどに置き換えられることが多い。

玄侑　ですから「てふてふ」というのはいいですよね。銀杏の木があるじゃないですか、あれも「いてふ」でしょ。あれも蝶が止まっているという姿に見えたわけですよ。葉っぱのかたちからあの名前をつけているわけですけれども、中国人にとっては何でも食べ物ですから、銀杏と書きますし、それしか漢字がないのですが、常に銀杏と書かなければならないというのは風情がないですね。

臨死体験と記憶のあり方

堀江　経歴を少し読ませていただいたら、中学三年の時に日本脳炎にかかったそうですね。その時は臨死体験のようなことを経験されたのですか。

玄侑　臨死体験というよりも、記憶に全く残っていない時間があったのです。私からすると、意識がないのです。ところが、看護師さんやお医者さんから後で聞くと、四日間ずっと寝ていたわけではなくて、話もしていれば、なんだか「電話がきた」とよく言ったらしいのです。それが、もうしょっちゅうなもので、電話機を病室に運んでくれたらしいのです。そうすると、受話器をとって話すらしいのですが、そのことを私は全く覚えていないのです。これは衝撃でしたね。意識が全くないのに、そうやって動いたり、しゃべったりしていたというのが。

堀江　麻酔が覚めて、受け応えはきちんとするし、いろいろな話をしているのですが、後で全く覚えていないということはよくありますね。高熱が出ると、覚えていないということもよくあります。そのことが、その後の創作活動に影響していますか。

玄侑　そうでしょうね。意識がなくなるというのは、こちら側で、何かが閉じることかもしれないですが、中国の荘子が言っていますが、「こちら側で眠りに落ちるということは、向こう側で覚めることではないのか」と。ですから向こう側で覚めた瞬間に、こちら側が全部夢になると。仏教的に使う「夢」ということばは、そのような意味なのです。覚めれば、それまでが全部夢になる、また、現状からもきっと覚めるにちがいない、これもまた夢になる、という。

堀江　それで思い出したのですが、臨死体験の時に導いていく人がいるということですね。

玄侑　エリザベス・キューブラー＝ロスもそこに注目しています。すでに亡くなっている人だけが、そこに現れる。ある時、小学生の子どもが亡くなりそうな時に、母親が出てきた。その母親は、何時間か前に交通事故で死んでいたという。ですから、枕辺に立つ人は百パーセント既に死んでいる人しかいないのです。

堀江　不思議ですね。人間というのは、自分の身近なことで経験しないとなかなか信じないのですが、母親が途中死にかかった時に、私たちはもうだめだと思っていました。その後の母の話ですが、自分の母親の姿を見て、そこに行こうとしたら、非常に怖い顔をして、「来ちゃだめだ」と。「どうして行ってはいけないのか」と聞いても非常に厳しい顔をして拒絶され、悲しくて目が覚めたと言っていました。亡くなる時にものすごく光がくるという話がありますね。

玄侑　記憶というのは、「産湯につかっていた時、たらいの淵が光っていた」と三島由紀夫が書いていますが、あのような記憶が甦るというのはよほどのことでしょうけど、普段は思い出さない記憶が現れることはあると思うのです。私も七メートルの木の上から落ちたのです。その時に落ちる途中がものすごく長い時間に感じられて、そこにちょうどフィルムのようなものが現れてきて、次々に画面に入ったむかしの記憶が……きちんとフレームに入って、落下していく途中にバーッと見えたのです。それと同じように、死ぬかもしれないという状況で、その

荘子
中国、戦国時代の思想家。生没年不詳。名は周、字は子休、河南の人で、荘周とも称される。老荘思想の源泉の一人とされ、儒家の思想に反対して独自の形而上学的世界を開き、後世に大きな影響を与えた。

エリザベス・キューブラー＝ロス
（10ページ注釈参照）

スイッチが入るのだと思うのです。ある方が言っているのは、世界共通の臨死体験の部分というのは、暗いトンネルを通って、光の中に出たという体験ですよね。これは今まで思い出さなかったけれど、産道を通って、この世に出たという最初の記憶ではないかと。ずっと奥にしまい込まれていた記憶が、何かがきっかけになって出てくるのではないかと。

堀江　記憶のしまわれ方というのは、本当に不思議です。三歳の子の持っている記憶は、全く違うものがあるのでしょうね。

玄侑　思い出さなかったものを、パッと思い出すエピソード的な記憶も不思議ですけど、お経のような長いものを記憶するという記憶のあり方も不思議ですよね。一応、ホログラフィー的な記憶なのだと言われていますが。脳の全体に入っている記憶ですね。ある程度長いものを唱えるというのは、脳の全体の血流が良くなる。ここに入っているから、ここが壊れたら蘇らないというものではないようですね。脳梗塞を起こして、声が出せなくなっても、お経は入っているものです。私の父は脳梗塞で、声が出せなくなったのですが、入院中も習慣で朝、起きると、お経をあげるわけです。声は出ません。でも、頭の中でまわっている。それが、寺に戻ってきたとたんに、口もまわるようになってきました。お経が通路を探したのでしょう。

堀江　最初に救急医療をやっていた時のことです。その人は泥酔して、頭から落ちてしまったのです。正気であれば何らかの防御をするのですが、泥酔していたので、頭の中が出血して、当時の医学では脳死の判断でした。要するに、いろいろな刺激を与えても脳波が反応しないと。ただ、その人は呼吸をしていましたので、そのままよその病院に送りました。私は、当然亡くなられたと思ったのです。そうしましたら、半年くらいして、その人がすっかり回復されて、御礼を言いに、病院へ歩いてやってきたのです。幽霊かと思いました。ですから私は、今の医

ホログラフィー
物体にレーザー光などを当て、そこから得られる光ともとの光との干渉パターンを感光材料に記録し、これに別の光を当てて、物体の像を再現する方法。また、これを利用した光学技術の総称。一九四七年にハンガリーの物理学者ガーボル・デーネシュによって発明された。

療水準で脳死と診断されても、中にはごく稀ながら蘇生して、回復する人もいると思うのです。

玄侑　いますよね。だって、脳死状態で出産した人が、世界で十四人いるのですから。出産できる状態を死んでいると言えるのかという。

臓器移植で失うもの

堀江　臓器移植についてはどのようにお考えですか。私は、外科医ということも関係していると思いますが、臓器移植は抵抗ありません。それは、臓器は心かというと、臓器には心というものがないと思いますので。

玄侑　私はいろいろな理由で反対ですね。堀江先生は心はないとおっしゃいましたが、心が腸にあると言っている人もいますし。交通事故に遭ったアメリカの青年の肝臓を移植した女の子が、急に男としか思えないふるまいをするようになったとか、不思議なこともいろいろありますし。何より、臓器移植でお金が動いているではないですか。結局、アメリカなどの金持ちは、「今、三つ目の肝臓だ」とか言うわけですよ。分配というところに社会的な不平等が反映されると思いますから、私は賛成できないですね。それとやはり、寿命という考え方が薄れていきますから、失うものが大きい。あきらめがつかない。死は何かのせいになるわけですよ。一番限定的な場合でも、「肝臓のせいで死んだのだ」と。肝臓のせいと言ったら、救われないですよね。確かに臓器ごとに寿命が違うわけですが、何かが交換できなかったから死んだのだという死は、死そのものを廉《やす》くするという気がしますね。

堀江　ご自分がもし、この臓器を移植してもらえば、ひょっとしたら助かるという場合でも。

玄侑　私は結構です。ほしい人が沢山いるという時に、どの人にあげるのかという理論的なものを、どのように考えるのかですよね。早い順にするのか、強い順にするのか、それは本当にむずかしい問題だと思います。

自己主張は生きるエネルギー

堀江　華やかさというのは、一種の自己顕示欲というか、自己主張に通じるところがあると思います。禅の修行の中に自己主張はあるのですか。

玄侑　自己主張が激しかった者ほど、大きな菩提心を得るということが『維摩経《ゆいまきょう》』に書かれていて、救いなのですが、やはり反転すると思うのです。ものすごく自己主張の大きかった人が、反転した時にものすごく慈悲にあふれた心を持つというのがあると思います。煩悩が菩提に転ずるというのもそうですが、お釈迦様は「男根がない人間は僧侶になれない」と決めたわけです。男根がなかったら、女性に対する煩悩はないでしょうが、煩悩は一種のエネルギーですから。負に作用している時は煩悩と呼び、正に作用している時は菩提心と呼んでいるのかもしれません。ですから、自分が生きるのを妨げるように働いている場合だけ、煩悩と呼んでいるのであって、それを活きる方向に向けてあげれば、そのまま生きるエネルギーになるというふうに思います。

堀江　そこを相対するもののように思ってしまうのですよね。ごく最近、私の患者で、がんが転移されていて、抗がん剤も効かなくなったおばあさんがいました。余命三ヵ月だというので私のところに来られたのですが、入院させて全身の痛みを和らげることはできても、治療はも

維摩経
大乗仏教の経典の一つで、日本では聖徳太子により初めて解説された。内容としては、相反する概念（たとえば生と滅、垢と浄、善と不善、我と無我、生死と涅槃、煩悩と菩提など）も、もとはみな一つのものだということが説かれている。

うないので、「大丈夫だ」としか言えなかったのです。娘さんが大変親孝行で、一緒に栃木から東京に付き添われていたのですが、そのうち「もう治療もないなら、自宅の近所でお薬をもらいます」と戻られたのです。それから一年半くらい経って、ふと、（あのお母さんどうしたかな）と思ったのです。そうしましたら、数日後に娘さんから「母はまだ生きています。脳に転移が見つかって、手術をして、今、入院しています」というメールが届いたのです。会いに行ったところ、また元気になって退院されました。がんセンターでは余命三ヵ月と診断されていたので、私たちも旅立ちの準備とか、人生の締めくくりをしてはどうかといった話もしたのですが、そのお母さんは全くそうしたことをしないで「私は生きたい、生きたい」と言っているのです。生きることが目的になって、毎日暮らしているのですが、生きるという意欲の強い人というのはやはり大変なものです。

玄侑　いや、尊敬に値すると思います。昨年出した本のタイトルが『やがて死ぬ景色』というのですが、松尾芭蕉が詠んだ句で「やがて死ぬ　景色も見えず　蝉の声」というのがあります。「ミンミンミン」と鳴いていたと思ったら、パタッと落ちて死ぬわけです。間もなく死ぬのではないか、という気配がないのです。その時までそういうふうに生きられたら最高だと思いますし、今やたらと計画とか、準備とかというのが、本当に多くて、ろくなことをしないのです。トラブルのもとですよ。

堀江　私の母が亡くなってだいぶ経ってから、手帳が見つかったので、見てみたのです。八月に亡くなったのですが、五月の連休に家族で過ごしていた時期の記述を見ると、死装束のようなことが書いてあるのです。母は、自分が亡くなるということが分かっていたのでしょう。それが悪いというのではなくて、そのおばあさんみたいに「私は生きたいのだ」と言う人はやはり生命力が強くて、母はあっさり死んでしまったのかな、という感じがしました。
玄侑　でも、死装束のことを考えるというのは、いいではないですか。
堀江　そうですね。その時はそんなことを考えていたのかな、と思いました。
玄侑　私の祖母は「自分が死んだらこれを着せてね」という着物を引き出しにまとめて入れておいて、心おきなく逝きました。やはりむかしの方には、これだけは気になる、ということはあってしかるべきだと思います。

余命をめぐって

堀江　今、がん治療をどこまでやるかというのが、話題になっています。
玄侑　迷わず告知をする現場もありますが、本当に希望が持てない状況の中で、何でここまで告知するのだろうかと思うことが多いです。特に若い先生方がそうですが……。
堀江　私は余命何ヶ月とかは、まず言わないですね。というのは、分からないですから。先ほどお話ししたおばあさんのように、もっと長く生きられることもありますし、早く亡くなってしまうということもあります。
玄侑　私はよく言っているのですが、お医者さんが余命何ヵ月だと言ったということは、「呪い」がかかったということだと。たとえば、あと一年くらいかなと思ったとすれば、お医者さんはもっと短めに言うわけです。一年と言ってそこまでもたなかった場合、訴えられる可能性があるわけですから。しかし、短めに言うというのは「呪い」ですよ。
堀江　そうですね。医者は言ってはいけないのではないかと思います。よく、「お医者様にはあと半年と言われましたが、父は一年六ヵ月生きました」とかありますけれど、とんでもない話です。医者は言ってはいけない。

堀江　本当にそう思います。当てモノではないですから。お医者さんにしても、言ってしまった以上だいたいそれくらいになってほしいという気持ちが、潜在的に発生しますよね。

玄侑　そうですね。家族もそう思いますよね。

堀江　ええ。それが「呪い」になるのです。

玄侑　ただ、よく家族も「あと、どれくらい持ちますか」と必ず聞くのです。私はそういう時には「今日から親孝行してください」とお伝えします。半年先ではなくて、「今日この時点で、全力で親孝行してください」と言うのです。

堀江　素晴らしい。

玄侑　しかし、だいたい一週間くらいは親孝行するけれど、あとは普通になるようです（笑）。それが日常の風景になってしまうのです。

堀江　親が亡くなった時に、自分は親孝行をやりきったと思っている人は、ほとんどいないですよ。ですから、そう思うのはおかしいのでしょうね。不可能といいますか。

玄侑　私は以前七年ほど在宅医療をしていたのですが、自宅で最期を過ごす患者さんは、多くの場合、長生きしますね。

堀江　最近の研究で、在宅で亡くなった場合には、お迎えがくる率が非常に高いというのがあります。仙台のある先生の調査結果では、自宅でのお迎えの発生率は約八割と、相当高い。病院では四割弱くらいです。死後の世界というのは分からないけれど、既に逝っている人が迎えに来てくれたから、ではついていけばよいな、という心持になるのでしょう。それがおそらく、唯一の安心だと思うのです。

堀江　ご家族も、病院で亡くなると喪失感が大きいのですが、自宅で亡くなると喪失感が少ない。やはり、一つ送り出した、というようなイメージを持つのですね。

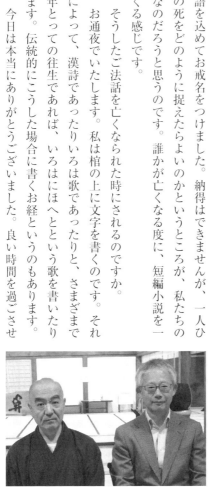

玄侑　私たちも、位牌に何月何日に亡くなったかを「卒」と書きます。死を人生の卒業と考えているのですが、五十歳を超えたら寿命であろうと。それ未満だと、生ききったという感じがしませんが、四十歳で亡くなっても、この死は一体何だったのかというイメージを提供したいと思います。この間、進行性肝臓がんという病気で、非常に人気のある若者が三十八歳で亡くなったのです。彼は「竜太」という名前で、竜が勢いあまって、月にまで行ってしまったという物語を込めてお戒名をつけました。納得はできませんが、一人ひとりの死をどのように捉えたらよいのかというところが、私たちの仕事なのだろうと思うのです。誰かが亡くなる度に、短編小説を一つつくる感じです。

堀江　そうしたご法話を亡くなられた時にされるのですか。

玄侑　お通夜でいたします。私は棺の上に文字を書くのです。それは人によって、漢詩であったりいろは歌であったりと、さまざまです。年とっての往生であれば、いろはにほへとという歌を書いたりもします。伝統的にこうした場合に書くお経というのもあります。

堀江　今日は本当にありがとうございました。良い時間を過ごさせていただきまして、勉強になりました。

（二〇一七年九月収録）

あとがきにかえて

——医療人は患者の人生に同行を

伊藤玄二郎
堀江重郎

「健康長寿」への願い

伊藤　十四人の識者との対話、皮切りはやなせたかしさんでした。残念ながら彼岸へいかれてしまいました。

堀江　本当に申し訳ないことです。仕事柄、まとまった時間がとれなくて時間が経ってしまいました。

伊藤　長い旅路でしたが、今、終えられての感想はいかがでしょう。

堀江　素晴らしい仕事をされてこられた方々と、人生について会話できることは至上の喜びでした。医療という仕事は、いろいろな方にお目にかかれるのですが、残念ながら皆さんが苦しい、つらいという状況で初めてお目にかかるわけです。おいしいものを食べたいと思って寿司屋のカウンターに座るのとはだいぶ違います。この苦しい、つらい状況を何とか乗り切れると、患者さんと会話が弾みますね。医師を三十四年続けてきて、患者さんと会話が弾む時がやはり楽しい時ですね。この対談では、そもそも病気をされていない方とお会いして、じっくりお話ができる、医師にはとてもありがたいことでした。

人生百年という時代になってきました。大学病院ですとあまり気がつきませんが、郊外の病院では九十歳以上の方がとても多い。でも皆さん、「よし、九十歳まで生きてきた」という方よりも、何となく呆然と九十歳、百歳になってしまったという方も多いですね。人生五十年が百年になって、その密度はどうなんだろうと思います。

伊藤　日本が世界でも最も長寿国の一つであることを考えると、まさに「長寿＝幸福」とは言えない証拠です。

堀江　長寿が必ずしも「健康長寿」にはなっていないことも一因だと考えられます。つまり、平均寿命が伸びるほど病を抱える時間も長くなっているわけです。ですから、お年寄りが健康に過ごせる時間を少しでも長くしてあげたい。そしていくつになっても自分の足で歩き、自分でご飯を食べたい、という「生きていく自由」を誰もが願っていると思います。それを可能にするサイエンス、健康医学もだいぶ分かってきています。抗加齢、アンチ・エイジングの考え方もそこにつながっていきます。

伊藤　そのためには、精神的にも肉体的にも、総合的に健康実現に取り組まなくてはならないと思います。医療の専門化が進んでいます。しかし、「木を見て森を見ず」ではありませんが、これが医者として良いと言えるか――。

堀江　「たこ壺医療」などという表現が生まれたり、なかには専門以外のことには責任を持ちませんよという医師もあらわれてきました。専門化が進んだ結果、たとえば、ご高齢で三つも四つも病気を抱えていながらも日常の暮らしは普通にできる患者さんに対して、それぞれの専門医が治療に全力を尽くした末、「角を矯めて牛を殺す」ということにもなりかねません。

伊藤　最近、「統合医」という言葉をよく耳にしますが、医療の専門化に対する反省のうえに生まれてきた考え方なのでしょうか。

堀江　患者さんを丸ごと診るお医者さんのことですね。近年の医療は「エビデンス・ベイスト・メディスン」（科学的根拠に基づいた医療）が主流でした。つまり患者さんに向き合う医師の個人的な判断や経験を排除した、統計に基づく医療が中心だったのですが、最近では、それまで歩んできた人生や生き方などについて患者と医師が対話し語り合いながら治療を進める「ナラティブ・ベイスト・メディスン」が広まりつつあります。

伊藤　対話を重ねながらの医療は歓迎ですが、丸ごと診るためには、医師は全ての診療科目に通暁する必要があるということにはなりませんか。

堀江　分からないことがあってもいいのです。私は以前、大学病院に勤務する泌尿器科医のチームで在宅医療に七年間携わってきました。泌尿器が専門ですので、たとえば、リウマチや心筋梗塞、白血病などのことは詳しく知りません。しかし、必要があればそれぞれの専門医を紹介することとして、在宅での生活を可能にする医療ができることが分かりました。大切なのは、患者さんと対話をしながら治療を進めることです。若い先生たちは最初は、専門性に乏しく、最新の医療機器がない在宅医療に拒否反応が強かったのですが、慣れてくると嬉々として往診にうかがっていました。在宅医療は、大学病院での新しい医師教育の機会と考えています。

伊藤　病院での診察、治療と、患者の自宅を訪れて診療するのでは、随分、勝手が違うような気がします。ある著名な肝臓の専門医から、駆け出しの医者が患者を見下したような態度をとるのに先輩の医者として危機感を覚えた、という話を聞いたことがあります。若い医者に人間としての修行をさせなくてはいけない、ということを言いたかったのかもしれませんが、在宅医療も良き修行の場になるような気がします。

堀江　患者さんのお宅を訪れると、医者の態度は、全く変わってしまうものです。入院患者さんの病室に入る時に、ノックはしても「ごめんください」と声をかける医者はおりませんが、医者であれ、誰であれ他人の家におじゃまする時には玄関先で「ごめんください」と声をかけなくてはなりません。そして、「おじゃまします」と頭を下げて家に入るわけですが、頭を下げた時の医者の気持ちは、とても丸くなるものなんです。

伊藤　病院での診療ではお医者さんの人間味を感じる暇も余裕も患者にはありませんが、在宅医療ならそのお医者さんの人間性、性格もよく表れるのかもしれません。日進月歩の医学ですが、医療にはやはり人間性が大切だということでしょうか。そもそも医者に向いている人間とはどのようなタイプの人ですか。

堀江　人間への興味があり、好奇心の豊かな人間だと思います。殊にサービス精神に恵まれた人は、臨床医に向いています。

志賀直哉の「偶然性」

伊藤　人間への興味は、文学に携わる人間にも欠かせないものです。先生の父上は、志賀直哉の影響を受けて小説を書くために東京から千葉・九十九里浜に移り住み、母上は編集者でした。先生ご自身もまた、志賀のエッセイなどを子どもの頃から愛読されていた。私が堀江先生の対談集を企画した理由の一つはそこです。

堀江　志賀の作品の主なモチーフは、「父親との葛藤」や「正しい生き方」にありますが、私がとても興味をひかれたのは、「偶然性」や「運命」をテーマにした作品です。

伊藤　以前、『焚火』という作品についてお書きになっていましたね。志賀直哉が赤城山に避暑に訪れていた時に、地元の人に聞いた話を基にした作品です。私にこの作品を読むことをすすめてくれたのは評論の神様と言われた小林秀雄さんですが、小林さんは、あの作品にはスイスの心理学者、精神医学者ユングが提唱した「同時性」がある、という言い方をしていました。

堀江　シンクロニシティですね。『焚火』は、Kという登場人物が吹雪の中を夜を徹して山を越え家に帰ることになり、途中、雪の中で眠りそうになってしまうのですが、何とか峠にたどり着いたところ遠くから家の人たちが提灯を手にして迎えに来てくれるのが見えた、帰ることは誰にも伝えていなかったのでKは不思議に思いますが、話を聞くと、眠っていたKの母親がふと目を覚まして、Kが帰ってくるから迎えにいくよう家の者を起こした、その時刻がちょうどKが眠くてたまらない時間だった――というストーリーです。この超自然的な物語にとても魅かれました。

伊藤　偶然と言ってしまえば偶然に過ぎないのかもしれませんが、やはり何か不思議なものを感じてしまいます。

堀江　この話はユングばかりではなく、より広く言えば仏教の「色即是空」とか、「他力」といったことにもつながっていくように思います。宇宙と人が渾然となって溶け合ったところに起きたエネルギーが伝播して、また次のエネルギーを生み出すような……。

伊藤　科学だけでは説明のつかない何かが、より良い医療を実現するうえで大きな役割を果たすような気がしますね。堀江先生は、『焚火』についてお書きになった原稿を次のような文章で結んでいます。先生の、医者とはどうあるべきかを考えるうえで、とても参考になります。

「病気の訪れは突然であり、そして厄介なことに人生の歩みを止めてしまいます。医療者は、ある意味病気という偶然に遭遇して立ち止まった人に、偶々通りすがり、手を貸して、その人の人生の歩みに同行するのが生業なのだと思います。夜の雪山の中の

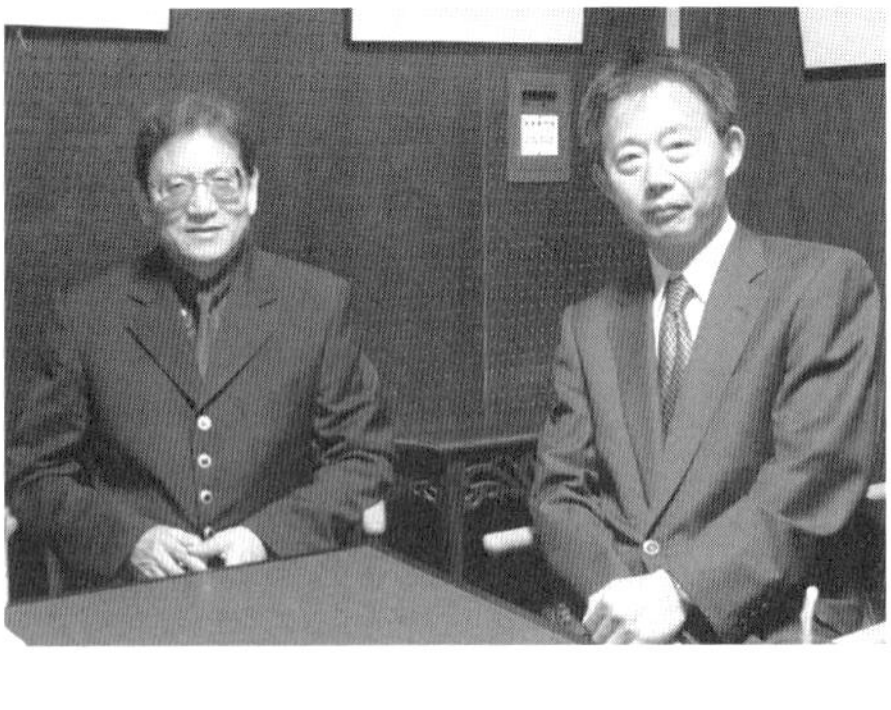

Kさんを、天の声を聞いて提灯を持って出迎えた人たちのように、医療人としてありたいとあらためて願っています」（季刊『星座』）

堀江　患者さんにどのような医療を施すべきかについては患者さんに決めてもらうべきだ、という考え方もあります。しかし、担当の医師にはその患者さんにとって何が最善な医療なのか分かるのですから、責任をもって治療に当たるべきだし、そうすることによって初めて医師として存在意義が生まれてくるのだと思います。患者さんの「人生の歩みに同行する」医師でありたいですね。

伊藤　人生の歩みを止めなくてはならない事態に陥った時には、ぜひそのようなお医者さんに巡り合いたいと、誰しも思っているに違いありません。

伊藤玄二郎（いとう・げんじろう）　本書出版プロデューサー
エッセイスト、星槎大学教授、鎌倉ペンクラブ会長。日本の言葉と文化を軸にさまざまな国際活動をしている。著書に『末座の幸福』、『子どもに伝えたい日本の名作』、『風のかたみ』など。

堀江重郎（ほりえ・しげお）

1960（昭和35）年、東京生まれ。泌尿器科医。日米の医師免許を取得し、分子生物学、腎臓学、腫瘍学、内分泌学について研鑽を積む。日本で初めてメンズヘルスクリニック、および大学病院の医師による在宅医療を開設。現在、順天堂大学大学院医学研究科泌尿器外科学主任教授。日本抗加齢医学会理事長。著書に『男性の病気の手術と治療』（かまくら春秋社）、『うつかな？ と思ったら男性更年期を疑いなさい』（東洋経済新報社）など。

堀江重郎対談集
いのち 人はいかに生きるか

著　者　堀江重郎
発行者　伊藤玄二郎
発行所　かまくら春秋社
鎌倉市小町二―一四―七
電話〇四六七（二五）二八六四
印　刷　ケイアール

平成三〇年十一月三〇日　発行

ISBN978-4-7740-0758-8　C0095

かまくら春秋社

おとなのための医学読本②

男性の病気の手術と治療

診察室では聞けない前立腺・ED・がんの心得

堀江重郎　著

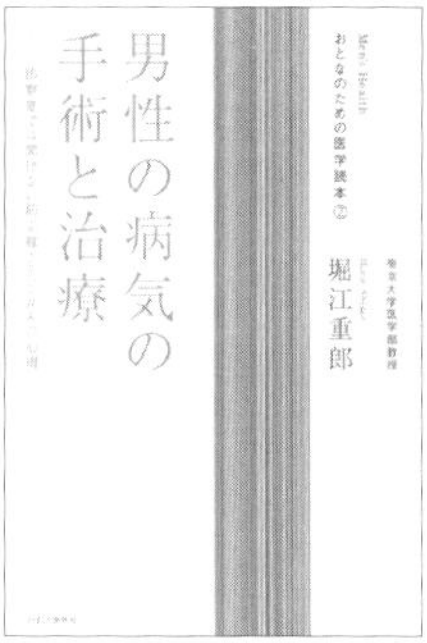

50歳を過ぎたら疑おう。

前立腺、ED など泌尿器の病気。「男の曲がり角」に不安を抱いて立ち止まるあなたに、知りたかったことのすべてを、最前線で診療に当たる泌尿器科の権威が答えます。

「医療はすべてがオーダーメード。自分はどういう治療を受けたいのか、医師と丁々発止のやり取りをしたうえで、納得のいく医療を受けてください」　――あとがきより

定価　1,200円＋税

ISBN978-4-7740-0469-3